U0377213

实用病理学技术及特殊染色方法

主　编　刘　颖　刘秀萍

副主编　侯英勇　宿杰阿克苏　高名士

编　委　（按姓氏拼音排序）

陈　朴　高名士　侯英勇　胡　沁　黄　洁
李　慧　梁华征　刘国元　刘秀萍　刘学光
刘　颖　罗荣奎　宿杰阿克苏　　汪　寅
王漱阳　章平肇　赵仲华　朱　荣　朱腾方

复旦大学出版社

F 序言
Foreword

　　1978 年,上海第一医学院病理解剖学教研组主编了《病理检验技术》,主要内容包括病理解剖技术、切片苏木素和伊红染色及常见特殊染色。随着分子生物学技术的应用,病理进入分子时代,多种技术的广泛应用,更需要一本结合临床、科研所需的病理学技术及特殊染色技术的工具书。我很高兴看到我校病理学系及附属医院病理科技术人员及教职员工共同编写了这本《实用病理学技术及特染方法》。本书在简明阐述技术方法原理的基础上,对实验步骤、注意事项及应用进行了全面的、详细的阐述,并提供了丰富的图片,兼顾理论与实践。本书是向老一辈病理工作者的致敬,也是上医严谨求实精神的传承,是病理学工作人员不可多得的工具书。在此,我向各位读者推介,希望读者能从中汲取所需知识,并应用于病理学教学、科学研究和临床实践中。

教授,博士生导师

朱虹光

2021 年 11 月

P 前言
reface

　　医学高等院校中的病理学系及临床医院病理科承担着病理教学、科研、尸体解剖及临床外检工作,在科研及临床疾病诊断、个性化精准治疗中发挥重要的作用。在病理学系(科)日常工作中须应用大量的技术方法。因此,建立良好的工作方法,遵循有效的工作流程及严格的质量控制对于病理学系(科)承担工作的优质完成至关重要。

　　虽然不断出现的新技术、新产品和新设备推动了病理学科的极大进步,但这些新技术、新产品和新设备都是在传统病理学基础上结合了现代分子生物学技术、计算机技术等发展起来的。传统病理学的基础技术和方法仍然是常规病理实际工作中不可或缺的。因此,复旦大学基础医学院病理学系联合复旦大学附属中山医院和华山医院病理工作人员,对目前病理实际工作中经常应用的主要技术的原理、步骤及要点进行了阐述;并附有大量优质的病理技术染色结果照片,可作为病理学临床诊断、病理学教学及相关科研工作的工具书。

　　本书编写得到了复旦大学基础医学院的大力支持。同时,复旦大学基础医学院病理学系原主任、中华医学会上海分会病理专业委员会主任委员朱虹光教授给予了热诚的支持和指导,并予以作序,在此一并表示感谢。

　　由于编者水平有限,在编写过程中难免出现遗漏及错误之处,恳请病理学同仁批评指正。

刘　颖　刘秀萍

2021 年 11 月

C目录
ontents

第一章 组织固定及取材

病理组织标本处理是直接影响病理制片质量好坏的重要因素,直接影响病理科医生对切片的观察,也影响后续的医疗诊治或科研工作开展。随着免疫组织化学、分子病理技术在病理学工作中的广泛开展,对病理组织标本的处理要求越来越高。因此,提高病理组织标本的处理质量是病理科工作的重点。

对组织和细胞标本恰当处理,使组织和细胞中的待检物质能客观地在显微镜下显示和准确定位至关重要,其关系到:①能否顺利并重复地获得高质量的组织切片(完整,无裂缝,无皱褶,无碎裂;冷冻切片无冰结晶;染色鲜艳,对比性好);②组织和细胞的结构和形态能否很好地保存;③生物大分子的活性(如酶活性)或抗原性能否尽可能地保存。这是免疫组织化学和杂交组织化学等一系列现代组织化学方法成功的首要条件。如果组织和细胞处理不当,不仅会影响实验的成功,而且即使获得了阳性结果,也无法获得令人信服的、清晰的、高质量的照片。组织和细胞的恰当处理及优质标本的制成离不开技术人员高度负责的工作态度及规范化的操作。本章就组织及细胞标本的适当处理、固定及取材进行介绍。

第一节 组织和细胞标本的固定与固定液

一 组织和细胞标本的来源

病理组织标本可来自手术切除标本、钳取活检、穿刺活检,也可取自尸体剖验或动物标本。活体组织一旦离体,停止血氧供应,就会产生一系列生物化学和组织形态学的改变,发生自溶现象。因此,在临床工作中,要求手术组织采集后送入病理科,以在 30 分钟之内进行冷冻或者固定处理为佳。

尸体剖验要求人员死亡后尽快解剖,以死亡 6 小时之内为佳。这样,可以保存组织内核酸等大分子,但实际工作中往往较难达到要求。

在实验动物取材时，应遵循实验动物伦理规范要求，选择合适的麻醉方法，将动物处死，也需尽可能快地拿到目的脏器，进行后续处理。

细胞标本片因所取细胞的来源不同其获得方式不同，包括：①组织印片，将洁净载玻片轻压于已暴露病灶的新鲜组织切面，细胞即黏附于玻片。该方法操作简便、省时，缺点是细胞分布不均，细胞有重叠，影响观察效果。此方法适合检测上皮性恶性肿瘤细胞核的一些指标，如 DNA 含量、染色体倍率等。因癌细胞之间的粘连性降低，比正常细胞更容易黏附到玻片上。②细胞培养片：在对贴壁细胞株进行培养时，置小玻片于培养瓶中，使细胞在小玻片上生长，达到适当密度后取出固定，供染色。也可将细胞培养在多格培养片（slide chamber）上，然后同上处理。多格培养可在同一玻片上同时检测多种细胞，既保证了染色条件一致，又能节省时间。③细胞悬液涂片：大多数细胞标本片由细胞悬液制成，其来源包括：血液、尿液及脑脊液；体腔积液；组织穿刺吸取，如骨髓、淋巴结或其他实质性组织；悬浮培养的细胞或贴壁细胞经消化后形成的悬液。悬液中细胞浓度为 $10^6/ml$ 左右时，可直接涂于载玻片上，但要均匀、不重叠。若浓度过低，可经低速离心沉淀后再涂片；反之，浓度过高，应予适当稀释。涂片的范围应小于 1 cm 直径，以节约试剂。若用细胞离心涂片器（cytospin），则涂片效果更好。在制备细胞悬液时，若经反复离心、洗涤，细胞黏性降低，染色时可能发生脱片，必要时载玻片需预涂黏附剂。细胞标本片制备时不经过繁复的处理过程，故对细胞表面抗原的保存较好，但如要检测分泌性抗原，细胞应经充分洗涤以除去血液或组织液中抗原黏附所导致的干扰。此外，在显示胞质内抗原时，需预先用甲醇或丙酮等有机溶剂或者去垢剂，例如皂角苷（saponin）或者曲拉通 X‑100（Triton X‑100）等来实现对于细胞膜的通透。甲醇或丙酮等有机溶剂一方面可以溶解细胞膜和核膜，从而充分暴露细胞质和细胞核中的目的蛋白等，另一方面也可以使细胞内的蛋白变性，起到固定的作用。甲醇或丙酮等有机试剂操作比较简单，一步处理可以同时实现固定和通透，缺点是膜蛋白也会被溶解掉，并且有些蛋白变性后不利于后续的检测。因此，有机溶剂使用相对较少。Triton X‑100 是常用的通透试剂，可以通透细胞膜和核膜，作用的原理也是非特异性地溶解细胞膜。因此，其缺点是不利于膜蛋白的检测，但当使用多聚甲醛进行交联和固定后，相当一部分膜蛋白会被交联固定，从而不会被 Triton X‑100 溶解。因此，后续仍然能检测到。Saponin 可以特异性地溶解细胞膜中的胆固醇，从而实现在细胞膜上选择性地打孔。其优点是适合于细胞膜蛋白的检测，特别适合通过流式细胞仪检测细胞膜上的标志性蛋白，缺点是对于一些胆固醇含量低的细胞通透效果差，通透效果弱于 Triton X‑100 和有机溶剂，并且不能通透胆固醇含量很低的核膜和线粒体膜。对于凝集素（lectin）的检测，含 Triton X‑100 等非特异性去垢剂的通透液的效果显著优于主要含 Saponin 的通透液等处理。值得提示的是，细胞片标本一定要经过短时间晾干后，再放入固定液中，否则细胞会丢失。

二 组织固定的目的和注意事项

凡需进行病理学研究的标本均要进行固定（fixation）。固定的目的和意义主要有：①抑制细胞内溶酶体酶的释放和活性丧失，防止自溶；抑制组织中细菌的繁殖；有利于维持原有的组织细胞形态结构；②使细胞的蛋白质、脂肪、糖等各种成分凝固成不溶性物质，以防物质扩散，保障后续测序、遗传学、免疫组织化学和原位杂交等分子病理学检测工作的顺利完成；③固定后组织的不同成分对染料有不同的亲和力，染色后可产生不同的折射率，颜色更为清晰鲜明，便于观察；④固定剂往往兼有硬化作用，便于之后切片。

在进行组织和细胞标本固定时应遵循的原则及注意事项包括：①除了进行冷冻组织切片需要的组织外，其他组织都应在新鲜取下后，尽可能早地进行固定；②根据组织性质及研究目的，选用合适的固定剂。不同固定剂的性能不一，对于不同分子保留能力有差异，根据需要选择；③组织不宜过大，为了使组织在短时间内获得均匀一致的固定效果，组织的厚度最好在 5 mm 以内，以 2～3 mm 为宜。对于手术切除或者尸体剖验的大标本，可以切开固定。有时为了很快地使组织得到均匀的固定，可采用整体动物或器官灌流的方法进行预固定；④固定要充分和彻底，固定液量要充足，其与组织的体积比最好在 10 倍以上；⑤固定时间不宜太短或太长，厚度小于 4 mm 的组织需要固定 6～24 小时为宜。固定最长不超过 48 小时，以防蛋白抗原分子之间过多的交联，影响后续分子病理学检测；⑥固定一般在室温下即可，低温时固定时间可延长。全自动组织脱水机可以采用 35℃ 的固定温度，但不宜过高，温度过高会造成蛋白质凝固，液体不易渗入，导致组织中心固定不佳；⑦微波固定的组织具有细胞结构完整、收缩小等优点，但是需要根据组织性质和组织大小控制温度和时间。

三 组织固定的主要方法

组织固定的方法有物理固定和化学固定两类。物理固定可采用空气干燥（血涂片）、骤冷（在液氮中迅速冷冻）或微波固定等。化学固定有浸润法（immersion method）和灌流法（perfusion method）等。灌流法适用于动物实验中对缺氧敏感的器官，如神经系统和胃肠等取材。

（一）浸润法

将标本放入固定液中进行固定，称为浸润固定法，是最常用的组织固定方法，临床病理、尸检、科研标本制作均使用此法，一次要处理许多组织样品时也多用此法。预先需估计固定剂的用量，并在取材前配好固定液，分装于小容器内，在容器上标记组别和取材时间，容器内放入记录组织类型的纸条，以便包埋时辨认。固定液的用量应是样品体积的 10 倍以上，以保证组织充分固定。固定时间可根据所选固定液和组织类型而定。若进行酶组织化学染色，应在 4℃ 短时间固定，固定时间过长会导致酶活性减弱，甚至消失。

（二）蒸汽固定法

利用固定液（如甲醛、多聚甲醛、锇酸等）加热后产生的蒸汽对组织进行固定的方法，称为蒸汽固定。常用于组织中的可溶性物质、血液或细胞涂片的固定。

（三）注射、灌注固定法

该法是经血管途径，把固定液灌注到需要固定的器官内，使活的细胞在原位及时迅速固定，取下组织后再浸入相同的固定液内继续固定。灌流固定大动物时多采用输液方式，将固定液从一侧颈总动脉或股动脉或者左心室输入，从静脉或者右心房放血，输入固定液与放血同时进行。固定液的输入量因个体不同而异。小动物(如大鼠和小鼠)多采用心脏灌流固定。动物在乙醚吸入深度麻醉的情况下,打开胸腔,纵向切开心包膜,用静脉输液针从左心室(心尖处)刺入,针尖刺入后,随即将纱线扎紧固定,勿使其移动,再将右心耳剪开放血。在灌注固定液前,先用含抗凝剂的 37℃ 生理盐水灌流,冲洗血管内的血液,防止血液凝固阻塞血管。抗凝剂常用肝素,剂量为 40 mg/L 冲洗液。肝脏颜色由鲜红变为浅白色时,即可灌流固定液。灌注速度为 5～10 ml/min,应在 30 分钟内结束灌注并取材,而后将组织浸入相同的固定液中 1～3 小时。灌流固定对组织结构和酶活性保存较好。

(四)微波固定法

将组织块浸入固定液中,置于医用微波仪内,经微波作用加快组织固定的方法,称为微波固定法。微波固定的组织具有核膜清晰、染色均匀及组织结构收缩小等优点。

四 石蜡切片可用的固定液

(一)单纯固定液

1. 交联固定液　交联固定剂包含甲醛和戊二醛。它们通过蛋白质与蛋白质之间,蛋白和核酸之间形成的亚甲基桥而相互作用。这种交联机制虽然保持了组织的良好形态,却使得分子发生交联或化学键共价修饰,以及变性而阻碍核酸和蛋白质提取及分析。

甲醛(formaldehyde)通过与蛋白多肽链氨基酸侧链的功能基团(如氨基、羟基及酰氨基等)结合,使蛋白多肽分子间形成亚甲基桥($- CH_2 -$),蛋白质不再发生改变,保存原位。其优点是:①甲醛有较强的组织渗透力,可以有效且均匀地固定标本;②对脂肪、神经及髓鞘固定较好,对糖有保护作用,也可固定高尔基复合体和线粒体等;③固定所引起的回缩力较小,对标本的形态保存较完整;④较其他固定液而言,甲醛的价格较低。因此,甲醛是目前首选的固定剂,磷酸盐缓冲液(PBS)配制的 4% 甲醛溶液(又称 10% 的中性福尔马林液)是病理科组织固定的常规固定液。

甲醛固定组织常见的缺点包括:①固定导致的蛋白交联可使抗原决定簇的空间构象发生改变,甚至可能部分或完全遮盖抗原决定簇,使之不能完全暴露,引起免疫组织化学染色的假阴性结果出现。需要在固定后充分水洗以减少分子间交联。在免疫组织化学染色之前,切片通过抗原修复可使抗原再现。为减少固定剂与抗原的交联,需要缩短固定时间(6～24 小时),固定温度不宜过高。②甲醛不稳定,经长时间存放可变成三聚甲醛,从而降低固定的质量及效果;③固定过程中可致甲醛色素产生,从而难以与含铁血黄素区分;④无法固定尿酸及肝糖原;⑤有刺激性,可致操作者过敏;⑥甲醛是致癌物质,长期使用危害病理工作者的健康。

主要使用的甲醛固定剂包括以下几种。

(1) 10% 福尔马林:市售的甲醛试剂为 37%～40% 甲醛水溶液,常按 1：9 比例使用,即 10% 福尔马林,但实际上是 4% 的甲醛溶液。

配法:甲醛原液 10 ml,蒸馏水 90 ml 混匀。

(2) 10% 中性缓冲福尔马林:由于甲醛易氧化为甲酸,使溶液变酸性,影响核的染色。为克服此缺点,宜制成 10%中性缓冲福尔马林。

配法:甲醛原液 10 ml,0.1 mol/L 磷酸盐缓冲液(PBS,pH7.4)90 ml 混匀。这是目前最常用的固定液。

(3) 4%多聚甲醛磷酸缓冲液。

配法:多聚甲醛 40 g,0.1 mol/L PBS 液 500 ml,两者混合加热至 60℃,搅拌并滴加 1 mol/L NaOH 至清澈为止,冷却后加 PBS 至总量 1 000 ml。

2. 非交联固定液　最常用的有乙醇、甲醇或丙酮。

(1) 乙醇:是一种常用的基础固定剂,可断裂维持蛋白质三级结构的疏水键,从而使蛋白质分子变性。但它可保持蛋白质的二级结构的功能和构象,也保持了很多酶反应中心的稳定。去除乙醇并水化后,蛋白质原有的特性,如酶的活性和特异性抗体免疫反应性一般都可恢复,故常用于蛋白质组学检测。

乙醇用于固定时以 80%～95%的浓度为好,其优点有:①固定兼有硬化和脱水的作用;②能很好地保存尿酸结晶和糖类;③对蛋白有沉淀作用,故对高分子蛋白的固定有良好的效果,如浆细胞内的免疫球蛋白。缺点是:①渗透力不如甲醛;②能溶解脂肪、类脂和色素;③乙醇渗透力较弱;④可沉淀核蛋白、球蛋白及白蛋白等,但沉淀的核蛋白可溶于水,不利于染色体的固定,对核染色不利,故核着色不良;⑤高浓度乙醇固定,组织硬化明显,时间长可使组织变脆;⑥乙醇本身是还原剂,易被氧化,不能与铬酸、重铬酸钾及锇酸等混合。由于乙醇有上述众多缺点,已很少单独使用于固定。

(2) 丙酮:是无色、极易挥发和易燃的液体。其渗透力很强,能使蛋白质沉淀凝固,但不影响蛋白质的功能基团而保存酶的活性,用于固定磷酸酶和氧化酶效果较好。缺点是固定快、渗透力强,易使组织细胞收缩,保持细胞结构欠佳,往往组织结构模糊,对比度差,皱缩明显。一般 4℃下 30～60 分钟为宜。

(二) 混合固定液

常用的混合固定液有乙醇-甲醛液(AF 液)、Bouin 液、Zenker 液、Carnoy 液、乙醇-醋酸-甲醛液(AAF)及碘酸盐-赖氨酸-多聚甲醛固定液(PLP)。

1. AAF 液　配方:95%乙醇或无水乙醇 85 ml + 醋酸 5 ml + 甲醛液 10 ml。

该固定液利用了甲醛组织穿透力强的特点,可均匀固定组织,并增强标本韧性;乙醇有快速沉淀核蛋白和球蛋白的优势,且该液中包含的冰醋酸可引起组织微膨胀抵偿因乙醇引起的组织收缩和硬化,因而组织结构清楚,无皱缩。该固定液的细胞核染色非常清晰,组织结构清楚,核质着色良好,核质对比度佳,色彩鲜艳,是令人较为满意且实用的固定液。但是,AAF 液也有缺点,如甲醛较难清洗,组织经甲醛固定后再水洗 5 小时依旧可检测出甲醛残留,残留的甲醛影响伊红染色和苏木素染色。

2. Carnoy 液　配方:无水乙醇与冰醋酸 3∶1 体积比混合或无水乙醇、氯仿、冰醋酸按照 6∶3∶1 体积比混合。该液可迅速固定标本,并同时使组织脱水。该液含乙醇及氯仿,可致组织强烈收缩,而其中的冰醋酸可中和该现象。Carnoy 液不仅在固定细胞方面可取得良好的效果,也可用于淋巴组织、腺体固定甚至糖原、DNA 及 RNA 的固定,亦适用于糖原和尼氏小体的固定,固定后不需水洗,可直接投入 95% 的乙醇进行梯度脱水。适合在外科手术及分子生物学中常规使用。该固定液中的氯仿等有机溶剂对人体有害。

3. Bouin 液　该液配制方法有两种:一种是用苦味酸饱和水溶液 75 ml,甲醛原液 25 ml,冰醋酸 5 ml;另一种是用 80% 乙醇 150 ml,甲醛原液 60 ml,冰醋酸 15 ml,结晶苦味酸 1 g,需要用前配制。其优点是渗透力强,收缩小,染色鲜艳,且不会使组织变硬、变脆。缺点是固定后的组织必须经水或 70%～80% 的乙醇洗涤 12 小时以上,以清除组织块上苦味酸的黄色,而且配制较繁复。

4. 以重铬酸钾为主的固定液　包括 Zenker 液、Helly 液及 Müller 液等,各有优缺点。

(1) Zenker 液配方:甲液:氯化汞(升汞)5 g,重铬酸钾 2.5 g,硫酸钠 1 g,蒸馏水 100 ml;乙液:冰醋酸 5 ml。使用前将甲、乙两液混合。

Zenker 液固定后,细胞核、细胞质染色颇为清晰,但是 Zenker 液如果固定组织的时间过久,则被固定的标本需充分水洗后,再置于 80% 乙醇中保存。

(2) Helly 液:对细胞质固定好,尤其适于显示各种胞质颗粒,对显示胰岛和脑垂体前叶各种细胞有良好效果。

(3) Müller 液:固定作用缓慢,收缩很小,固定所需时间长。

它们共同缺点是,配制繁复,有时需使用有毒物质(如升汞)。

5. PLP 液

(1) A 液:8% 多聚甲醛溶液。8 g 多聚甲醛溶于 100 ml 双蒸馏水中,加热至 60℃,滴加 1 mol/L NaOH 数滴,直至溶液呈透明状,过滤,备用。

(2) B 液:0.1 mol/L 盐酸-赖氨酸缓冲液(pH7.4)。先配制 0.2 mol/L 盐酸-赖氨酸 50 ml,用 0.1 mol/L Na_2HPO_4 调节 pH 至 7.4,再以 pH7.4 0.1 mol/L PBS 稀释至 100 ml(C 液)。

临用前将 25 ml A 液与 75 ml B 液混合,并加入 214 mg $NaIO_4$,溶液 pH 为 6.2。

其固定的机制是先由过碘酸氧化糖蛋白的糖基产生醛基,再通过赖氨酸的双价氨基与醛基结合,使糖之间发生交联,故对保存糖蛋白的抗原性有较好效果。缺点是配制繁复,不经济。

五　常用于冷冻切片的固定液

1. 丙酮　常用于冷冻切片或细胞涂片的后固定,保存抗原较好,用前在 4℃ 冰箱预冷,切片在冷丙酮中只需固定 5～10 分钟。

2. AAA 液　配法:无水乙醇 85 ml + 冰醋酸 5 ml + 甲醛原液 10 ml。

3. 乙醇冰醋酸固定液　配法:无水乙醇 95 ml + 冰醋酸 5 ml。

对于冷冻切片或细胞涂片,制成后,要晾干后固定;固定之后再晾干可使细胞牢固地黏附在载玻片上;对于容易脱落的细胞应延长晾干时间。固定晾干之后,玻片用 PBS 漂洗 3 次,就可继续后续的染色流程。

六 (免疫)电镜组织的固定液

1. 戊二醛-多聚甲醛缓冲液 在 4%多聚甲醛 PS 中加入 0.5%～1%戊二醛。

2. 1%锇酸固定液 该液配好后置于 4℃冰箱可保存 1～2 周,变色后则不可再用。

以上两种固定液可用于(免疫)电镜组织的固定,也可用于光镜免疫组织化学的组织固定。

七 常见抗原所选择的组织细胞处理方法

用于免疫组织化学的固定剂种类很多,以上固定剂的选择仅供参考。不同的抗原和标本均可首选醛类固定液,如效果不佳,再试用其他固定液。选择最佳固定液的标准如下:①能最好地保持组织细胞的形态结构;②最大限度地保存抗原免疫活性和被检物不丢失。

在可能的条件下,可针对不同的研究对象选择最佳固定方法和切片方案,必要时需要进行摸索。如:①一些含重金属固定液可用于组织化学标本的固定,但在免疫组织化学染色中禁用。②进行肝组织甲胎蛋白(AFP)免疫组织化学染色时,丙酮-甲醛固定,石油醚透明石蜡包埋的切片能较好保存 AFP 的抗原性,阳性染色强,几乎没有背景染色;其次是高碘酸盐-赖氨酸-多聚甲醛(PLP)固定液和苦味酸-多聚甲醛固定液。③细胞表面抗原一般可选择不固定或乙醇、丙酮固定,然后进行冷冻切片。④神经多肽、胺类、酶等可采用甲醛或多聚甲醛固定,冷冻切片。⑤细胞内水溶性抗原应先冷冻切片,后经冷冻干燥,甲醛蒸气固定,再做免疫组化染色。⑥内分泌多肽常用 Bouin 液固定,石蜡切片可获得满意结果。⑦免疫球蛋白类可用甲醛或 Zenker 液固定,冷冻切片或石蜡切片则根据所用抗体而定。⑧肽类激素和肿瘤胚胎抗原均可用 Bouin 液固定,石蜡切片。⑨一些细胞外抗原最好采用冷冻切片,乙醇、丙酮固定。⑩如要进行免疫电镜研究,则用戊二醛-多聚甲醛缓冲液做前固定。

第二节 组织标本的取材

取材是指从大体标本上切除适量的、典型的组织材料进行检查或研究。组织的取材厚度、大小影响组织的固定、脱水、透明、浸蜡及包埋,乃至切片制备等后续处理,同时为了保证能获得典型病理改变区域便于诊断及相关科研,不同的脏器都有其特定的规范取材原则。下面就主要脏器的取材要求做一简单的介绍。实际工作中,要根据各系统疾病诊断指南、病理科质量控制标准及实际工作需求而调整。

一 标本信息核对

(1)取材前,根据病理申请单核对患者的姓名、科室及住院号等。

(2)核对标本性质:取出的部位、标本数目、临床诊断及手术方式。

（3）是否做标记：检查标本是否有如带线、切缘染色等。

二 组织取材

（一）活检小标本的处理

这部分组织包括胃肠镜、膀胱镜、支气管镜、宫颈活检、宫内膜活检及前列腺电切等活检小标本。

取材时要注意的问题包括：①描述送检组织颜色，外观（如破碎、絮状、膜状、毛刺等），体积（应测量，忌用比拟），质地（软、中等、硬等）。②大于 0.5 cm 者，应切开包埋，并描述切面。③送检破碎组织较多时，一个包埋盒内不要包得太多。④较小或较碎的标本先用纱布包裹（必要时用滤纸），并滴伊红后放于包埋盒内。⑤如遇大体可以辨认的息肉状组织，可描述之；对息肉状标本，取材时尽量取完整纵切面，尤其要取到蒂部。⑥对于刮宫标本，尽可能多包埋，如送检标本全部包埋，在大体描述后用括号注明"全埋"字样。如遇到与妊娠有关刮宫标本，如不全流产等病例，要仔细观察有无绒毛，葡萄状结构甚至有无胎囊结构。⑦尽可能将前列腺穿刺组织展开，保持其条状结构，切勿堆积，并且全部包埋。

（二）外科手术标本的取材原则

外科手术标本往往较大，不可能全部制备切片。因此，需要病理科医生按照规范选取典型病变，制备切片。

取材前需要对标本进行详细描述，包括：①外形（圆、卵圆、结节状、不整形等）、表面是否光滑、有无包膜、体积、数目及颜色等。②切面颜色、质地、性质（实性、囊性、半实半囊）、出血、坏死、钙化及结节（若有应单独描述）等；囊性者描述囊壁厚度、囊内容物、囊内壁是否光滑等；病变周围组织成分及病变与周围组织分界是否清楚。

取材时，需要注意的问题如下：①准确地按解剖部位取材。病理标本取材按照各病变部位、性质的不同，根据要求规范化取材。所有观察异常的部位均应取材，包括病变的主要部分、不同表现处、病变与正常组织的交界、肿瘤切缘、肿瘤侵犯最深处。②取材组织块大小以 $1.5\,cm \times 1.5\,cm \times 0.3\,cm$ 为宜，用于免疫组织化学（免疫组化）的组织一般取材大小为 $1.0\,cm \times 1.0\,cm \times 0.2\,cm$。应尽量避开出血、坏死区、钙化区和脂肪，否则会影响切片。如果脂肪为必须检测的部位，必要时需进行脱脂处理，对全脂肪组织的标本取材厚度不超过 $0.2\,cm$；钙化或者骨组织需要进行脱钙处理。③应尽可能迅速，使用的刀刃要锋利，避免来回挫动组织，镊取时动作要轻，尽量避免组织受挤压引起组织细胞变形，因其会引起染色加深造成非特异性着色。④每例标本取材前、后，应用流水彻底清洗取材台前和所有相关器物，严防检材被无关组织或其他异物污染。⑤注意组织包埋面，常规来说，石蜡组织病变切面放在包埋盒的底部，冷冻组织病变放在包埋盒的上面。⑥避免组织中有线头、铁钉（特别是切缘）。⑦需注意标本框内不要将包埋盒排列过于紧密。

（三）各脏器、组织的规范取材

1. 淋巴结　取材规范：①最好新鲜标本切开后固定；②自淋巴结门横切或纵切开，以 3 mm 为宜；③取材至少要带一部分包膜；④对于成堆粘连的淋巴结，应注意观察粘连区的组织并一并取材切片。

2. 软组织肿块 取材规范：①最好新鲜标本切开后固定；②沿最大径平行切开，以1～2 mm为宜；③观察有无包膜，切面颜色，质地等性状；④对于有包膜的肿瘤，尽量多取包膜；⑤如附带其他组织，如肌肉或其他脏器，则相互关系的部分需要取材；⑥切面不同颜色，质地不均的区域均需取材。

3. 乳腺 分为活检或局部切除标本的取材和乳腺根治切除标本的取材。

取材前需要对标本进行详细描述，包括：①观察标本的大小，颜色，质地，列出标本包含的结构。如：皮肤、乳头、乳腺、肌肉、筋膜及腋窝组织等；对于乳腺根治切除标本，要描述哪一侧及乳腺切除术的类型；②沿最大面剖开，并做多个平行切面，观察有无病变；③切面注意事项，包括：纤维化、囊肿及扩张导管（大小、数量及内容）、钙化、肿块（大小、颜色、边界、质地、坏死及与手术切缘的距离）；④测量标本的大小及皮肤面积，并描述皮肤外观特征，如：颜色、皮肤表面有无瘢痕、切口、皱缩、溃疡、红斑及水肿等；乳头和乳晕外观，如：糜烂、溃疡及内陷等；⑤病变部位所处的象限和距乳头的距离，病变在皮下的深度、大小、形状、颜色、质地、坏死、出血、钙化及与周围组织的关系。

取材时，需要注意的规范：①肿瘤至少取3块，其中至少有1块为肿瘤与正常组织交界处取材，如肿瘤距离乳头或皮肤较近，则尽量取到相互关系的部位；②肿瘤周围乳腺1～2块；③仔细查找并分离各组织淋巴结，乳腺癌根治术要找到20个左右淋巴结。

4. 食管、胃、肠 取材前处理：①确定脏器切除范围；②新鲜状态下由病变对侧将空腔脏器如食管纵向从一端剖开至另一端；胃则要沿胃大弯剪开与食管的切口相延续，除非肿瘤长在胃大弯处；肠道沿系膜对侧纵向剪开肠道；③标本黏膜向上用大头钉钉在软木上，然后标本朝下置入大标本取材前固定缸里，固定过夜。

病变描述：①组织长度及两端切缘周径，如附带其他部位需对附带组织大小、长度也要进行测量；②病变距离两端切缘的距离、部位、形状及大小；③病变切面的颜色、质地及与周围组织关系；如果是肿瘤，需要描述肿瘤浸润深度，是否出现卫星结节及对周围组织的浸润；如果为肛门直肠肿瘤切除手术标本，还要测量肿瘤距齿状线的距离；④非病变区域黏膜的外观，有无如息肉、憩室、裂隙及出血等情况均应注明；⑤管壁情况，有无扩张，管壁有无增厚、穿孔等情况；⑥浆膜面是否有纤维素、脓性渗出物；组织是否发生纤维化；肠系膜粘连及梗死等情况；⑦对于肿瘤样本，需要寻找肠系膜淋巴结，并记录淋巴结部位、数量及大小。

组织取材规范：①一般来说，沿黏膜皱襞垂直方向取材；阑尾常取横断面；②肿瘤至少取3块，其中至少有1块为肿瘤浸润最深处且包括肠壁全层，1块为肿瘤与正常组织交界；③肠管的其他病变；④近端及远端切缘；⑤带肛门直肠切除标本还要取齿状线；⑥如肿瘤距一侧切缘较近，最好纵向取至少2块切缘，并注明纵切；⑦阑尾（如果有）；⑧肠系膜淋巴结；⑨其他需要取的异常部位，如有肠系膜梗死的病例需取肠系膜血管的几个横切面；⑩未受累区域。

5. 阑尾 对于因炎症或者结肠手术有阑尾组织的切除阑尾标本，需要对阑尾长度、管腔直径进行测量，并观察管腔是否通畅。取材选取病变典型处，常为横断面。

6. 肝脏及胆囊

（1）肝脏标本：分为楔形切除、节段切除、标准和扩大的叶切除、三节段切除及全肝切除。

肝脏标本取材前处理，包括：①标本测量和称重；②肝实质性肿瘤，用墨汁涂抹肝的手术切缘；③肝门部大胆管的肿瘤，要寻找胆管切缘；④平行切 1 cm 厚的组织片，平铺于大而深的容器内固定过夜。

肝脏标本描述，包括：①标本的大小和重量；②肝及被膜的外观；③肝实质性肿瘤：大小、颜色、质地、边缘、与被膜及肝门部血管的关系，距手术切缘的距离，多发性；④肝门部大胆管的肿瘤，同上，加有无乳头状成分，有无结石，胆管狭窄和扩张；⑤非肿瘤性肝的外观；⑥肝门部淋巴结个数、大小及其他情况。

肝脏取材规范：①肿瘤至少取 4 块，所有大体不一样的部位都应取材，如是多个结节，应至少取 5 块；②肝门部大胆管的肿瘤，除非肿瘤较大，否则全部取材；③手术切缘，应取大体上距肿瘤较近的部位，大胆管肿瘤要取垂直于胆管和血管的手术切缘；④非肿瘤性肝脏组织。

（2）肝外近端胆管：取材前处理，包括：①仔细辨认标本的解剖结构；②用墨汁涂抹手术切缘；③从胆管一侧纵向剪开至另一侧，并剖开胆囊，钉于软木板上固定过夜。

肝外近端胆管描述：①标本的内容物；②胆管的长度及两侧切缘周径；③浆膜面的情况；④胆管壁：增厚（局限性/弥漫性）、质地；⑤黏膜面：肿瘤的形状、大小、颜色、浸润深度及质地等；⑥胆管腔：有无结石、胆管狭窄和扩张；⑦淋巴结的数量、大小、切面情况等。

肝外近端胆管取材规范：①除非肿瘤较大，否则全部纵行取材；②手术切缘最好纵向取材。

（3）胆囊：取材前需描述：①胆囊的长度和最大周径；②黏膜的颜色、外观、是否有溃疡、胆固醇沉着、息肉等出现；③浆膜面的颜色，纤维素性渗出，纤维性粘连、增厚等情况；④胆囊壁是否增厚（局限性/弥漫性），出血等；⑤要注意胆囊及胆囊管有无扩张，有无结石出现及嵌塞，并记录结石的数量、形状、大小和切面；⑥记录胆汁的颜色及黏稠度；⑦如有肿瘤：部位，距胆囊底和胆囊颈的距离、大小、形状及浸润深度等。胆囊与肝肿瘤关系密切者，要取交界部位；⑧周围淋巴结。

胆囊取材规范：①胆囊底、体、颈各取一块，包括全层的组织；②其他大体发现异常的部位，如局部胆囊壁明显增厚等；③胆囊管和周围淋巴结；④对疑有原位癌的标本，取胆囊颈切缘后，将整个胆囊做面包卷，全部取材；⑤肿瘤标本，肿瘤至少取 3 块，其中至少有 1 块浸润最深处切缘包含胆囊壁全层取材，不要忘记取切缘。

7. 脾脏　取材前处理：①测量和称重标本；②在标本新鲜时用锋利的刀尽可能地切成平行的薄片，直接平铺于大容器内固定；③在脾门寻找淋巴结和副脾。

脾脏描述：①重量和大小；②脾门：血管的性质、淋巴结的存在和副脾的存在；③包膜：颜色、厚度、局部改变、粘连及撕裂（部位、长度、深度）；④切面：颜色、质地、膨胀及脾小结（大小、颜色、是否明显），纤维性小梁，结节或肿块，弥漫性浸润；⑤梗死区的形状、范围、性状。

脾脏取材规范：①对于附带切除的脾：取一块组织，带包膜；②对于创伤性破裂切除的脾，一块组织经过撕裂处，一块远离撕裂处；③对于有疾病的脾，至少取 3 块，包括脾门及包膜。

8. 胰、十二指肠切除标本　这部分手术切除标本往往含有多种器官，包括：①部分远端胃；②部分十二指肠，或全部十二指肠及部分空肠，含十二指肠乳头；③部分胰腺；④远端胆总管，或全部胆总管、胆囊加少部分肝总管；⑤壶腹部；⑥脾脏。

标本描述：①标本中所含有的器官及各自的大小、周长、直径等数据，如有脾脏要称重；②各脏器的解剖位置是否正常；③肿瘤特征：位置、形状、大小、颜色、质地、浸润深度或累及范围；④非肿瘤性器官单独描述；⑤各引流部位淋巴结。

胰、十二指肠切除标本取材规范：①切缘：胃切缘，十二指肠切缘，胰腺切缘，胆总管（或肝总管）切缘；②肿瘤至少取 3 块；③十二指肠乳头周围肿瘤，做垂直十二指肠及壶腹的切面，保证所取组织中包括十二指肠壁全层，壶腹壁全层及胰腺部分；④胆总管肿瘤，尽量取到肿瘤和十二指肠的关系；⑤胰腺肿瘤，尽量取到肿瘤和十二指肠、胆管的关系；⑥非肿瘤性胃、十二指肠、胰腺、胆总管分别取 2 块；⑦胆囊底、体、颈各一块；⑧脾脏 1～2 块；⑨各引流部位淋巴结。

9. 喉　喉切除术分为：①全喉切除；②垂直半喉切除（半喉切除）；③水平半喉切除（声门上喉切除）。

取材前处理：①如送检时伴有根治性颈部切除的标本，把喉标本与其分开；②在全喉和水平半喉切除标本，沿后部中线打开喉，用线将其固定在软木板上使其保持开放状态，固定过夜；③用墨汁涂抹手术切缘，如舌、咽和气管等。

标本描述：①喉切除类型，是否包括梨状窦、舌骨、气管环、甲状腺及其他颈部器官；②肿瘤的特征：部位（分为舌根、会厌喉面、喉室、梨状窝、下咽等部位）、大小、生长方式、溃疡浸润深度、喉外蔓延的存在；③对于声门肿瘤，受累声带的长度，前或后联合受累及声门下扩展程度；④对于声门上的肿瘤，如果附有舌骨，肿瘤与舌骨的关系；并对肿瘤是否浸润声带、杓会厌反折、梨状窦或前会厌间隙进行描述；⑤非肿瘤性黏膜的特征；⑥如果包括甲状腺，需对甲状腺重量、大小和形状等进行测量和描述；⑦需要描述组织内出现的淋巴结情况。

标本取材规范：①沿整个肿瘤正确的长轴方向切取长条组织；②喉有代表性的间断切面，包括会厌，左、右侧声门等；③肿瘤浸润最明显的甲状腺软骨和环状软骨；④喉咽切缘：双侧杓会厌反折、前切缘、后切缘、气管切缘及侧切缘；⑤口咽切缘：下咽切缘、口咽上切缘；⑥甲状腺（如有）；⑦淋巴结。

10. 肺　取材前处理：①辨认标本的术式及解剖部位；②标本新鲜时从支气管切缘切取一横切面；③用剪刀沿纵轴打开所有的主支气管及其分支；如有肿瘤，则做多个平行切面后，固定过夜。

标本描述：①新鲜标本的重量；②标本的术式及解剖部位；③胸膜：纤维化、纤维素渗出、肿瘤是否浸润壁层胸膜；④肿瘤特征：位置、大小、形状、颜色、与支气管及肺膜的关系、出血、坏死、空洞、血管浸润、有无扩张到胸膜、与支气管切缘和胸膜的距离；⑤非肿瘤性肺的外观；⑥局部淋巴结数目和形态。

取材规范：①支气管断端；如有肿瘤至少取 3 块组织，其中有 1 块带周围肺；②中央型肿瘤要做支气管的横切面，了解肿瘤侵犯支气管壁及周围肺组织的情况；周围型肿瘤应取到肿瘤与肺膜的关系，如肿瘤邻近大支气管，则亦取之确定相互关系；③非肿瘤性肺，包括胸膜，至少取 3 块；④淋巴结（逐个取材并记录）。

11. 肾　可分为因肾实质肿瘤或肾盂、肾盏肿瘤切除的肾和因非肿瘤性病变切除的肾（如肾结核、肾积水及移植肾等）。

标本描述：①辨认是哪侧肾脏；②标本的重量和大小；③注意观察肾门肾静脉、肾动脉及输尿管解剖结构是否正常。从外缘沿矢状面打开肾至肾门，并打开肾盂、肾盏，如为尿路肿瘤还要剪开输尿管；④沿纵轴打开肾静脉；⑤因肿瘤切除的肾，观察肿瘤特征，包括部位、形状、大小、颜色、范围、包膜、出血、坏死及浸润情况；⑥非肿瘤病变需要将肾切多个薄片，检查皮、髓质病变；⑦对于肾盂扩张、结石、肿瘤等情况需观察并记录；⑧输尿管长度和直径，有无扩张或狭窄；⑨肾周淋巴结数目、大小等。

取材规范：①实质癌：至少取 3 块，其中一块带浸润被膜最深处，一块带肾盂黏膜，一块带周围肾组织。儿科肿瘤：按直径每 1 cm 至少取 1 块，至少有 1 块带肾盂黏膜。肾盂癌：至少取 3 块，均带相邻肾组织；②未受累的肾取 2 块；③肾动脉和肾静脉；④输尿管切缘（如为肾盂癌，有异常表现的输尿管每 1 cm 取 1 块）；⑤淋巴结。

12. 膀胱　标本描述：①包含所有器官；②膀胱大小、尿道长度；③肿瘤特征：位置、形状、大小、颜色、质地、浸润、深度及是否为多灶发生；④非肿瘤部位黏膜；⑤前列腺大小、切面性状；⑥精囊腺大小及切面性状；⑦淋巴结。

取材规范：①肿瘤：至少取 3 块，其中至少有一块要在肿瘤浸润最深处取材，并取到膀胱壁全层；②双侧输尿管切缘和尿道切缘；③前壁、后壁、三角区及颈部分别取材；④其余黏膜面外观异常处取材；⑤前列腺至少取 2 块，双侧精囊腺各取 1 块；⑥双侧输精管断端各取 1 块；⑦仔细查找膀胱周围淋巴结并取材。

13. 前列腺　可分为因肿瘤切除或因结节状增生切除的标本，手术途径可为经腹或经尿道切除。

取材前处理：因肿瘤切除的前列腺标本，需要：①将整个标本固定于甲醛中过夜；②浸于墨汁中；③切断前列腺远端，膀胱颈区；④垂直尿道做多个厚 3 mm 的平行切面。

标本描述：①标本的重量和大小；②所包含的器官：前列腺、尿道（长度）；精囊、脉管、淋巴结；③肿瘤：部位、大小、颜色、边界、包膜及浸润范围；④非肿瘤性前列腺：结节状增生；⑤精囊：有无被肿瘤累及。对于因结节状增生切除的前列腺，既可在标本新鲜时，也可在标本固定后，将其依次切成 3 mm 的薄片，仔细检查有无微小可疑癌灶；观察标本的形状、颜色、硬度；切面看有无结节状增生、囊肿、结石及可疑癌灶。

取材规范：①前列腺：左、右叶各 3 块，中叶 1 块，如有可疑癌灶，则取之。肿瘤区：至少取 3 块，包括尿道；非肿瘤性前列腺，每一象限至少 2 块；②前列腺远端：平行尿道做多个切面，全部取材；③膀胱颈：平行尿道做多个切面，全部取材；④其余所有标本边缘；⑤精囊腺：近端、中央、远端各一块；⑥经尿道切除之前列腺需仔细检查所有碎块，辨认有无可疑癌灶，至少取 4 块,如有可疑癌灶,则多取之。

14. **睾丸** 可因肿瘤切除或因前列腺癌而行去势切除。

取材前处理:①打开鞘膜,称重并测量睾丸;②在新鲜状态下矢状切开睾丸并固定过夜;③平行切一刀后,做多个平行切面,不得厚于 3 mm;④纵行切开附睾全长;⑤做多个精索的横切面。

标本描述:①睾丸的重量及大小;②精索长度及直径;③肿瘤特征:大小、颜色、质地、均质性、出血、坏死、囊性变、浸润范围;④非肿瘤性睾丸的特征:萎缩,纤维化,结节;⑤睾丸网和附睾的特征。

取材规范:①肿瘤:至少取 3 块,其中至少有 1 块包括周围未受累的睾丸,1 块包含白膜,如切面性状不同,则分别取材;②未受累睾丸取 2 块;③附睾;④距离睾丸 1 cm 处精索的横切面,包括周围软组织;⑤切缘处的精索及周围软组织(横切面)。

15. **阴茎** 标本描述:①全部/部分切除,测量长度、直径,记录表面皮肤颜色及异常改变出现的解剖部位;②记录外观、大小、颜色、质地,对周围组织的影响;③切开阴茎,记录切面病变累及范围,尿道海绵体/阴茎海绵体是否受累,尿道黏膜改变等。

取材规范:如因肿瘤病变,按照肿瘤取材要求进行取材。

16. **甲状腺** 标本类型:叶切除术、峡部切除术、次全切术、甲状腺全切术。

取材前检查:①标本称重或测量;②标本定位,在新鲜或固定状态下纵向平行切 5 mm 的薄片;③在周围脂肪组织中仔细寻找甲状旁腺。

标本描述:①标本重量、形状、颜色和质地;②光滑或结节状,如果是结节状:数目、大小和结节的外观;③切面:囊肿、钙化、出血、坏死及结节包膜是否完整,距切缘的距离。

取材规范:①对于弥漫性和炎性病变,每叶取 3 块,峡部取 1 块;②5 cm 以内的孤立性包膜内结节(尤其是滤泡性腺瘤),应取整个结节周边,每增加 1 cm 加取 1 块,所取每一块组织均应包括肿瘤包膜及周围甲状腺组织(如果有的话);③对于多结节的甲状腺,每个结节取 1 块,包括边缘和周围甲状腺组织,大的结节取一块以上;④对于乳头状癌,至少要取 2 块肿瘤与正常组织的交界处,切缘取 1 块,对侧及峡部至少要取 1 块;⑤对于非乳头状的大体浸润癌,肿瘤取 3 块,非肿瘤性部分取 3 块,切缘取 1 块;⑥对于所有病例,如果大体检查时发现甲状腺应送检并取材。

17. **甲状旁腺** ①去除任何甲状旁腺以外组织,用灵敏的天平称每个腺体的重量;②按送检部位准确标记每一个甲状旁腺;③描述每一个腺体的重量、大小、颜色、外观及切面;④明显增大的腺体至少取 3 块,否则全部标记取材。

18. **宫颈锥切标本[原位癌,重度宫颈上皮内瘤变(CIN)]** 取材前处理:①新鲜状态下用缝线标记 12 点位置;②将一把锋利的刀尖插入宫颈管,在 12 点位置纵向剪开标本(如没有定位,可在任一部位剪开);③黏膜面朝上钉于软木板上固定过夜;④用墨汁小心涂抹手术切缘。

标本描述:①锥形体的大小(直径和深度)及形状;②宫颈上皮:描述颜色及光滑、糜烂、修复及撕裂等情况;③肿块的大小、形状、部位,是否发生浸润;④囊肿大小,内容物;⑤是否存在既往活检部位。

取材规范:将锥形标本平铺成一个扇形,锥形的尖对应宫颈内口切缘,锥形的底对应宫颈外口切缘。以标注的12点为中心,切成12份,标注为1~12号,即1号对应着宫颈1点。将标本间隔2~3mm做顺时针方向纵形切面,切取的每一面均应包含鳞柱交界处上皮,必要时可修剪掉部分间质。如果有补切的部分或宫颈管搔刮的标本,往往会标注成13、14号。如果患者宫颈肥大,组织厚,可能切成24份或16份。

19. 子宫切除标本　包括:①经阴道切除;②经腹切除;③单纯子宫切除;④根治子宫切除(附带上1/3阴道及宫旁组织)。

取材前处理:①测量标本大小并称重。②辨认子宫的前后壁,辨认腹膜反折及附件等结构。③剖开方式可选择:a.从前壁宫颈外口处中央向上纵行剪开宫壁至子宫底,然后呈"一"字形打向双侧宫角;b.用锋利的刀从宫颈两侧一直打向双侧宫角,将子宫分为前后两部分。④如有体积大的肿瘤,平行切开钉于软木板上,固定过夜;遇多个肿瘤,每个肿瘤至少切一个面,较大肌瘤需要多切。⑤子宫体肌壁应多切切面,仔细寻找有无宫内膜异位灶。⑥如同时有双侧附件,则按输卵管和卵巢处理方法处理。⑦对于葡萄胎及滋养叶细胞的肿瘤患者,宫体应重点检查,做间隔0.5cm连续平行切面。

标本描述:①子宫切除术的类型,包含的器官;②浆膜面的颜色,有无纤维性粘连,是否存在肿瘤或肿瘤浸润;③宫颈外口直径,鳞柱状交界处黏膜性状;④宫颈管长度,黏膜性状,囊肿大小及内容物;⑤宫体内膜:外观、厚度、出血、息肉、囊肿及肿瘤;⑥子宫肌壁:厚度、出血点或斑,肿瘤(部位、数量、大小、出血、坏死及钙化);⑦输卵管:形状、直径、横切面情况等;⑧卵巢:大小、重量、形状,横切面情况等;

取材规范:①宫颈良性病变:前半和后半各取一块,宫颈外口和宫颈管均应取到;②宫颈原位或早期浸润癌:从宫颈外口以上大约2.5cm处离断宫颈,以锥切标本方式取材并分别标记部位;宫颈深部浸润性癌:至少取3块,其中至少有1块为肿瘤浸润最深处,1块包含宫颈全层;③子宫如没有明显的肿瘤:接近宫底处至少取2块,尽可能包括宫体全层,任何大体异常处另取;④宫颈或子宫内膜息肉:除非特别大,否则全部取材,并且尽可能带蒂部;⑤肌瘤:3个以下者,每个肌瘤至少取1块,体积大者可多至3块,3个以上者仔细观察每个肌瘤的不同切面,切面性状相同或相似者共取3~4块即可,任何大体上的异常的区域均需取材;⑥子宫如有恶性肿瘤:肿瘤至少取3块,其中至少有1块为肿瘤浸润最深处,1块包含宫体全层;非肿瘤性子宫内膜取2块,宫体和宫颈交界处取1块;宫体肌壁:有出血或灰红色斑点状区域多取;恶性肿瘤应取阴道壁切缘和左、右侧宫旁组织;⑦卵巢和输卵管分别进行取材;⑧各组淋巴结取材。

20. 卵巢　标本分为:①单纯或预防性切除的卵巢;②卵巢囊肿剥除标本;③复杂的囊实性标本;④实性肿瘤标本。

标本描述:①哪侧卵巢,大小,表面是否光滑,有无异常突起;②垂直于卵巢长轴做平行切面,切面的性状,颜色;③囊腔及内容物,囊壁厚度及是否光滑;④实体肿瘤的大小;切面颜色;可否见到囊腔及内容物;有无钙化或骨性成分;⑤是否有输卵管,如有描述长度,直径,伞端是否可见及是否开放。

取材规范：①单纯或预防性切除标本：取1~2块；②囊肿剥除标本：至少取3块，尽量在囊壁最厚处取材，薄壁囊肿最好打卷取材，良性畸胎瘤应取到头节；③复杂的囊性标本：尽量多取乳头处及囊壁较厚处；④实性肿瘤标本：肿瘤区按照实性肿瘤取材。

21. 输卵管　取材前处理：①切开前固定标本，如果附着在子宫上，则应在原位固定；②测量输卵管长度和最大直径；③如果输卵管大小相对正常，则每隔5 mm连续切开并检查，注意不要完全切断；④如果输卵管明显增大，则将输卵管完全纵向剖开，如需要再做平行切面。

标本描述：①输卵管长度和最大直径；②浆膜：有无纤维素、出血、纤维性粘连至卵巢或其他器官；③管壁是否存在厚度异常及破裂情况，并描述位置；④伞端的外观：如开放、闭合及内翻等情况；⑤管腔需测量直径，并描述有无扩张，观察管腔内容物；⑥黏膜：萎缩或增厚情况；⑦肿块：位置、大小、外观、切面性状、浸润情况；⑧输卵管旁囊肿：直径、囊壁厚度、内容物及是否有蒂；⑨疑有异位妊娠的病例：辨认胚胎及胎盘，出血量，有无破裂，是否可见绒毛样组织。

取材规范：①对无大体异常附带切除的输卵管：分别在峡、壶腹及伞部各取1块；②对怀疑异位妊娠的输卵管：任何大体可见的妊娠的输卵管：任何大体可见的妊娠产物都应取材；如果没有大体可见的妊娠产物，则从输卵管壁出血区域及管腔内血凝块中取几块包埋；如显微镜下未见妊娠产物，则应补取；③对有其他病变的输卵管：任何异常区域均应该尽量做充分检查，如有肿瘤，则按照空腔脏器取材原则取材。

22. 胎盘　取材前处理：①沿距离胎盘边缘2 cm处剪下胎膜，做胎膜卷固定；②在母体面从胎盘一侧向另一侧做0.5~1 cm间隔平行书页状切开，注意胎儿面不要切透，然后固定。

检查及描述：①大小（最大径及最小径）和厚度（最薄处和最厚处或中央和周边）；②重量（足月胎儿重约500 g）；③胎儿面：颜色正常为青石板色/灰蓝色，有感染时为污黄色；血管分支（从脐带为中心可见约5对呈放射状走行血管）；羊膜结节是否正常存在；④母体面：分叶是否明显；沟的深浅；是否有出血（胎盘早剥时有大的血肿），缺损，钙化等；⑤脐带：长度、直径、附着位置、有无打结等；⑥胎膜：是否完整、颜色（正常时应为透明、粉染），破裂处距胎盘边缘最近距离；切面观察有无出血、钙化及梗死等，如有则需描述位置、大小。

取材规范：①脐带取材必须在距离附着处2 cm以外取材，以避开打折处；②在胎盘中央区及边缘区分别取材；③胎盘最厚处和最薄处均应分别取到；④胎儿面和母体面均应分别取到；⑤如有病变则应取材，并尽量取病变与周边交界处。

23. 骨　对于穿刺或开窗活检骨性标本，需要经脱钙，流水冲洗后进行取材，并在蜡块盒和工作单上标注说明为骨性标本。

对于骨肿瘤截肢骨标本，需要：①了解病史、X线、CT检查结果，以基本了解病变或肿瘤的解剖部位和质地情况；②外观检查：骨大小、色泽、瘘管、溃疡及血管扩张，以及有无肿瘤；③对于肿瘤，需描述瘤组织的性状、大小、与正常骨质、骨髓间的关系；有无囊性变（包括囊内壁及囊内容物）；边界形状及性状；邻近软组织的神经、血管和淋巴结改变及关节面改变；

④新鲜时剔除不与肿瘤相连的软组织,在肿瘤浸润最严重处沿矢状面锯开肿瘤及骨干,最好能锯5～7mm厚的组织片进行固定、脱钙、流水冲洗、取材;⑤注意在蜡块盒和工作单上同时标注以说明为骨性标本。对于骨肿瘤需要观察:①肿瘤瘤体的性状、部位;②肿瘤邻近骨组织及软组织;③受侵犯的神经、血管及淋巴结;④绘图记录,同时注明取材的部位,并用文字描述。

对于坏疽截肢标本需要注意:①外观:坏疽的范围与正常皮肤分界是否清楚,色泽、气味、皮下气肿;②剖检:注意找血管(如胫前后动、静脉)。取材时需要同时取:有病变的动脉、静脉和伴行静脉,以及坏疽区与正常组织(包括皮肤)交界处。

24. 眼球 取材前处理及检查:①将完整眼球固定24小时;②流水冲洗至少1小时;③测量眼球前后径、水平径和垂直径,视神经的长度和角膜的水平长度;④寻找意外损伤部位;⑤打开眼球前透照眼球,如发现异常阴影,则用笔在巩膜上做标记;⑥如怀疑眼球内有异物或视网膜母细胞瘤,在打开眼球前拍一张 X 线片;⑦如怀疑脉络膜恶黑,从每一个象限中至少取一块涡静脉;⑧用左手,角膜朝下拿眼球,右手拿刀片从后到前切开眼球,切面应从视神经开始,到角膜周围中止。观察眼球的内部;⑨由后向前平行第一个切面做第二个切面,切好的组织块中应包含角膜、瞳孔、晶状体和视神经。

眼球描述:①哪一侧眼球;②眼球前后径、水平径和垂直径;③视神经的长度;④角膜的水平径和垂直径;⑤眼球是否存在伤口,角膜是否混浊,虹膜是否异常,晶状体性状;⑥透射检查眼球所见。

眼球切面描述:①角膜厚度,前房深度,前房角结构;②虹膜、睫状体和晶状体情况;③脉络膜、视网膜、玻璃体和视神经乳头情况;④如果有肿瘤:应记录肿瘤的部位、大小、颜色、边缘、质地,肿瘤出血和坏死情况,眼球结构受累情况,侵犯视神经情况。

取材规范:①整个眼球切面;②任何其他异常部位;③肿瘤,特别是视网膜母细胞瘤:视神经手术切缘横切1块;④怀疑有恶性黑色素瘤者需从4个象限每一个象限中至少取一涡静脉。

（刘　颖　刘秀萍）

第二章 组织切片及切片制备

组织切片除常规 HE 染色、特殊染色应用于观察细胞、组织的生理、病理形态变化外,现代组织化学技术和分子生物学新技术的发展使切片上可以开展更多的靶向特异分子(包括基因、mRNA 及蛋白等)的检测。其在疾病诊断、鉴别诊断及指导临床预后、靶向治疗方面发挥日益重要的作用。因此,制备适用于不同检测目的、高质量的组织切片极为重要。

除既往的手工操作外,现代制造业的发展也为制备组织切片提供了设备,使得切片制备具有了自动化、标准化的流程,也提供了组织切片的质量控制标准。

第一节 组织切片种类

组织切片是为了在光学显微镜(简称光镜)下观察组织及细胞的形态变化或者检测组织细胞内物质改变。因此,需要制备的厚度以微米(μm)来计算。要制备这样薄的切片就需要有一定的支撑物质和方法来提高组织硬度。通常用不同的支撑物质来区分组织切片种类。比如,用石蜡来支撑组织、提高组织硬度的组织切片称为石蜡切片,用火棉胶来支撑组织、提高组织硬度的组织切片称火棉胶切片等,用快速冷冻的方法提高组织硬度的切片称为冷冻切片。有时也会以切片的用途区分切片类型。比如,用环氧树脂的切片,由于环氧树脂硬度更高,可以切出非常薄的切片,这类切片主要用于透射电子显微镜(简称电镜)观察细胞超微结构,所以也称其为电镜切片。

第二节 石蜡切片制片的程序

石蜡切片是目前应用最普遍、最主要的组织切片类型。其采用的组织往往是经过固定后取材的规则、平整的组织块。但是由于生物组织一般含水量比较多，石蜡不能直接进入组织内部，所以石蜡切片制作流程分为组织脱水（固定、洗涤、脱水、透明及浸蜡）和包埋成组织蜡块两个过程，还需经过切片过程（修蜡块、切片、展片、捞片及烤片），才得到一张完整的组织切片。要制作好一张标准的组织切片，需要经过一系列过程和多重步骤。每一步骤都必须认真做好，为后续操作提供好的基础，最终才可以得到一张理想的组织切片。下面就组织切片中的石蜡切片制作全流程做仔细的描述，并提供每一步的要点和注意点。

一 脱水过程

（一）洗涤的目的和洗涤的原则

生物组织样本固定后残留的固定液成分会影响染色效果，洗涤的目的就是尽可能地把留在组织内的固定剂成分去除干净，然后进行下一步骤的操作。但是洗涤有一定原则：按照固定时间来决定洗涤时间，要看固定剂的种类来决定洗涤方法。

1. 固定剂以水配制的需要用流水冲洗　多数组织样本是由中性福尔马林或多聚甲醛固定的。这类样本需要流水冲洗。流水冲洗时间长短，主要看固定时间长短。固定时间及时，不超过48小时，流水冲洗30分钟到1个小时。固定时间很长的组织样本适当延长流水冲洗时间，特别是固定时间比较长，超过4天的样本更需要彻底冲洗干净。

2. 固定剂为乙醇　一般不需要用流水冲洗。乙醇混合液固定剂的可以用浓度相近的乙醇来换洗固定液，可根据需要多换洗几次。

3. 特殊固定液洗涤方法　洗涤含有苦味酸的固定液除了流水冲洗外，还可以用饱和碳酸锂水溶液制备70%乙醇脱去苦味酸的黄色。固定液如果含有氯化汞，可以用0.5%碘乙醇溶液（70%乙醇配制）换洗数次，让汞离子与碘结合生成碘化汞和氯化亚汞，它们可以分别溶解于水和乙醇从而达到去除的目的。

（二）组织脱水

生物组织样本含水量比较多，不能直接与石蜡融为一体，需要把组织样本中的水分脱去。这一过程称为脱水。可以利用某些试剂把组织内的水分逐步置换出来，再通过透明剂的置换让石蜡液完全渗入组织。

组织脱水是组织样本结构保留和组织制片的重要环节，脱水不好的组织，石蜡浸入组织不完全，制备的蜡块切片困难，蜡块保存出现凹陷变形。

1. 组织脱水剂的种类　①兼石蜡溶剂的脱水剂：此类脱水剂可以和石蜡兼容，脱水后组织可直接浸蜡，不需要经过中间溶剂，最常见的如正丁醇等；②非石蜡溶剂的组织脱水剂：此类脱水剂在组织脱水后还须经过一个中间试剂，中间试剂兼与脱水剂和石蜡之间都相容，最常用的如乙醇等。

2. 组织脱水原则　把组织样本中的水分去除是脱水的目的，但是脱水过程必须遵循从低浓度脱水剂至高浓度脱水剂的梯度脱水原则。如果一开始就使用高浓度的脱水剂，组织表面会产生强烈收缩或发生变形，导致组织中心位置脱水不彻底。

3. 组织脱水方法　虽然现在组织脱水有超声和微波等快速脱水方法，但是目前用脱水剂进行梯度脱水的方法是最普遍的,且脱水剂多用的还是乙醇。乙醇沸点 78.4℃,脱水力强,可以与水配制任何比例的梯度乙醇,而且还可以硬化组织,且和中间试剂二甲苯有很好的相容性,方便获得及废弃处理,是首选的脱水剂。通常组织脱水从 70% 乙醇开始,经 85%乙醇 1 次、95% 乙醇 3 次、无水乙醇 3 次,并且要保证组织在每一个浓度的试剂中停留的时间,以达到脱水干净彻底的目的。

4. 脱水的时间 取决于以下几个方面:①组织类型;②组织大小;③脱水温度;④脱水试剂浓度(新旧)。

临床病理组织来自外科手术及病理尸体解剖的标本比较多,而取材于活检和穿刺标本的组织相对较少。有条件的科室应尽可能地将大小不同的组织样本分开脱水。来自不同实验需求的动物,比如马、猪、犬和羊等大型动物、鼠等小型动物及更小的斑马鱼等的组织标本,脱水处理程序应尽可能地区分对待。如果遇到批量处理动物样本,为了保证样本处理得更好,还可以把动物组织分为几组处理:A 组有脑、肺、皮肤、乳腺和骨;B 组有心脏、肌肉、眼睛、周围神经、网膜、泌尿生殖和消化道;C 组有肝、肾、脾、胸腺、胰腺和淋巴结;D 组有肾上腺、甲状腺、甲状旁腺、唾液腺和泪腺等。脱水时间依次为 A 组>B 组>C 组>D 组。如果不能分开脱水,取材时就要考虑组织大小和厚薄程度,可让脱水时间长的组织小而薄,这样脱水时间相同时可以尽可能相互兼顾;也可以在低浓度乙醇中延长脱水时间来调节不同脏器水含量的差异(表 2-1)。

表 2-1 不同组织手工脱水的参考时间(小时)(参考温度 20~25℃)

试剂	A 组(小时)	B 组(小时)	C 组(小时)	D 组(小时)
70% 乙醇	3~4	3	2	2
80% 乙醇	3~4	3	2	2
95% 乙醇①	2~3	2~3	2	2
95% 乙醇②	2~3	2	1	1
95% 乙醇③	2	1~2	1	0.5
无水乙醇①	1~2	1	1	0.5
无水乙醇②	1~2	1	0.5	0.5
无水乙醇③	1~2	1	0.5	0.5

(三) 组织透明

组织透明是指组织脱水后,组织内含有脱水剂,须经过中间(透明)试剂替换组织内脱水剂。当组织内脱水剂完全由中间试剂替代时,组织呈现出不同程度的透明状态,所以称为透明。

组织透明质量取决于脱水是否彻底。如果组织脱水做得不好,有水分存留,透明也是做不好的,后续浸蜡不会理想,相应的切片质量也会受到影响。因此,透明前要保证组织脱水完全。

透明剂大多数是挥发性的油类液体,是石蜡溶剂,既可与脱水剂相溶,也可与石蜡相溶,有二甲苯、苯、甲苯、氯仿、香柏油及丁香油等。从透明时间、效果、价格和毒性等方面综合考虑,最常用的试剂是二甲苯。二甲苯为无色透明液体,密度:0.86,分子式为 $C_6H_4(CH_3)_2$,它有 3 个异构体,分别是邻二甲苯、间二甲苯和对二甲苯,沸点 $138.35\sim144.42℃$,折光率 1.497,易挥发,溶于乙醇和乙醚,有毒,有刺激性,可通过皮肤吸入,所以实验室使用二甲苯应该注意采取安全保护措施,用过的二甲苯应该归类回收处理,不可以随意入下水道直接丢弃排放。实验发现二甲苯有很强的溶脂脱脂作用,容易使组织收缩变脆。所以脱水好的组织,特别是一些比较小的组织或小鼠的一些组织不宜在二甲苯中放置过久,要控制好温度和时间。虽然二甲苯对人体有毒害,目前市场上也有一些环保试剂取代二甲苯的作用,也取得不错的效果,但受制于产品的价格,依然使用有限。

(四) 组织浸蜡

组织透明后,虽然内部有透明剂的存在,但由于透明剂可以溶于石蜡,所以当溶化的石蜡开始渗透进入组织时,组织内的透明剂会逐步被置换出来,通过 4 次的纯石蜡溶液的替换,最后达到组织间隙被石蜡完全渗透。用于浸蜡的石蜡需要用杂质少、纯度高的生物样本专用石蜡,保证切片能切出组织片连续不断及厚薄合适。根据石蜡的熔点设定浸蜡的温度。手工处理浸蜡过程时,温箱温度设定于高于石蜡熔点 5℃ 左右;机器浸蜡时,处理箱温度应高于石蜡熔点 2~4℃。浸蜡时间可以适当延长。

石蜡切片制作从固定、洗涤、脱水、透明到浸蜡过程都需严格控制。良好的固定液、及时固定有利于保持组织结构和形态结构;洗涤过程去除组织内的剩余固定液;梯度乙醇的脱水过程,把组织内水分充分去除;透明剂替换组织内的脱水剂可让石蜡充分浸入组织与细胞间,使得石蜡可以从里到外完全渗透和包围组织,当石蜡冷却后,石蜡和组织都得到一定的相同硬度,有利于后面的切片和染色(包括免疫组化和分子检测)得到满意结果(表 2 - 2、2 - 3)。

表 2 - 2 小动物样本手工脱水参考时间(小时)(参考温度 20~25℃)

序号	试剂名称	时间(小时)
1	70%乙醇	3~4
2	80%乙醇	3~4
3	95%乙醇①	2~3
4	95%乙醇②	2~3
5	95%乙醇③	2
6	无水乙醇①	1~2
7	无水乙醇②	1~2

续　表

序号	试剂名称	时间（小时）
8	无水乙醇③	1～2
9	二甲苯＋无水乙醇	0.5
10	二甲苯Ⅰ	0.5
11	二甲苯Ⅱ	0.5
12	纯石蜡溶液Ⅰ	65℃恒温箱0.5～1
13	纯石蜡溶液Ⅱ	65℃恒温箱1～2
14	纯石蜡溶液Ⅲ	65℃恒温箱1～2

表2-3　大组织样本手工脱水参考时间（小时）（参考温度20～25℃）

序号	试剂名称	时间（小时）
1	70%乙醇	2～4
2	80%乙醇	3～4
3	95%乙醇①	2～3
4	95%乙醇②	2～4
5	95%乙醇③	2～4
6	无水乙醇①	1～2
7	无水乙醇②	2～3
8	无水乙醇③	2～4
9	二甲苯＋无水乙醇	0.5～1
10	二甲苯Ⅰ	0.5～1
11	二甲苯Ⅱ	0.5～1
12	纯石蜡溶液Ⅰ	65℃恒温箱1～2
13	纯石蜡溶液Ⅱ	65℃恒温箱1～2
14	纯石蜡溶液Ⅲ	65℃恒温箱2～3

（五）全密闭式程序控制自动脱水机

　　目前，全密闭式程序控制自动脱水机的应用越来越多，这是发展的趋势。一般脱水机在下午下班前开始运行，到第二天上班，整个流程运行结束，正好可以进行下一步的包埋。一台脱水机可以同时处理200～600个标准脱水盒组织样本。脱水机具有一些优良的性能，如负压真空、搅拌和加温等，注意充分利用好这些功能，可以缩短脱水时间，提高脱水效果（表2-4）。

表2-4 全封闭式程序控制自动组织脱水机的脱水、洗涤、透明、脱蜡程序

序号	试剂名称	时间(小时)	温度(°C)	P/V 循环	搅拌
1	75%乙醇	1+延时	38	+	+
2	95%乙醇①	2	38		+
3	95%乙醇②	2	38		+
4	95%乙醇③	3	38	+	+
5	无水乙醇①	2	38		+
6	无水乙醇②	2	38		+
7	无水乙醇③	3	38	+	+
8	二甲苯+无水乙醇	0.5	38		+
9	二甲苯Ⅰ	0.5	38		+
10	二甲苯Ⅱ	1	42	+	+
11	纯石蜡溶液Ⅰ	1	63		+
12	纯石蜡溶液Ⅱ	2	63		+
13	纯石蜡溶液Ⅲ	2	63	+	+

1. 主要部件 分为控制面板、处理槽、石蜡箱及试剂柜4个部分。控制面板可以设置组织固定、清洗、脱水、浸蜡的时间及温度等程序,并可设置开启时间,选择立即开始或者延时模式,以适应不同工作情况。处理槽可以对组织进行处理,可根据组织情况选择处理槽的大小;石蜡箱为恒温,将融化的石蜡保存待用。试剂柜用于存储清洗、透明等步骤所需试剂。

2. 独特功能 除了可预约处理开始处理时间外,还可以方便地控制温度;采用混合循环模式(试剂每隔一定时间泵进泵出)或者压力/真空交替模式(P/V 循环),帮助试剂进入组织。这些功能都极大地方便了操作,并有助于提高组织处理的效果。

3. 注意事项 试剂使用情况,可在脱水机上设置好报警提示,当处理样本达到一定数量时提醒更换试剂。工作液体的更换和补充要做好记录。①固定液的及时更换。一般1周更换一次,组织块多的情况下,固定液2~3天就需更换;②脱水的梯度乙醇也需要及时更换,可采用第一缸乙醇(80%)倒掉,后续乙醇依次前移,最后一缸无水乙醇更换为新液的方法,比较经济,但需注意维持乙醇浓度梯度的准确性,采用40%的乙醇进行调整,加水容易浑浊。③透明剂二甲苯及时更换。一般1~15天更换一次,可采用第一缸倒掉,后续依次前移。二甲苯前面加一步无水乙醇与二甲苯等量混合液可发挥促进二甲苯浸透的媒介作用。④石蜡及时补充并保证质量。上述所替换的废旧试剂,要分类统一回收,不能直接经下水道排放;并做好登记记录和管理工作,方便追溯。

4. 日常维护 ①仪器放置在避光、通风良好的地方,并固定。②每次使用完后,做好机身及工作槽的清洁工作。③试剂缸放置到位,防止中途报警。④最好配置不间断电源,避免

停电造成工作延误及损失。⑤活性炭可根据情况进行晾晒或更换。⑥处理槽底部的中央滤网要定期取出清洗，保持网孔通畅。需要注意的是，为了保证脱水效果，必须严格按照操作流程执行；更换试剂一定要正确按照仪器使用指南执行。

二 包埋过程

经脱水处理好的组织样本包埋为组织蜡块，方能固定在切片机上进行切片的制作。包埋可手工操作，或半自动和全自动包埋（脱水包埋一体机）。

石蜡是从石油中分离出来的一种烃类混合物，系固体碳化氢，二十二烷（$C_{22}H_{46}$）和正二十八烷（$C_{28}H_{58}$），呈现半透明的结晶状。切片石蜡为比较优质的生物样本石蜡，通常有块状、片状或颗粒状，质纯而半透明状并有合适的黏性，保证切片的连续性。

手工包埋需要：①加热石蜡用的火（热）源和三脚架。大部分实验室为了安全消除明火，原来使用的煤气灯、酒精灯及电炉被电磁炉替代；②包埋用平台或平板玻璃；③包埋用的各种规格的模型条块或可变化的 L 形金属条块。包埋时，还会在与石蜡接触的模型条块面涂抹机油，方便模型与石蜡分开；最后还需要用不同规格的镊子。

半自动包埋机一般具备较大容量的石蜡缸及可调节的半自动出蜡口、左右储存槽（用来放脱水处理好的组织样本和模型）、工作台面（冷台工作区）、照明、镊子加热孔、电加热镊子和控制面板。一般可以控制 1 周的开机、关机时间，石蜡缸和储存槽温度设定。

不管是手工包埋还是机器包埋，所用的包埋石蜡品质应该是和组织浸蜡的石蜡品质一样的，温度也尽可能保持一致。这样，可以保证包埋顺利完成。

包埋时需注意：①组织包埋面的选择。一般取材，医生会把有病变组织切面和技术员约定方向（如包埋面向下放置），需要技术人员在包埋时把这个切面作为制作切片的选择面。对于管腔组织，包埋时需注意包埋面要能切到全层组织面。②要注意包埋面的平整，有时会有几块组织，也需要尽可能地都保持在一个平面上。在切片时，可以照顾到全部切面都切到，这是一个很关键的问题，防止病理学诊断时因病变组织未切到而漏诊。

包埋的方法：打开脱水盒，观察需要包埋的组织大小，选择合适的包埋模型。在模型里注入少量（一半）石蜡，取出需要包埋的组织，注意包埋方向，把组织平整的切面放入模型底部，移到冷台区用镊子轻压组织，使得组织全部平整的靠近模型底部。注意组织切片上下方向留出一些位置。这样，在切片时容易连片。在组织和石蜡稍微凝固时，盖上带有标记号码的脱水盒底盒（作为切片石蜡块的底座），移到机器出蜡口边缘轻轻注满石蜡，再放到冷台上冷却或在桌面上让其自然冷却，冷却的石蜡会收缩。用手分离模型，取下带标识底座的蜡块，将周边多余石蜡去除，准备切片。

三 切片过程

（一）切片的准备工作

切片需要有切片机、切片刀，还需要毛笔和镊子等小工具，方便切片过程的取片和保持切片区的清洁。

石蜡切片机大致可分为两大类：①轮转式切片机；②平推式切片机。切片机属于精密仪器，型号众多。

切片钢刀现被一次性刀片所取代，分宽刀和窄刀两类。多数切片机的刀片槽是窄刀型的，但也有区分宽刀型的，或者宽刀槽加小条后适用于窄刀的通用型。也有的刀片根据适用于不同组织的区别，分为常规型、软组织型、冷冻型及硬组织型等。可根据使用要求，选择合适的型号。

（二）切片过程

1. 修片　修片就是把蜡块表面的蜡修去，把组织修理平整，暴露在一个切片层上。把组织蜡块固定在切片机样本夹头上，调节螺丝，把组织蜡块平面调节到合适的位置。要注意螺丝是否固定良好，刀台定位螺丝和刀片固定按钮是否都到位。把手臂摇轮进度幅度设置大一些进行粗修，当组织面基本暴露后，可适当调节蜡块平面，采用需要的切片厚度进行细修，把切面修到光滑完整，可用冰块冷却蜡块切面。保持硬度有利于切片质量。正式切片时注意采用更锋利的刀口进行。

无论手动还是自动，要求切片时均匀摇动手臂轮，不要用力太猛或速度太快，这样会导致切片厚薄不匀。理想的切片是呈条状的，方便制备连续或者多张切片。

2. 展片　展片是让切片舒展平整，需要恒温水浴，可使用附带烤片功能的展片仪。展片时，用镊子提起切片条的一端，拿毛笔托起切片条的另一端，轻轻地转移到水面上。也可先入冷水，再移到温水里让切片进一步展片。水浴温度设为低于石蜡熔点 $10℃$ 左右（ $45～50℃$ ），促使石蜡趋于融化状态，有助于组织撑平。水面干净，避免造成污染。展片水温控制须根据切片厚薄进行调整，切片越薄，展片水温度越低；切片越厚，展片水温度越高。也可利用乙醇与水表面张力不同，先用少量低浓度乙醇湿润切片，再转移到展片水盆里，可以看到切片明显展平的过程。

3. 捞片　这是切片的最后一步，用干净的（或者具有防脱功能）载玻片，从展片水盆里把切片捞到载玻片上，称为捞片（裱片）。捞片需要注意几点：①注意捞起的切片是否切完整；②注意捞片到载玻片有磨砂标记或者防脱面上，不要弄反；③注意载玻片上、下水面的角度，避免生成气泡；④要注意切片捞在载玻片合适的位置上。捞片后，将载玻片垂直，让切片和载玻片之间的水分沥干，在接下来烤片时切片位置不会移动。需在载玻片一端做好标识记号，防止切片与蜡块不对号的错误。也可采用扫描枪扫描识别蜡块上的二维码或条码上的编号，然后在载玻片上打出清晰的编码。

4. 烤片　烤片是切片过程和染色过程的桥梁，烤片的目的是让切片更平整、更牢固地黏附在载玻片上，保证在后面使用过程中不会有脱落现象。烤片需要用烤箱或恒温箱。根据实验需要和切片要求，设置烤片的温度和时间（ $60～85℃$ ，20 分钟～2 小时）。

切片过程中要保持切片机特别是切片机的刀台区域清洁，在切每个蜡块之前，都要用毛笔或纸清洁好切片区域，避免不同蜡块间的污染。切片结束要记得退刀片，清洁切片机，并进行上油等保养，然后对切片机上锁。

第三节　组织芯片的制备

　　20 世纪 90 年代初,在西欧国家如丹麦等,用手工方法制作出多组织切片,用于测试病理医生的诊断水平和进行免疫组化的质控。1998 年,Kononen 等采用特制的组织芯片机,将不同蜡块上穿取的 645 个直径 0.6 mm 组织芯,整合"种植"到一个新的蜡块中,组织芯按照预先设计顺序排列成微阵列(tissue micro-array,TMA),称作组织芯片(tissue chip)。随着组织芯片技术的成熟,组织芯片在基因表达和蛋白作用相关研究中大量应用,具有高通量及可以大量节约试剂、标本、时间及劳动力等优势。

一 组织芯片技术的应用范围

　　Kononen 等设计制作组织芯片的初衷是利用芯片技术高通量的优势筛选肿瘤相关基因的表达情况,从而建立肿瘤的分子文库。随着组织芯片成熟及推广,其应用范围和检测技术也大为拓展。如采用荧光原位杂交(florescence *in situ* hybridization,FISH)技术检测肿瘤中的特定基因片段;或采用免疫组化技术检测目标蛋白在多样本中的表达,组织芯片技术也用于批量筛选敏感蛋白,细胞表型分析;可与基因芯片联合应用,用于新基因靶点筛选。

二 组织芯片设计及构件

　　组织芯片的理想状况是:将更多的标本整合到同一蜡块上;所取的组织芯其切面在同一平面上;组织芯表层和深层是均质的。

　　然而,由于受到组织芯的直径和受体蜡块大小等因素的影响,限制了整合到同一蜡块上的组织芯数量。普通载玻片的盖玻片大号尺寸是 32 mm × 24 mm,常用组织芯的直径为 2 mm、1.5 mm、1 mm 和 0.6 mm。那么,直径为 2 mm 的组织芯一般可以排列成(6～8)×(9～11)的阵列。考虑组织芯之间的间隔和切片面积大造成切片困难,常规做成 6×9 的排列。而对于 0.6 mm 的组织芯则可以排列比较多的样本,考虑组织芯之间的间隔和切片面积,最大的可以排列成 22×35 阵列。可根据实验设计,考虑能够得到高通量,并且不造成切片困难,选择一个合理的平衡点。

　　为了尽可能地保证所取组织芯的切面在同一平面上,需要操作技巧:穿出的供体蜡块长短会有差异,因此需要将穿出的组织芯削得比受体蜡块芯稍短,将受体蜡块取出的蜡芯削成靴形薄片作为衬垫蜡片,先垫衬在受体蜡孔底下再塞入组织芯。而后用载玻片将略微高出受体蜡块平面的供体组织芯逐一压平。接着在芯片完工后先将其置于蜡模中于 58℃ 中加热10～15 分钟,让供体组织芯和受体蜡块模型充分融合,同时控制好平面。

　　对于组织芯均质的要求,除大块的软组织、淋巴造血组织和单纯癌等肿瘤外,供体组织很难达到上下很均质的状态,需要通过仔细的切片观察和经验来判断,选取合适的位置进行取芯。应考虑组织块的厚度、硬度,除外坏死和钙化,以及穿取和切片的难易程度。

好的组织芯片的制作,要从多方面着手。首先,原组织材料的取材要好。在早期准备时就要考虑周全,取材厚度可以略微厚一点,脱水、浸蜡都要做得很好,特别是初期的石蜡要和最后组织芯片使用的石蜡品质一致,这样才能保证最后组织芯和蜡膜很好地融合。其次,组织芯片的设计要考虑多种因素,根据实验要求设计好组织芯片的布局,特别是标志物的定位;阴性、阳性样本合理布局。最后要兼顾组织芯片的高通量及制作的难易度。通量越大,制作难度也越大。

设计和制作成功的标准是:组织芯片切片上 95% 以上的组织点达到取材准确。

三 组织芯片制备仪器及使用方法

组织芯片制作现在有全自动和手工仪器两款设备。全自动组织芯片设备较昂贵。有经验的病理技师可借助简单取样工具徒手制作一定规模排列的组织芯片蜡块。

组织芯片制作的手工仪器基本设计是穿孔器固定于可以左右和前后移动的滑动平台上,而左右与前后移动相互垂直,具体移动距离通过微量标尺控制。通过穿孔器针头的旋转互换实现不同直径的穿孔操作,而"蜡块载桥"提供受体蜡块和供体蜡块互换的承力平台。

四 组织芯片构建步骤

将受体蜡块固定于蜡块固定器中,调整位置使其面积全部在穿孔器活动范围内,之后旋紧固定螺丝、压紧蜡块,并尽量使其表面与底座面平行;调整穿孔器机头行程,选择合适的行列排列。排列时应考虑到组织软硬程度的难易,尽量减少切片机切口的宽度,并调整具体的阵列分布。选择特殊的、在肉眼上容易分辨标记组织设置为起点标记点。考虑免疫组化检测作为对照的情况,可以用肝、肾和部分实质性上皮来源的肿瘤作为标记点。

首先使用细针(石蜡针)在受体蜡块按照设计穿出需要的石蜡孔。用蜡块载桥覆盖于蜡块固定器上,将标记好的供体蜡块置于粗针(组织针)下,穿孔获取组织芯,推针栓挤出组织芯,仔细将组织芯放入指定受体蜡块孔点。按照设计依次完成各位点的制作,最后用载玻片轻压与蜡块表面找平。卸下做好的受体蜡块,放入制备蜡块模型,置于 58℃温箱 10～15 分钟,待蜡块变软后轻轻取出,待石蜡充分凝固后放入冰箱 -20℃速冻 10～15 分钟,取出蜡块以备切片。

目前,有全自动组织芯片仪可实现真正意义上的全自动。受体和供体蜡块放好后,观察玻璃切片标记位点,数字切片扫描成图片,在供体蜡块上找到匹配位点,在控制电脑上设定取样点及微阵列图形,系统自动完成钻孔、取样、注芯、成型等系列步骤。最后切片制作完成后,可以扫描生成 TMA 数字切片,进行后续数据分析。

五 组织芯片切片技术

组织芯片蜡块经历组织筛选和系列步骤得来不易,切片者必须更耐心、细致、认真地操作。组织芯片的切片过程和普通石蜡切片一样,但是每一步的要求更高。切片过程中,因每个位点都是需要的信息点,必须保证切面的完整性;展片时注意水温,由于位点多,不可以让石蜡过热造成位点移位;烤片前注意晾干玻片上的水分,避免水流动造成组织芯点移位。使用平推式切片机切组织芯片效果更佳,平推式切片机切片组织均匀,平坦无褶。

需要注意的是,组织芯片的选点是根据研究的需要,选取研究标本的特征。使用组织芯片要关注每个点能否代表来源切片的组织特征,各种检测结果与原有组织是否能达到基本一致。事实上,组织芯片的点相当于对蜡块组织的"再取材"。因此,必然意味着对原组织的取舍,需要有经验的病理科医生进行控制。

第四节 冷冻切片的制备

冷冻切片,顾名思义就是使组织样本冷冻后获得一定硬度而制作的切片。冷冻切片使用范围很广,如酶活性的检测等。在临床病理工作中,快速冷冻诊断报告直接为临床手术医生提供了手术指导,并为手术方案的选择提供了依据。

一 冷冻切片机的发展

冷冻切片技术最早在 1818 年就出现了,1905 年成功完成了第一例冷冻切片诊断。早年的冷冻切片机主要是二氧化碳制冷的开放式切片机,随后过渡到半导体冷冻切片机、箱体恒温冷冻切片机等,直到目前的恒温冷冻切片机。恒温冷冻切片机也在不断改进。好的切片机除了有精密的切片装置外,还有快速双重制冷、自动除霜、自动消毒及负压等功能。先进的制冷系统,安全与环保性能及操作方便是优良冷冻切片机的保证。快速冷冻模式可以保证样本快速冷冻,减少冰晶的生成,不影响诊断。

二 冷冻切片的注意要点

1. 组织包埋液包埋 目前大多数情况下,在冷冻切片时,组织样本是不固定的,取材后需用组织包埋液包埋。在冷冻机中,冷室、组织块、包埋剂及切片刀之间的温度平衡于优化的切片温度(optimum cutting temperature,OCT)附近,是获得高质量冷冻切片的保证。不同的组织因构成各异而具有不同的 OCT。当冷冻组织在接触刀刃的瞬间,局部温度短暂升高发生局部融化;随后切开的组织薄片暴露于冷室被再次骤冷冰冻。这种融化-冰冻温度变化是切片皱褶或断裂的内在原因,在此基础上,切片的软硬度和厚薄进一步影响皱褶产生。在切片过程中,冷冻包埋剂也须历经与组织类似的温度变化,这就要求包埋剂必须具有与组织块相近的冷冻速度和软硬韧度。目前常用的 OCT 冷冻切片包埋剂(OCT compound)是一种聚乙二醇和聚乙烯醇的水溶性混合物,在冷冻切片时支撑组织,以增加组织的连续性,减少皱褶及碎裂。同时因其为水溶性,故在漂片时可溶于水,所以在以后的染色中不会增加背景染色。

2. 快速冷冻组织 为了避免冰晶的产生,组织需要及时快速冷冻。冷冻切片机的两个部分,快速冷冻台和冷冻锤,可以提高冷冻效果。冷冻台可让组织冷冻包埋液迅速受冷结冰发白,冷冻锤轻轻压在需要被切组织样本表面,进一步加快冷冻速度同时有表面取平效果。如有配套快速冷冻仪,组织可以在很短时间冷冻到最佳状态,特别是对带有脂肪的组织效果更好。实验室的快速冷冻方法:先用干冰(−78.5℃)放入丙酮中,使之成为糊状,然后放一个装有适量异戊烷的小烧杯,异戊烷到达 −40℃ 左右,就可以很好地冷冻组织样本。也可用液氮(−196℃)冷冻,但是液氮超低温度会使组织碎裂,所以液氮常用于保存组织。

3. 切片时间的控制　大部分组织可以在 −25∼ −20℃ 制备冷冻切片。冷冻切片的制备和石蜡切片制备有相同之处,需要粗修、细修和切片 3 步,但是冷冻切片更需要注意切片时间的控制。冷冻切片机有防卷装置,切片时需要调节好防卷板位置,可以帮助得到满意的切片。也有冷冻切片机附带一个防卷爪,切片时小爪子会轻轻地带着切片拉平。熟练的切片技师也可用毛笔带着组织周边 OCT 轻轻地随着切片机上下运动带动切片走动,保持切片的平整。可用冷冻的毛笔帮助切片进一步展开后,用室温的载玻片贴片(裱片)。这个动作也是冷冻切片的特别之处,需要轻巧、准确和快速。冷冻切片如果后续用于复杂检测项目,或有些组织容易掉片的,建议用防脱载玻片。

三　冷冻切片固定

冷冻切片制备后应及时固定,只有脑组织贴片后稍微晾干后再固定会更好。固定液有 FAA 液、95% 乙醇、丙酮、10% 中性福尔马林缓冲液和 AF 液等。可根据切片用途来选择,如 HE 染色可选用 FAA 液和 95% 乙醇。临床病理学的冷冻切片需要及时观察而出具报告,冷冻制片过程一般 10 分钟,留给 HE 染色的时间为 5 分钟左右,时间控制要求比较严格。

合格的冷冻切片标准为:切片完整,厚薄均匀,无褶无刀痕,组织无明显冰晶,无污染,染色核质对比合适,切片脱水透明清晰,裱片封片美观干净。

第五节　电镜切片的制备

电镜切片是为透射电子显微镜观察细胞超微结构准备的,厚度在 50 nm 左右,也称为超薄切片。为制备超薄切片,电镜切片所需要的设备和其他切片设备有比较大的区别。首先,切片机不同,工作原理不同,切片机更精密。第二,切片刀不同,一般用玻璃刀和钻石刀(金刚钻刀)。第三,切片的载体不同,采用铜网(镍网、不锈钢网)和支持膜。第四,提高组织硬度的材料需要环氧树脂混合物。但是,样本制备原理和流程基本相同,组织样本通过取材、固定、脱水、渗透、包埋和聚合固化,形成样本块。通过修块、切片、展片、捞片及染色等步骤完成切片制备。但是由于电镜观察主要通过电子密度来区分样本的细微结构,所以,样本从固定开始,就会考虑到提高电子密度的方法。比如,用锇酸进行二次固定等。

一 取材及固定

由于电镜观察的是细胞内超微结构,所以电镜样本取材要求非常小且准确,一般的样本取材不大于 1 mm³。需要用干净锋利的刀片取材,取材后及时固定在 2.5% 的戊二醛中,可采用低温固定。戊二醛固定速度快,毒性低,价格较低,配制方便。样本固定后,还可以第二次取材(修剪)样本后,用锇酸(四氧化锇)进行第二次固定。锇酸对脂类固定不足可以用醛类固定剂补充。用锇酸固定的组织,往往细胞膜结构比较清晰,这是由于被还原的锇沉积在细胞膜结构上,而锇是一种原子序数较高的元素,能加强它们的电子散射(质量密度大)。所以,锇酸作为固定剂的同时,又可以作为电子染料,使被固定的样本图像有较好的反差,起到"电子染色"的作用。

锇酸是一种很强的氧化剂,呈浅黄色结晶,分子量 254,饱和水溶液的浓度为 7.24%,它的水溶液为中性,有极大的毒性。1% 锇酸固定液的配制:商品锇酸有结晶 1 g、2 g、5 g 由安瓿瓶分装的。首先要把标签处理掉,然后洗干净安瓿瓶外表面,并在瓶上用砂轮划出裂痕,把干净的安瓿瓶放入棕色试剂瓶里,倒入双蒸馏水,盖住安瓿瓶,再用干净的玻璃棒顶住安瓿瓶轻轻击打玻璃棒,把安瓿瓶打碎,然后加入合适的双蒸馏水,盖紧瓶盖充分溶解后放入 4℃ 冰箱备用,瓶盖外最好再封口保持密封。锇酸气体对呼吸系统有刺激,对眼睛有严重的破坏作用。因此,在使用时应特别小心,尽可能在通风橱中进行,并严格控制使用量。废弃的锇酸溶液应加入 80% 乙醇或 10% 硫酸亚铁溶液,使四氧化锇转为黑色沉淀,以降低毒性,方便收集处理。锇酸固定的时间不宜太长,时间过长会使组织变脆,给切片带来困难。此外,锇酸与蛋白质、不饱和脂肪酸交联形成的复合物都是易溶于水的物质,特别是长时间固定后,更容易溶解。因此,使用锇酸固定时间控制在 12～24 小时为宜。

二 脱水及渗透

电镜切片样本组织经过固定后,需要用缓冲液反复清洗去除固定液。一般清洗 3 次,每次洗 15～30 分钟,然后开始脱水。脱水原理和石蜡切片样本处理一样。为了充分保证组织尽可能地脱净水分,脱水时要加以摇动,加快组织与脱水剂作用。脱水也遵循梯度脱水的原则。为了避免脱水不充分,在每一级脱水剂中停留 10～15 分钟,在相对湿度大的环境中,同一梯度的脱水剂需要多更换 2～3 次,时间也可以适度延长。具体参考如下:50% 乙醇(丙酮)15 分钟;70% 乙醇(丙酮)15 分钟;90% 乙醇(丙酮)15 分钟;无水乙醇(丙酮)10 分钟;无水乙醇:无水丙酮 1:1,10 分钟(2 遍);无水丙酮 10 分钟(3 遍)。

脱水后进行支持剂的渗透,其目的同样是把支持组织硬度的包埋剂充分渗透到组织和细胞之间,聚合固化形成组织硬块。一般渗透从无水丙酮和包埋剂按照 1:1 混合剂开始,在 37～40℃ 恒温箱内进行,渗透时间 1～2 小时,然后换纯包埋液再渗透 2～3 小时,中间需换一次包埋液。渗透效果与渗透时间长短、渗透温度高低、渗透液的黏稠度、组织块的种类及大小等因素密切相关。调节上述指标是掌握这门技术的关键。

三 包埋及切片

包埋的主要目的是用硬度一致的包埋介质取代组织内的水分,使包埋剂充填组织间隙,经加热聚合后形成一个能支持整个组织结构的聚合体,具有特定的硬度和韧性,有利于超薄切片制备。只有制作出硬度适宜的包埋块,才能获得高质量的连续的超薄切片。

包埋剂的基本要求:易渗透,在适宜条件下固化好,固化收缩率小、均匀,硬度韧性适合,包埋剂本身无结构,耐电子轰击。常用包埋剂配方:环氧树脂(epoxy resin)812。配方:EPON812:16 ml;十二烯基琥珀酸酐(DDSA):18 ml;甲基内次甲基四氢苯二甲酸酐(MNA):2.6 ml;二甲氨基甲基苯酚(DMP30):0.6 ml。以上4种单体混合,匀速搅拌30分钟以上。

包埋与聚合时间:将一滴包埋液注入特定胶囊模型底部,将渗透充分的组织小块移入胶囊模型底部中心,然后注满包埋液。将包埋好的胶囊模型放入45℃温箱中聚合4小时后,70℃继续聚合12小时。

电镜切片的修片与石蜡切片或冷冻切片修片不同。电镜切片需要先进行修块,将聚合好的包埋块夹在特制的夹持器上,在体式(解剖)显微镜下用刀片先修去表面的包埋剂,露出组织后将组织四周修成45°倒角,使之呈锥形。然后制备半薄切片用来定位。用玻璃刀进行半薄切片,厚度在0.5~1.5 μm,捞在普通玻璃片上烤干,用甲苯胺蓝或甲基蓝和碱性复红染色,在光学显微镜下观察,确定需要观察的部位。在半薄切片定位的基础上,将包埋块再修去多余部分,然后用新的玻璃刀或用钻石(金刚钻)刀进行切片。调整刀与组织切面的平行距离,手动进刀切出一片后,加水至刀的水槽中调整液面高度,调整电流加热及切片速度,开始自动切片,从切片机目镜下观察切片折光颜色,淡黄月亮色切片厚度为50~70 nm。切出片条后,可以用镊子拿一根细滤纸条蘸少量二甲苯,移到水面上轻熏切片,可以看到切片会在水面上进一步展开。最后将切片捞至覆有支持膜的铜网上。常规的铜网用200目的铜网,网上覆盖的支持膜常用的是聚乙烯醇甲醛膜,厚度10 nm,透明度好,且能较好地耐受电子束的轰击,不影响观察。

四 染色

电镜切片制作的最后一步是染色。不经过染色的切片反差小,电镜观察不易区分其结构差异。为了增强反差强度,要用重金属盐与组织细胞中的成分结合和吸附,重金属的原子对电子束形成散射,从而形成反差,便于观察区分。常用的电镜切片染色剂是醋酸铀-枸橼酸铅。先用4%醋酸双氧铀染液染色10分钟后,用去离子水冲洗,晾干后再用枸橼酸铅染5分钟,去离子水冲洗晾干后准备观察。醋酸铀能与细胞内许多成分结合,形成黑白反差,尤其是对核酸、核蛋白结合能力更强,但对膜结构染色较差。铅盐可以浸染膜结构和免疫复合物,两者相互弥补,从而进一步提高切片的反差,便于电镜观察区别细胞内超微物质(表2-5)。

表2-5　电镜切片和石蜡切片的区别

项目	电镜切片	石蜡切片
支持组织硬度物质	环氧树脂混合物	切片专用石蜡
切片机精密度	纳米级	微米级
刀片刀	玻璃刀、钻石刀（金刚钻）	一次性刀片为主
切片载物	网（铜，镍不锈钢）+支持膜	玻璃片
染色	电子密度强弱区分不同物质	各种染料区分不同物质
观察	电子显微镜（电子束）	光学显微镜（内置光源）
放大范围（物镜）	千倍到万倍	4～40倍
观察主体	细胞内物质变化	组织与细胞结构关系

第六节　特殊组织切片的制备

　　本节涉及许多不同组织的切片制备，包括穿刺标本、骨髓、肌肉及神经等，它们有些共同点，就是样本比较小，需要技术人员认真正确处理。

一　肾穿刺组织切片的制备

　　肾穿刺活检组织需要制备多种组织切片，石蜡切片用于 HE 和特殊染色、刚果红染色、PAS、PASM、Masson 等及免疫组化检测；冷冻切片用于 IgA、IgG、IgM、C3、C4、轻链蛋白和纤维蛋白等免疫荧光检测；还需要有透射电镜切片的观察以综合分析肾脏疾病的情况，给临床一个全面完整的报告，为临床治疗方案提供可靠的依据。

　　肾穿刺组织样本最好先冷藏保存，及时送病理科由专门技术人员处理。取材很重要，需要准确保证每一份组织样本都有皮质部分，取材后及时按照后续制片类型分别处理固定组织，各种切片制备可以参照相关切片制作流程进行。特别需要指出的是，肾穿刺样本石蜡切片做 HE 染色的需要切得更薄一些。这是因为肾小球结构和系膜关系比较紧密，诊断需要清楚两者之间的关系，一般要求做 HE 的石蜡切片以 $2\sim3\,\mu m$ 为宜。肾穿刺组织需要进行具体染色及观察，请参照相关章节。

二　肝穿刺样本组织切片的制备

　　肝脏是人体最大的代谢器官，它的疾病变化是最为复杂的。肝穿刺活检对于酒精性肝病、药物性肝病、代谢性肝病、感染性肝病和免疫性肝病诊断具有重要意义；对于炎症和纤维化程度的分级有利于指导临床治疗。

肝穿标本要根据特殊检查需要,选择最佳固定方式,大部分常规检查还是首选 10% 中性缓冲福尔马林。而糖原贮积症最好用乙醇固定;电镜检查的组织先用 2.5% 戊二醛固定。

《临床肝病指南》中提到,肝穿样本需要有一定面积,保证 6 个完整的汇管区,包埋时切面一定保证穿刺细条组织整体平整,才能保证切片时得到最大面积,有利于诊断。除了常规的 HE 染色外,还需要行网状纤维染色、Masson 胶原纤维等特殊染色。根据临床问题,需要增加一些特染,如铁染色、铜染色等;还有一些需要区分感染因子、结构成分、代谢产物及肿瘤标识蛋白的免疫组化,如乙肝指标、胆管成分区别和甲胎蛋白等。HE 切片切面不少于 6 个连续切片,特染和免疫组化每张切片需要 2 张连续切面。

三 骨髓穿刺样本组织切片的制备

骨髓穿刺样本组织切片的制备和骨组织样本组织处理有很大的区别。

骨组织是人体中最硬的组织,切片制备的关键是脱钙的处理,固定和脱钙需要把骨的硬组织锯成薄片处理;强酸脱钙时不要脱钙过度。

骨髓穿刺的样本主要是骨髓成分,有小部分骨组织或碎骨,所以脱钙处理可以更快一些。有些单位用强酸来脱钙处理时一定要控制好脱钙时间和温度,避免过度脱钙,而影响切片的染色和之后需要做的免疫组化检测的结果。也可以在脱水前不脱钙,而是做成蜡块后,根据需要再做后脱钙处理。

骨髓穿刺组织样本切片不理想的主要原因是穿刺样本的碎骨成分与坏死物、软组织、肿瘤组织及凝血块等混杂在一起。由于部分碎骨未经脱钙,或者碎骨包裹在其他组织内使脱钙液不能有效脱钙,造成穿刺样本无法制成完好的切片;或者过度脱钙造成染色和免疫组织染色不理想,这些都会影响骨髓穿刺的正确病理报告。所以建议骨髓穿刺组织样本先用中性缓冲福尔马林固定后,用缓冲液或生理盐水振荡水洗,静置数分钟,倒去上面大部分液体。反复几次,将样本中的血性液体和坏死物及其他影响组织处理干净,并使碎骨成分与其他穿刺组织分开,而后开始脱钙。用弱酸处理比较好,采用甲酸 50 ml、甲醛 5 ml、生理盐水 45 ml 配制的骨髓脱钙液 37℃ 温箱内浸泡 2 小时。最后将脱好钙的组织,用浸透性较好的纸包好,进行脱水处理。后期处理可以根据前面石蜡切片制备流程进行,注意包埋时将碎小组织尽可能地集中包埋在一起。切片可以根据临床要求,一次性多切几张用于特染和免疫组化的片子。具体染色可以参照相关章节进行。

四 肌肉组织切片的制备

肌肉组织活检及相应的特殊染色,可以显示肌纤维的结构、类型及化学成分变化,帮助诊断各类肌病。肌肉组织活检技术应用不但对已发现的肌病有更明确深入的认识,同时还能发现不少新的肌病,使骨骼肌肉疾病诊断提高到形态和功能相结合的新水平。目前,对肌肉活检的病理学诊断需要常规石蜡切片、冷冻切片和电镜切片。这 3 种切片的制备过程可以参照相关章节。

石蜡切片 HE 是病理学诊断的基础,根据临床症状和表现,可以选择一些特殊染色和免疫组化的检测来获取相关信息。比如,纤维素形成可以通过磷钨酸苏木素染色发现蓝色细丝,还有黏液变性、糖原贮积症等可以用 PAS、AB 等方法,骨骼肌中出现的血栓或凝血、钙化及萎缩、色素沉着等则需用相应的特染方法。

肌肉组织由肌细胞和肌纤维构成。利用酶组织化学反应可以区分人骨骼肌的两种肌纤维成分,在横断面上两者镶嵌分布。Ⅰ型纤维含有大量线粒体和脂滴,富含氧化酶活性。Ⅱ型纤维中的肌球蛋白 ATP 酶丰富。需要用冷冻切片来做这些酶类活性表达的检测。比如,琥珀酸脱氢酶(succinate dehydrogenase,SDH)、四氮唑还原酶(NADH-tetrarolium redutase,NADH‐TR)、酸性磷酸酶(acid phosphatase,ACP)和 ATP 酶染色。肌肉冷冻切片的关键点也是要避免冰晶的产生,快速冷冻组织是避免产生冰晶的最好方法。

五 神经组织切片的制备

神经组织包括中枢神经和周围神经两部分。神经组织主要由神经细胞、神经胶质细胞和神经纤维组成。由于神经组织的结构和神经细胞组成极其复杂。因此,需要进行更多的特殊染色来显示和观察神经组织中的尼氏小体、神经元、神经纤维、神经髓鞘和神经胶质细胞的变化。

神经组织的石蜡切片流程可以参照前面章节,特别需要指出的是中枢神经的脑组织,在组织样本处理时应考虑到脑组织所含水分及脂类较多,脱水处理时要有所考虑,可从更低浓度乙醇开始脱水,并适当减少低浓度乙醇中浸泡时间。

制备脑组织冷冻切片时,脑组织贴片后不要立即固定,在空气中切片稍微回温晾干后再固定。实验动物可采用原位灌注固定后经 30% 的蔗糖液进行渗透,当脑组织沉入小烧杯底部,再制备冷冻切片,这样可以很好地避免冰晶的产生。

第七节 非组织切片的制备

生物组织切片的制作方法很多,但总的来说可以归纳为两大类:非切片法和切片法。切片法就是指必须依靠切片机将组织切成薄片的方法,如前面提到的石蜡切片、冷冻切片及电镜切片等。而非切片法顾名思义就是不用切片机,不经过切片步骤而制成切片的方法。

非切片法的种类也有不少,如整体封藏法、磨片法、涂片法、分离法和压碎法,根据观察目的不同有所选择。由于现代技术发展替代,这些方法应用减少,涂片法在细胞学检查中还相对保留。

涂片法主要是液体或半流动性的材料,可以涂在载玻片上,经过固定与染色等手续制成可以观察的切片样本,如血液、精液、尿液、痰及粪便等,微生物也可以用涂片法制片。

制备涂片可采用直接法,就是把样本(如痰、刷取物、肿瘤暴露面及细胞沉淀物等)直接涂在玻片上。涂片的手法很多,这里就包括了印片的制备,充分暴露病变部位后,用玻片直接压在病变表面,得到印迹涂片。好的涂片是细胞薄而均匀分开,不重叠、不成团挤压在一堆,便于观察。涂片也需要固定后染色才能观察。

也可将各种液体样本如胸腔积液、腹水、关节腔液、脑脊液、心包积液及尿液等离心后沉淀的细胞来制片。可以涂片,也可以根据需要将细胞团块做成细胞冷冻块或者细胞蜡块。现在细胞学检测更多的是由全自动液基细胞仪来完成制片。机器的工作效率和质量都非常理想,适合大规模筛选,特别是体检筛选的检测。

在培养细胞时,需要倒置显微镜观察细胞形态和增殖情况,也可以将培养瓶里的细胞刮洗下来离心收集细胞团块,做成细胞蜡块及石蜡切片,进行更多的染色和免疫组化检测;也可以直接将盖玻片清洁后放入培养液里让细胞增生爬上盖玻片,然后取出盖玻片进行固定和染色,进行后续的检测工作。

最后,就组织切片及切片制备的建议:在切片上通过各种手段和方法得到所需的检测结果,但是保存这些切片存在一个难点,即封片剂不能很好地长时间保存切片原来的色彩,随时间延长结果会褪色或者消失,所以建议将有意义的切片做成数码切片来保存这些得来不易的重要信息。

(朱腾方)

第三章 苏木素-伊红染色

任何组织的切片,如果不进行染色,看不到组织结构,是无法进行病理学观察的。因此,染色在病理组织形态学的诊断及科学实验研究中具有重要的意义和实用价值。苏木素-伊红染色(hematoxylineosin staining,HE 染色)是病理学中最常用、最基本的染色方法。与织物的染色方法建立过程一样,HE 染色也是经实践摸索建立起来的。下面对这一染色方法的原理、试剂及步骤做详细介绍。

第一节 苏木精染色原理及配制

一 苏木精染色原理

苏木精是一种天然染料,是从原产于墨西哥的坎佩切(Campeche)的苏木精树(*Haematoxylin Compechianum*)提炼出来而得名的,是一种天然媒介染料。用于蚕丝、毛皮和皮革的染色及棉布的印花,用不同的媒染剂可得到蓝色或黑色。苏木精在单独使用时着色能力很差,为了获得最佳的苏木精染色液,必须具备以下两个条件:①必须能产生有效成分苏木因(haematein),它是由苏木精氧化产生的,是按传统方法暴露于阳光和空气中,称为熟化,需要 3~4 个月的时间;②配制苏木精染剂时都要用媒染剂,常用的媒染剂有硫酸铝铵、硫酸铝钾和硫酸铁铵等。

苏木精是淡黄色到锈紫色的结晶体,难溶于冷水、乙醚和甘油,易溶于热水和热乙醇,溶于碱、氨和硼砂的溶液。苏木精本身没有染色能力,必须经过氧化,使苏木精分子脱掉 2 个氢原子变成苏木红才有作用。它能把细胞中不同的结构分化出各种不同的颜色。在常规 HE 染色中,苏木红与二价或三价的金属盐或氢氧化物结合形成带正电荷的蓝色色精,与细胞中带负电荷的脱氧核糖核酸结合完成染色。组织所染的颜色因处理的情况而异,用酸性溶液(如盐酸-乙醇)分化后呈红色,水洗后仍恢复青蓝色,用碱性溶液(如氨水)分化后呈蓝色,水洗后呈蓝黑色。

二 苏木精染色液的配制

（一）Harris 苏木精染色液

试剂：苏木精 2.5 g，无水乙醇 25 ml，硫酸铝钾 50 g，蒸馏水 500 ml，氧化汞 1.25 g，冰乙酸 20 ml。

配制方法：A 液，将苏木精溶于无水乙醇中，加热至完全溶解。B 液，将硫酸铝钾溶于蒸馏水加热溶解。A 液倒入 B 液中，加热使溶液尽快沸腾，去火缓慢加入氧化汞，防止溶液溢出。然后再煮沸 1～2 分钟，立即浸入冷水冷却后备用。临用时加入冰乙酸过滤即可。

注意事项：①加热的 A 液倒入加热的 B 液中，应缓慢分多次倒入，禁止在明火上操作，防止液体喷出。②加氧化汞时要少量缓慢地加入，也可将氧化汞溶解于 10 ml 水中慢慢加入。不要多量快速地加入氧化汞，避免液体溢出。③氧化汞加入后，煮沸时间不要过长，防止过度氧化。④氧化汞若潮解、有颗粒，要用药勺背压碎成粉末状加入。⑤如需自然氧化的苏木精则不加氧化汞，3 个月后用时加入 20 ml 冰乙酸过滤后即可使用。⑥用于配液的烧瓶容量大于配制试剂量的一倍以上为宜。

（二）Harris 改良苏木精染色液

试剂：苏木精 2.5 g，无水乙醇 25 ml，硫酸铝钾 17 g，蒸馏水 500 ml，氧化汞 0.5 g，冰乙酸 5 ml。

配制方法：用烧瓶将苏木精溶于无水乙醇中，水温加热至完全溶解。再用大的烧瓶取 500 ml 蒸馏水加热至 85℃ 时放入硫酸铝钾，待完全溶解后再加热至 91℃，然后慢慢地倒入溶解的苏木精乙醇液，让溶液温度保持在 89～91℃，再慢慢加入氧化汞，充分搅拌均匀，持续 1～2 分钟后迅速入水冷却。临用时加冰乙酸即可。

注意事项：①溶解硫酸铝钾不要温度过高和长时间煮沸（硫酸铝钾是碱性盐，温度过高或时间过长会造成碱性盐分解，金属铝生成氢氧化铝易产生混浊）。②将氧化汞溶解于 10 ml 水中，慢慢加入较为安全。③配制时，用水浴加温容易控制温度。

（三）无汞苏木精染色液

试剂：苏木精 10 g，无水乙醇 200 ml，硫酸铝钾 60 g，蒸馏水 2 200 ml，1%高碘酸 80 ml。

配制方法：将苏木精溶于无水乙醇，稍加热溶解。硫酸铝钾溶于蒸馏水中，加热至完全溶解。再将苏木精乙醇液倒入。加入 1%高碘酸，迅速冷却后过滤即可应用。

（四）Mayer 苏木精

试剂：苏木精 0.5 g，蒸馏水 500 ml，钾明矾 25 g，碘酸钠 0.1 g，水合氯醛 25 g，柠檬酸 0.5 g。

配制方法：先将苏木精加入煮沸的蒸馏水内，搅拌至充分溶解后，依次加入钾明矾和碘酸钠，使之充分溶解后，再加入水合氯醛和柠檬酸，加热煮沸 5 分钟。冷却后过滤使用。

（五）Gill 改良苏木精染色液

试剂：苏木精 2 g，无水乙醇 250 ml，硫酸铝 17.6 g，蒸馏水 750 ml，碘酸钠 0.2 g，冰醋酸

20 ml。

配制方法:先将苏木精溶于无水乙醇,再将硫酸铝溶于蒸馏水中,两者溶解后将其混合,加入碘酸钠,最后加入冰醋酸。

三　不同苏木精溶液的染色步骤及适用情况

Harris 苏木精在配制时加热煮沸且用氧化汞进行氧化,氧化比较成熟。因此,染色时间比较短,染色效果佳。脱蜡水洗后的切片入 Harris 苏木精染色液浸染 5 分钟,经 1% 盐酸-乙醇分化后用自来水冲洗,直至细胞核变蓝为止。

Mayer 苏木精染色液在配制时无须煮沸,将温度控制在 70℃ 时加入碘酸钠氧化即可。碘酸钠的氧化强度可能不及氧化汞,其切片染色时间要比 Harris 苏木精染色时间稍长一些。脱蜡、水洗后的切片入 Mayer 苏木精染色液 12 分钟,入自来水冲洗直至细胞核变蓝为止。

Gill 改良苏木精染色液配制时无须加热或加入碘酸钠,染色效果与 Harris 苏木精和 Mayer 苏木精相比就要逊色一些。脱蜡水洗后的切片入 Gill 改良苏木精染色液浸染 12 min,入自来水冲洗直至细胞核变蓝为止。

Harris 苏木精染色液因其染色时间短,染色效果佳。在冷冻切片、常规切片,组化及特染等应用中较为广泛,但是染片的分化时间较难控制。另外,该液使用前一定要过滤,否则有一种杂质漂浮在液面上并黏附在切片上。Mayer 苏木精染色液染片时间稍长一些,在快速染色中有一定的局限性,但染苏木精后无须分化,不受染色时间限制,染色效果好,是大批量机染的极佳染液。Gill 改良苏木精染色液在常规切片染色时核偏灰,核浆清晰度欠佳。但它在细胞学染色中染色较好,为首选的核染液。

第二节　伊红染色原理及配制

一　伊红的染色原理

伊红是由醌式苯环结构的发色基团和卤素原子溴及钠盐的助色基团所组成的人工合成化学试剂,外观呈砖红色或酱红色结晶,是一种酸性胞质染料。但是伊红与细胞质均是带负电荷的,所以需要在染液中加入适量冰乙酸,使胞质带正电荷(阳离子),就可被带负电荷(阴离子)的染料染色。细胞质、红细胞、肌肉组织、嗜伊红颗粒及结缔组织等被染成不同程度红色或粉红色,可与苏木素染成蓝色的细胞核形成鲜明的对比,所以伊红是染细胞质的最佳染料。

伊红有 4 种类型:①伊红 Y(eosin yellowish)是四溴荧光素钠盐。常含有一溴和二溴衍生物,含溴的多少与其色调关系密切,含溴越多,颜色越红。②伊红 B(eosin blush)是二硝基荧光素二溴衍生物,并有一个明显的蓝色色调。③甲基伊红(methyl eosin)是伊红 Y 的甲酯 - COO - CH₃,为四溴荧光素甲酯钠盐。④乙基伊红(ethyl eosin)是伊红 Y 的乙酯 - COO - CH₂ - CH₃,是四溴荧光素乙酯钠盐。伊红 Y 经乙醇适当分化调色后可获得较广的染色色谱,成为最常用的胞质染料。

二 伊红染液的配制

(一)水溶性伊红液
试剂:伊红 Y(水溶性)1 g,蒸馏水100 ml。

配制:1 g 伊红 Y 溶于少许蒸馏水中,用玻璃棒搅拌溶解后,加蒸馏水至 100 ml。

(二)醇溶性伊红液
试剂:伊红 Y(醇溶性)1 g,95%乙醇 100 ml。

配制:1 g 伊红 Y(醇溶性)溶于少量 95%乙醇中,用玻璃棒搅拌彻底溶解后,95%乙醇补足 100 ml。

(三)水溶性伊红乙醇液
试剂:伊红 Y(水溶性)1 g,蒸馏水 75 ml,95%乙醇 25 ml。

配制:1 g 伊红 Y 溶于少许蒸馏水中,用玻璃棒搅拌溶解后加入剩余蒸馏水,再加 95%乙醇 25 ml。

(四)沉淀酸化伊红 Y 乙醇液
试剂:伊红 Y 20 g,蒸馏水 500 ml。

配制:20 g 伊红 Y 用蒸馏水充分溶解,加浓盐酸 10 ml,搅拌均匀,放置过夜,析出沉淀物。用滤纸过滤,滤液不要,沉淀物与滤纸一起放入恒温箱干燥,用 95%乙醇 1 000 ml 配成沉淀酸化伊红 Y 乙醇储存液。临用时,取饱和液 1 份,加 95%乙醇 2 份,配成工作液。

(五)改良醋酸化伊红溶液
试剂:伊红 Y 5 g,蒸馏水100 ml,醋酸 20 ml,乙醇 100 ml。

5 g 伊红 Y 溶于蒸馏水100 ml,完全溶解后加醋酸 20 ml,立即有沉淀物生成,充分搅拌混合均匀,沉淀物呈糊状,过滤后,将沉淀物放入 60℃ 烤箱中烘干,将烘干的沉淀物用棕色瓶装备用。配制时,称取 0.25 g 溶于 100 ml 乙醇中。

三 各种伊红染液的使用

伊红水溶液和醇溶液,这两种染液配制方法简便。但染色力差,染色时间长(5~10 分钟),色泽不鲜艳,且染色强度在短时间内就会出现明显下降,导致伊红染色浅淡,核浆对比不明显。

采用酸化处理配制伊红溶液,是近年来广泛采用的方法。伊红在水溶液中能解离成带负电荷的色酸和带正电荷的钠离子。伊红在经酸化处理的过程中去掉了钠离子和杂质,染色能力明显增强,色泽更加鲜艳。酸化后生成的沉淀物烘干后呈细粉末状,在乙醇中溶解迅速,不经过滤即可使用。在酸化时采用醋酸是因为醋酸为有机酸,酸性较弱,不破坏染料成分,并有助于染料释放出助色基团羧基,有增强和稳定伊红染色的作用。醋酸化伊红溶液染色时间为 5～30 秒。改良醋酸化伊红溶液不仅着色力强,染色稳定,核浆对比明显,对肌纤维、纤维结缔组织和胞质内嗜酸性颗粒着色也更为鲜艳。

第三节 HE 染色分化与返蓝

一 分化

(一) 目的

苏木精染色水洗后必须进行分化处理。分化就是用酸性试剂,如 1% 的盐酸乙醇溶液,酸能破坏苏木精的醌型结构,促使色素与组织解离,将细胞核中结合过多的染料、细胞质中吸附的染料及不需要着色的部位去除掉,以利于伊红的染色。

(二) 控制

使用手工或者机染,均要根据分化液的新鲜程度来决定分化时间。如果是新鲜配制的分化液,分化时间要短一些,反之分化时间就要长一些;苏木精染色时间久,分化的时间要长一些,反之分化时间就要短一些。分化一定要使细胞核、核仁及染色质清晰可见,必须在显微镜监测下控制分化,分化不可过度,分化适宜后迅速用自来水冲洗去除酸后中止分化。

二 返蓝

苏木精染色后经分化的酸性环境中,颜色变为红褐色。将切片用弱碱性自来水冲洗或用碱性返蓝液(0.5% 氢氧化氨水溶液)就会由红褐色变成蓝色。这是因为染料苏木红形成的蓝色色精在酸性环境中处于离子状态,为红色。在碱性环境中处于结合状态,呈蓝色。

三 分化液、返蓝液的配制

1. 分化液　浓盐酸 1 ml,70% 乙醇 99 ml。
2. 返蓝液　氢氧化氨 0.5 ml,蒸馏水 99.5 ml。

第四节 HE 染色注意事项

HE 染色时,需要对不同的组织给予染色时间的调整,如细胞核多的淋巴结组织及腺体等组织染色后,分化时间要延长,直到显微镜下控制满意为止。要得到理想的染色结果,离不开技术人员的经验和责任心。

一 染色程序

1. 脱蜡　使用二甲苯Ⅰ、Ⅱ、Ⅲ各 10 分钟进行脱蜡。

2. 复水　由于二甲苯不溶于水,因此需要用乙醇将其置换。采用无水乙醇Ⅰ、Ⅱ各 5 分钟,90%乙醇、80%乙醇、70%乙醇,流水冲洗 1 分钟。

3. 苏木精染色　组织切片置于苏木精染色 5 分钟。可以适当增加或减少染色时间,流水冲洗。

4. 分化　采用 1%盐酸乙醇溶液分化数秒,流水冲洗,显微镜下控制。

5. 返蓝　采用 0.5%氨水返蓝数秒,流水冲洗,显微镜下控制。

6. 伊红染色　可根据选用的伊红染液确定染色时间,1%伊红水溶液 1～3 分钟,可以适当增加或减少染色时间。

7. 脱水　采用 70%、80%、90%、100%乙醇各 1 分钟后,置于二甲苯Ⅰ、Ⅱ各 1 分钟后,采用烤箱烤干切片。

8. 滴上中性树胶　封片。

二 染色注意事项

1. 脱蜡要彻底　时间宁长勿短。脱蜡彻底的切片呈透明状,若有白色呈云雾状为脱蜡不干净。脱蜡彻底与否取决于环境温度、切片温度、二甲苯脱蜡使用的时间及脱蜡片数。

2. 二甲苯的使用要在通风柜中进行　此外,二甲苯的容器要密闭,严禁液体外溢,避免或减少二甲苯对人体的毒害。

3. HE 染色时间可调整　具体染色时间要根据组织不同、组织新旧、固定液不同、固定时间、环境温度、染色液新旧、切片厚薄及染片数量来决定。淋巴结等细胞核密集的组织应缩短染色时间,而脑、肌肉、心肌等胞质占比较大的组织则要延长染色时间。新鲜组织易着色,陈旧组织较难着色,甚至不着色。

4. 显微镜下观察控制染色效果　HE 染色成败的关键在于盐酸乙醇分化及返蓝,一定要在镜下控制,严格掌握时间。染色后不宜在水中停留时间过长,防止染色质变蓝后不易分化;进行分化时,肉眼观察组织切片由原来的深蓝色变为红色至粉红色时即恰到好处,再冲水返蓝。

5. 切片染色封片　切片染色后脱水时,在低浓度乙醇中的时间不宜过长,因其对伊红有分色及褪色作用。无水乙醇中脱水时间应稍长,保证最后一步乙醇要纯,防止将水分带入二甲苯。二甲苯后两步宜慢,以利于无水乙醇彻底被置换,封片后若切片呈云雾状,说明最后一步二甲苯不纯。

第五节　HE 染色规范标准

一　HE 染色标准

规范的 HE 染色要符合以下标准：①组织完整；②厚薄均匀；③苏木素和伊红染色对比清晰,红、蓝分明；④组织无刀痕、无裂隙及无折叠；⑤切片无污染；切片封胶适中、无气泡,透明度好；⑥切片无松散,裱贴位置适当；⑦切片标签端正牢固,切片编号准确清晰。

二　HE 染色的问题及对策

HE 染色中,常常会出现一些意想不到的问题。这些问题的出现会给病理医生的判读造成困难,以至无法诊断。出现的问题是多方面的,分析如下。

(一) 染色时切片上的组织易脱落

1. 组织本身的原因　如凝血块、血栓、干涸或过硬的组织及破碎组织等,切片染色时易脱落。可用防脱片来解决。

2. 组织脱水、透明不足　石蜡不能浸入,组织发软,切片脱蜡时收缩,遇水又膨胀而脱落。注意调整组织脱水及透明的时间。

3. 组织脱水、透明过度　浸蜡时间过久或温度过高,造成组织急剧收缩,过硬、过脆导致切片不完整也易脱落。可用乙醇和甘油各半浸泡切面后再切片。

4. 切片过厚　注意切片标准,做到厚薄均匀。

5. 展片水温低　切片有皱褶没摊平或捞片时组织面有气泡。可调整水温,捞片时排空气泡。

6. 烤片温度低、时间短　需要调整烤片温度和时间。

7. 烤片温度过高、时间过久　导致组织切面烤焦、收缩变形出现皱褶也易脱落,调整烤片温度和时间。

8. 载玻片清洗不干净　切片表面有油渍或灰尘。换用洁净载玻片。

9. 脱片　脱蜡后未经由高至低浓度乙醇缓冲入水,冲水过猛或晃动过甚,也易使切片脱落。需要按照染色技术操作规程要求操作。

10. 染色液或试剂的酸碱度不适宜　分化液或返蓝液过浓,也可导致切片脱落。需要换用标准化、商品化的染色液和试剂。

11. 染色失当或染色效果不佳　退回重新染色易引起切片脱落。需要最初染色时,按照染色技术操作规程要求操作。

12. 染色液或染色器皿不洁净　操作前过滤染色液并清洗器皿。

(二) 切片染色不均匀

1. 组织取材、固定不当　可导致染色不均,如组织取材过大、过厚,所用固定液不规范,组织固定不完全或浸透不彻底,使组织切面染色后,外周固定好的部位细胞着色清晰,中间或未固定好的部位细胞着色模糊。

需要配制或商购 10%中性福尔马林固定液,取材规范化,标准化,固定要彻底。

2. 组织脱水不彻底 组织内含有水分,造成透明、浸蜡不彻底。这种组织虽能勉强切片,会出现厚薄不均的现象,染色时就会出现片状灰染现象。要延长组织脱水时间。

3. 切片厚薄不均或有褶皱、刀痕 检查蜡块是否固定良好,并及时更换刀片。

4. 切片脱蜡不彻底 脱蜡剂及梯度乙醇不纯、室温低、使用时间过长均可造成脱蜡不净,含蜡部位不着色或着色较浅,脱蜡彻底部位着色较深,导致染色不同。要根据工作量定期更换脱蜡剂及梯度乙醇,室温低时要延长脱蜡时间。

5. 染色液或分化液不足 在染色时,组织切片没有全部浸染,亦可出现染色不均现象。要经常查看染色液、分化液及试剂是否满足染色需求。

6. 分化过度 分化剂过浓,分化时间过长,分化后没有迅速入水终止分化,也可造成染色过淡。配制或商购标准的分化剂,分化后要迅速入水,显微镜下控制分化程度。

7. 组织切片上有气泡 在染色或分化时,气泡内的组织可能染不上颜色或分化不到。可将气泡用大头针挑掉,重新染色或重新分化即可。

(三) 切片染色模糊不清(灰染)

1. 组织固定不佳 可分为几种情况。

(1) 组织不新鲜:取材时已经出现腐败、自溶现象,或取材后没有及时固定或固定液浓度不够,染色都会造成组织结构模糊不清。由于组织结构变性,组织酸化,染色切片呈灰蓝色。

(2) 固定液配制不规范:使用的固定液浓度过高,有的甚至用甲醛原液进行固定,这样就使蛋白质的沉淀和凝固作用太强,促使组织表面凝固迅速变硬,固定液渗透不到中间部位,造成固定不足,染色后出现模糊不清的现象。

(3) 送检的标本用乙醇固定:乙醇固定沉淀的白蛋白、球蛋白不溶于水,但是沉淀的核蛋白可溶于水,因此会造成核染色不良,胞质染色也差,模糊不清。

上述情况可以将组织用 10%中性福尔马林固定液重新固定,或切片脱蜡至水后用冷丙酮液再固定 5～10 分钟。

2. 固定前已经干涸的样本 切片染色后在干涸的区域内也有成片的灰染现象,这种情况是很难补救的。

3. 石蜡温度过高 包埋时,石蜡温度过高会使组织蛋白质发生质变,切片染色时染料与组织没有亲和力,发生拒染现象,也会造成染色模糊不清。

4. 染料质量差或染色液配制失当 在配制苏木精时,如果加热氧化过度,就不能生成三氧化苏木红(染色力最强),而生成四氧化苏木红(染色力弱),使染色液丧失染色能力(包括染色液使用过久),使切片着色模糊不清。

5. 分化过度 细胞核、胞质色泽较淡,模糊不清。

6. 染色后脱水、透明不彻底 肉眼切片呈云雾状,显微镜下组织结构模糊不清。手工封片时口、鼻呼出的气体含有水分,阴雨天气潮湿封片动作不敏捷也会使切片呈云雾状模糊不清。可把切片退回到乙醇,更换二甲苯重新透明。

(四) 切片污染的原因

1. 捞片时污染　展片槽水面不洁净,会有碎组织片污染。在使用过程中,用纸经常清洁水面,保持干净。

2. 切片过程中的组织碎屑污染　需要每个组织块切好后都要仔细清理刀台。

3. 染色液和试剂污染　各种试剂使用过久会出现色素颗粒、沉渣和污物。要经常过滤染色液及更换试剂。

4. 烤片　烤片时遇有灰尘黏附于组织切片切面上。注意清理烤箱。

(五) 切片保存期间易褪色的原因

(1) 固定液 pH 不适宜,固定较久的组织,特别是用含酸性固定液固定的组织,在脱水前未经流动水洗或水洗不充分,染色后也易褪色。

(2) 染色液及所用试剂酸碱度不适宜,这是一个很常见的重要原因。在 HE 染色时,用碱性过大的溶液返蓝,容易引起胞质褪色,如果用 pH7~8 的弱碱性溶液返蓝并经自来水冲洗,就不易引起切片褪色。

(3) 配制伊红染液时如果加促染剂冰醋酸过多,会产生大量泡沫浮在液面上,较长时间不易消失,染液容易混浊,使用时间不长就产生沉淀,上清液呈浅淡粉颜色,说明染液失效,即使染上颜色也易褪掉。

(4) 组织切片染色后,脱水、透明失当,也易造成切片褪色。

(5) 封固剂的酸碱度不适宜,没有应用中性封固剂。

(6) 封固剂太稀或用量太少,切面未被完全封住也易褪色。

(7) 染色后,切片长期置于日光或强烈灯光下,均能加速氧化,引起褪色。

第六节　全自动组织染色封片机

自动染色机模拟手工操作步骤,采用程序控制烤片-脱蜡-染色-脱水-透明-封片各步骤,也有自动封片机与其连用,更为方便。

全自动染色机有:①控制屏:可控制并显示染色程序。②染色缸及机械手:可自动完成切片架在不同染色缸之间的转换,完成染色功能。③辅助装置:包括干燥加热装置,辅助干燥、脱蜡及染色过程;活性炭过滤装置,将有害气体吸附及透明机盖,方便观察工作情况。

全自动染色机的使用注意事项及维护保养:①操作时,注意染色缸排列位置及液体量是否充足并及时更换。②染色切片正确放入。③染色时要进行监看,有问题及时处理。④染色后注意将1%盐酸乙醇取出,倒在棕色瓶中,防止对机器的腐蚀,并清理机器,所用工作废液要按规范处理或回收。⑤对机器要有备用不间断电流,防止断电;定期进行更换活性炭等保养工作。

全自动封片机可完成常见组织切片的封片工作,盖玻片的机械手可有加压效果,推压出在盖玻片和载玻片之间的空泡;并且在封片完成后,玻片会自动传入烘干箱干燥,避免污染。使用时需注意:①使用前要检查机器是否正常;②盖玻片放置正确,封片剂有足够的量,添加盖玻片和封片剂需关闭电源进行;③使用时注意观察机器运行情况;④使用后需清洁机器,用二甲苯擦拭轨道上残留的封片剂,机器要做定期维护保养。

第七节　切片标注及核对

病理组织样本都有代码,通过这个号码能查找样本的来源。如果是患者样本,可以查阅到患者的病史及检查资料,为患者的后续治疗提供依据;如果是动物实验样本,可以区分不同的处理方式。因此,病理代码使科研、教学、查找资料等方便快捷。病理组织标本要有代码,相应的组织切片也要标注这一代码,可采用传统的手写标签、橡皮图章印记标签。目前,很多病理科都使用电脑编号、登记、描述、排序及核对。病理技师在包埋、切片、染色后用打印机按病理标本序号打印出不干胶病理标签,清晰、整洁、美观、大方,效果极佳。

切片染色完成后,标注需:①切片号要与蜡块号认真核对;②切片按病理标本号顺序排序;③将切完的蜡块封固后摆放在切片旁;④切片要与蜡块组织面认真核对,切面是否完整。

(赵仲华)

第四章　常用特殊染色技术

病理特殊染色技术在病理学诊断及实验研究中广泛使用，这些染色技术经长期实践，具有特异、简单、快捷及价廉等优点。因此，即使是在免疫组织标志物极大丰富，分子生物学技术广泛应用的分子病理学时代，尚不能完全被替代。本章对目前病理实际工作中常用的特殊染色技术的主要步骤、技术要点及应用进行了总结。

第一节　纤维组织染色

结缔组织成分复杂，包含纤维细胞、脂肪细胞及血管内皮细胞等间叶细胞成分，以及纤维成分（又包含胶原纤维、弹力纤维和网状纤维）、软骨、黏液、淀粉样物质等及无定形的基质成分。间叶细胞目前多采用免疫标志物识别，但是细胞外纤维成分、黏液及脂肪等成分尚需要特殊染色予以区分或显示。

一 Masson 三色染色

1929 年，Claude L. Pierre Masson 建立此多色染色方法，是目前胶原纤维染色的主要方法之一。该法以红、蓝、黑三色显示结缔组织成分，尤其是对于胶原纤维和肌纤维鉴别明确，应用于心肌梗死、肝硬化、肾纤维化等病变染色（图 4-1）。

（一）染色原理

根据组织不同的渗透性能，选择分子大小不同的阴离子染料进行染色，即可把不同组织成分显示出来。阴离子染料分子的大小与组织的渗透性有关，小分子易进入渗透性低、结构致密的组织；大分子能进入渗透性高、结构疏松的组织。

（二）试剂配制

1. Weigert 铁苏木素 A 液　苏木素 1 g，无水乙醇 100 ml，需放置数月使其自然氧化成熟。

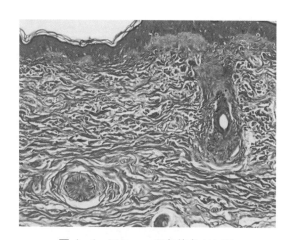

图 4-1 Masson 三色染色(×40)

胶原纤维、黏液、软骨呈蓝色;肌纤维、纤维素和红
细胞呈红色;细胞核呈蓝黑色。

2. Weigert 铁苏木素 B 液 29%三氯化铁水溶液 4 ml,蒸馏水 95 ml,盐酸 1 ml。

3. 丽春红酸性品红染液 丽春红 0.7~0.8 g,酸性品红 0.3~0.4 g,蒸馏水 99 ml,冰醋酸 1 ml。

4. 1%磷钼酸水溶液 磷钼酸 1 g,蒸馏水 100 ml。

5. 1%冰醋酸水溶液 1 ml 冰醋酸,99 ml 蒸馏水。

6. 2%苯胺蓝染液 苯胺蓝 2 g,蒸馏水 98 ml,冰醋酸 2 ml。

(三) 操作步骤

(1) 组织最好固定于 Bouin 液或 Zenker 液,流水冲洗过夜,常规脱水包埋。

(2) 石蜡切片 3~5 μm,常规脱蜡至水洗。

(3) 铬化处理,蒸馏水洗。

(4) Weigert 铁苏木素(Weigert 铁苏木素 A 液、B 液等比例混合液)染 5~10 分钟。

(5) 1%盐酸乙醇分化数秒,流水冲洗;镜检下细胞核呈灰蓝色。

(6) 丽春红酸性品红染液染 5~10 分钟,蒸馏水稍冲洗。

(7) 滴加磷钼酸溶液约 5 分钟,倒去玻片上磷钼酸溶液(不用水洗)。

(8) 用 2%苯胺蓝染液复染 3~5 分钟,倒去玻片上染液(不用水洗)。

(9) 用 1%冰醋酸水溶液 1 分钟,流水冲洗,至切片无蓝色脱出(可镜检观察)。

(10) 95%乙醇稍洗,无水乙醇脱水,二甲苯透明,中性树胶封固。

(四) 注意事项

(1) 采用 Bouin 固定液或 Zenker 固定液固定效果最佳,但固定后的标本用于免疫组化等效果不理想。使用 4%中性甲醛固定液固定的标本,在切片染色前用 Bouin 液固定,可增强对组织细胞的渗透和固定作用,避免因 4%中性甲醛固定液固定对染色的影响。

(2) 磷钼酸对丽春红有分化作用,控制好分化时间,无须水洗,倾去液体即可。

（3）醋酸水溶液有脱色作用，将表面多余浮色洗净即可，不可时间过长。

（4）Weigert 铁苏木素染液现用现配，不可提前将 A 液、B 液混合存放。可滴染或浸染，滴染时液量适中，避免因放置时间过长而形成不溶性沉淀。

（5）2%苯胺蓝染色时，时间不宜过长，时间过长会导致肌纤维染成紫蓝色，对结果造成误判。无须水洗，倾倒后直接浸入 1%冰醋酸水溶液，浸泡 1 分钟左右，不宜时间过长。

⬤ 二 Van Gieson 苦味酸复红法（V‑G 染色法）

用来区分胶原纤维和肌纤维的经典染色方法之一，通常称为 V‑G 染色法。染液是苦味酸和酸性品红的混合液，胶原纤维被酸性品红染成淡红或红色，肌纤维被苦味酸染成黄色（图 4‑2）。

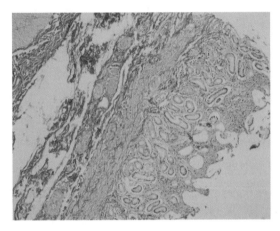

图 4‑2　V‑G 染色（×100）

胶原纤维呈红色，肌纤维、纤维素和红细胞呈黄色，核呈蓝黑色。

（一）染色原理

利用酸性品红与苦味酸分别对胶原纤维和肌纤维具有较强亲和力的原理，将其双重染色。

（二）试剂配制

1. Weigert 铁苏木素 A 液　苏木素 1 g，无水乙醇 100 ml，需放置数月使其自然氧化成熟。

2. Weigert 铁苏木素 B 液　29%三氯化铁水溶液 4 ml，蒸馏水 95 ml，盐酸 1 ml。

3. Van Gieson 苦味酸品红液　1%酸性品红水溶液 10 ml，苦味酸饱和水溶液 90 ml。

（三）操作步骤

（1）切片脱蜡至水洗，蒸馏水洗。

（2）Weigert 铁苏木素（Weigert 铁苏木素 A 液、B 液临用前等比例混合）染 5～10 分钟，水洗。

（3）1%盐酸乙醇分化数秒，流水冲洗；镜检下细胞核呈灰蓝色。

（4）Van Gieson 苦味酸复品红染色 1～5 分钟。

（5）用 95％乙醇迅速分化、脱水。

（6）无水乙醇脱水，二甲苯透明，中性树胶封固。

（四）注意事项

（1）Weigert 铁苏木素染液现用现配，不可提前将 A 液、B 液混合存放。可滴染或浸染。滴染时液量适中，避免因放置时间过长而形成不溶性沉淀。

（2）Van Gieson 苦味酸品红液配制一般以酸性品红水溶液和苦味酸饱和水溶液 1∶9 的比例混合。配制后可在滤纸上滴染观察配制效果，以外圈亮粉色环，内圈土黄色为宜。如颜色有偏差可进行相应调整。

（3）酸性品红遇水易掉色，苦味酸在乙醇中易褪色。在分化与脱水时应快速，避免造成着色失衡。且 V‐G 染液为较强酸性染液，切片放置时间过长易褪色，应及时观察。

（4）苦味酸又称三硝基苯酚，为危险化学品。受热、接触明火、摩擦震动、撞击时可发生爆炸等。储存和使用时，应按相关规定规范管理。

三 网状纤维染色

网状纤维是网状结缔组织内的一种纤维，交错排列，大量堆集时成致密的网状。网状纤维主要分布于肝、脾及骨髓等组织。网状纤维染色通常用氨银液浸染成黑色，又称嗜银染色。该染色应用广泛，可用于观察肝组织网状支架塌陷或增生、骨髓纤维化及某些肿瘤的鉴别等。

（一）染色原理

网状纤维的染色方法及染液配制方法有很多，但基本原理相同。由组织内网状纤维蛋白质与银盐的结合，经过还原而成金属银，沉积于组织内（图 4‐3）。

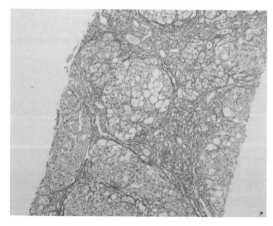

图 4‐3　网状纤维（×200）

肝脏组织网状纤维呈黑色，背景呈复染色。

（二）试剂配制

1. 氨银工作液 A 液　硝酸银 10 g，蒸馏水 100 ml。

2. 氨银工作液 B 液　氢氧化钠 3.1 g，蒸馏水 100 ml。

氨银工作液配制：取氨银工作液 A 液 5 ml 于锥形瓶内，逐滴加入浓氨水并随时摇荡容器。硝酸银遇氨水后立即产生沉淀，继续滴入氨水至沉淀物被氨水溶解。加入氨银工作液 B 液 5 ml，液体又重新产生沉淀，缓慢逐滴加入氨水，至所产生的沉淀物接近全部溶解，补充氨水 4 滴。加蒸馏水稀释至 50 ml，4℃冰箱保存。

3. 0.5%高锰酸钾水溶液　高锰酸钾 0.5 g，蒸馏水 100 ml。

4. 2%亚硫酸氢钠水溶液　亚硫酸氢钠 2 g，蒸馏水 100 ml。

5. 2.5%硫酸铁铵水溶液　硫酸铁铵 2.5 g，蒸馏水 100 ml。

6. 10%甲醛水溶液　甲醛溶液 10 ml，蒸馏水 90 ml。

7. 0.2%氯化金水溶液　氯化金 2 g，蒸馏水 1 000 ml。

8. 2%亚硫酸氢钠水溶液　亚硫酸氢钠 2 g，蒸馏水 100 ml。

9. 核固红染液　核固红 1 g，5%硫酸铝水溶液 1 000 ml，加热溶解，冷却过滤。

（三）染色步骤

（1）组织切片脱蜡，蒸馏水洗。

（2）0.5%高锰酸钾水溶液氧化 5 分钟，蒸馏水洗。

（3）2%亚硫酸氢钠水溶液漂白 2 分钟（至组织呈白色），蒸馏水洗。

（4）2.5%硫酸铁铵媒染 10 分钟，蒸馏水洗。

（5）氨银工作液滴染或浸染 5 分钟，蒸馏水速洗。

（6）10%甲醛还原 10 分钟，蒸馏水洗。

（7）0.2%氯化金水溶液调色 10 分钟，蒸馏水洗。

（8）2%亚硫酸氢钠水溶液 2 分钟，蒸馏水洗。

（9）于 5%硫代硫酸钠中固定 1～2 分钟。

（10）核固红复染 1 分钟，蒸馏水洗。

（11）脱水，透明，封固。

（四）注意事项

（1）配制试剂所使用的蒸馏水最好用双蒸馏水，所使用器具，包括盛装蒸馏水的器具均应用蒸馏水冲洗干净后方可使用。

（2）配制好的氨银工作 A、B 液及工作液应储存于 4℃冰箱。氨银工作液一般配制后可使用 2～4 周，使用前应从冰箱中取出，恢复至室温。滴染要在湿盒中进行并加盖，以免出现银颗粒沉积。

（3）使用防脱载玻片，以防在染色过程中脱片。

（4）染色过程中，使用蒸馏水冲洗切片，尤其是在使用氨银工作液前后。

（5）甲醛水溶液不能使用日常工作中所使用的中性甲醛固定液替代。在染色过程中，注意在初次滴加甲醛溶液后，切片上溶液会出现棕黄色，应倾倒后再次滴加，否则易出现难以清除的黑色背景。同时,组织是否会立即变色也是判定氨银工作液是否有效的方法。如果不能变色,应重新配制氨银工作液。

(6) 可根据诊断需要进行复染,硫代硫酸钠固定时间不宜过长。

(7) 脱水透明后应及时封固,避免因在空气中停留时间过长所产生的色素颗粒,和潮湿环境中水汽的凝结。

（四）弹力纤维 EVG 染色

弹力纤维在身体各处广泛分布,特别是在皮肤、血管壁、韧带、气管、支气管、肺泡、耳郭和腺体的导管处最为丰富。弹力纤维染色现已被广泛应用于病理学诊断中,如对肿瘤静脉浸润、浆膜浸润的判断,肿瘤早期浸润、皮肤弹力纤维增生症的确定等常用到弹力纤维染色。皮肤组织 HE 染色中,弹力纤维与胶原纤维相似,均着染深浅不一的红色,两者较难区分,只有通过弹力纤维特殊染色才能将两者区别,也可用于各种实验动物组织中的血管变化(图 4-4)。

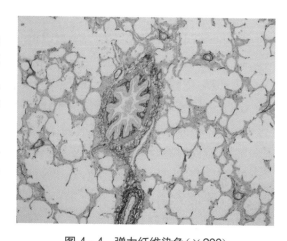

图 4-4 弹力纤维染色(×200)

弹力纤维呈蓝黑色,胶原纤维呈红色,肌纤维、红细胞呈黄色。

（一）染色原理

一般认为,可能是弹力纤维中某些部分与 Elastin 染液中间苯二酚的酚基形成氢键,使弹力纤维被染成蓝黑色,V-G 染色为对比染色。

（二）试剂配制

1. 5%高锰酸钾水溶液　高锰酸钾 5 g,蒸馏水100 ml。

2. 2.5%草酸水溶液　草酸 2.5 g,蒸馏水100 ml。

3. Elastin 染液　维多利亚蓝 2 g,糊精 0.5 g,间苯二酚 4 g,蒸馏水 200 ml。

将上述染料分别溶于蒸馏水中,混合后加热煮沸,边煮边搅拌,约 5 min。然后缓慢加入29%三氯化铁 25 ml 搅拌,继续煮沸 2 分钟后,不断搅拌溶液呈胶体状,直接将烧杯放入冷水中,冷却后过滤,将滤液倾去不要,将滤纸和沉淀物一同放入烧杯内,置于 60℃ 恒温箱内烘干,待其完全干燥,残渣呈深蓝色细颗粒状粉末,连同滤纸一起投入烧杯内,加入 70%乙醇400 ml,取出滤纸,加入冰醋酸 4 ml 和苯酚 5 g,放置 2 周后过滤即可使用。

4. V-G 染液　1%酸性复红水溶液 10 ml;苦味酸饱和水溶液 90 ml。两种溶液分别配制好备用,用时混合(参考 V-G 染色)。

（三）操作步骤

(1) 组织切片脱蜡至水。

(2) 高锰酸钾水溶液氧化 5 分钟,蒸馏水洗,呈棕褐色。

(3) 草酸水溶液漂白 5 分钟,蒸馏水洗,也可用 2%亚硫酸氢钠 1~2 分钟,直至氧化后的颜色褪去。

（4）95%乙醇稍洗，入 Elastin 染液中（8～24 小时）。

（5）95%乙醇或 1%盐酸分化（必要时镜下观察）。

（6）用自来水、蒸馏水充分洗。

（7）用 Van Gieson 染液对比染色 1 分钟，95%乙醇急速分化数秒，无水乙醇脱水，二甲苯透明，中性树胶封固。

（四）注意事项

（1）浸染 Elastin 染液前，用 95%乙醇稍洗，防止带入过多水分，降低 Elastin 染液染色效果或缩短染色时效。

（2）Elastin 染液容易挥发，且染色时间较长，因而最好采用密封避光容器浸染。避免使用塑料染色缸和染色架，易被腐蚀。Elastin 染液可反复使用，但次数不宜过多，以防带入水分过多，难以分化和产生背景。

（3）Elastin 染液染色后应直接入 95%乙醇分化，不经水洗，以免难分化，分化后应立即将切片浸入水中。分化过程是弹力纤维染色的关键步骤，要严格把控分化程度，分化时需在镜下观察，以防分化不够，弹力纤维模糊不清，影响染色效果，或者分化时间过长，颜色太浅，达不到染色效果，不便观察。

（4）V－G 染色后不可经水洗，直接滴入 95%乙醇迅速分化，然后经无水乙醇脱水，否则V－G 液所染上的颜色会减弱甚至洗脱。

（5）也可使用 HE 复染，但伊红染液应使用水溶性染液，且宜淡染。

第二节　脂　肪　染　色

脂肪不溶于水，很多组织细胞都含有脂肪，以脂滴形式出现在组织里。脂肪按其性质可分为中性脂肪、胆固醇及脂肪酸等，在人体内不会单独存在，大多是混合存在，是人体组织的重要组成部分。从 1896 年至今，苏丹染料一直应用于脂肪染色（图 4－5）。

一　苏丹Ⅳ染色

（一）染色原理

苏丹Ⅳ又称猩红，对各种脂类物质及相关病变观察更适用，是双偶氮萘化合物，更易溶于或吸附于脂质。由于脂肪的吸收与染料

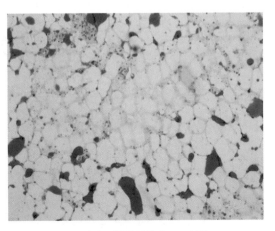

图 4－5　苏丹Ⅳ染色（×100）
脂肪呈猩红色。

的温度、浓度等有关,在一定的温度下可以使液体或半液体的脂质染色。

(二) 试剂配制

1. 苏丹Ⅳ染液　猩红 1 g、丙酮 25 ml,70% 乙醇 25 ml,制成混合液,充分溶解,临用前过滤。

2. 甘油明胶　明胶 40 g,蒸馏水 210 ml,丙三醇 250 ml,苯酚结晶 5 ml。将明胶浸入蒸馏水中 2 小时以上,加丙三醇和苯酚,加热 15 分钟,摇搅直至混合液均匀为止。

(三) 操作步骤

(1) 冷冻切片 8～10 μm。

(2) 经蒸馏水洗后,Harris 苏木素或明矾苏木素中淡染 1～2 分钟,水洗。

(3) 水洗后,入 70% 乙醇 5 秒钟。

(4) 入苏丹Ⅳ染液中浸染约 30 分钟或更长时间。

(5) 70% 乙醇 5～10 秒钟。

(6) 将切片周围的水分小心擦掉,稍晾干。

(7) 用甘油明胶封固。

(四) 注意事项

(1) 苏丹Ⅳ染液混合后应充分溶解,临用前过滤。盛放器具必须盖严,浸染时,容器必须盖好,否则易挥发造成沉淀。

(2) 载玻片使用防脱片,以防组织脱片,也可使用漂浮染色法。

(3) 染色时可将染色缸置于 56℃ 温箱中,时间适当缩短。

二　油红 O 染色法

(一) 染色原理

主要用于中性脂肪的染色,能将较小的脂滴显示出来。这种染料在冷冻切片内脂质的溶解度更大。所以,在染色时染料就从有机溶剂转移至脂质,使脂肪染色(图 4-6)。

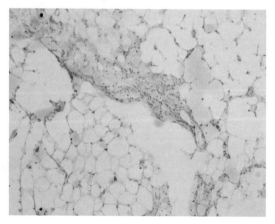

图 4-6　油红 O 染色(×100)

脂肪呈鲜红色。

（二）试剂配制

1. 油红 O 染色原液　油红 O 0.5 g，异丙醇（含量 98% 以上）100 ml。充分溶解后，可长期保存备用。

2. 油红 O 染色工作液　油红 O 染色原液 6 ml，蒸馏水 4 ml，静置 5～10 分钟后过滤使用。

（三）染色步骤

（1）冷冻切片 6～8 μm，蒸馏水充分洗涤。

（2）油红 O 染色工作液 10～15 分钟。

（3）60% 乙醇镜下分化，水洗。

（4）苏木素复染核。

（5）甘油或甘油明胶封片。

（四）注意事项

（1）油红染色时应避光，染色缸盖严，以防试剂挥发，形成背景沉淀。

（2）60% 乙醇分化，在镜下控制分化至脂肪组织呈鲜红色，间质无色。

第三节　黏液染色

黏液中的黏蛋白含有黏多糖，正常主要存在于消化道、呼吸道及其他部位的黏液腺分泌物中，也较广泛地存在于结缔组织、软骨的基质中。病理情况下，结缔组织、心肌内核出现黏液水肿和黏液变性，黏蛋白增多，有些肿瘤中也有大量的黏液物质。

一　过碘酸雪夫反应法（PAS 法）

由 H. Schiff 于 1866 年首先研制成功，最早用来检测醛基的存在。早期在生物化学领域中使用较多，后来日趋完善，现在广泛应用于组织化学、组织学、临床生化及病理学诊断中。它可以较好地显示糖原，而且还能显示中性黏液性物质和某些酸性黏液性物质，以及真菌、软骨、脑垂体、脂质、色素、基底膜及淀粉样物质等，在病理学上可用于很多疾病的研究与诊断鉴别（表 4-1）。

表 4-1　多种物质 PAS 着色情况

物质类别	物质举例	染色结果
多糖	糖原	强度
中性黏液物质	结肠杯状细胞	强度
软骨	软骨	强度

续 表

物质类别	物质举例	染色结果
真菌	曲菌	强度
脑垂体	黏液样细胞	强度
某些酸性黏液物质	酸性非硫酸性含唾液黏多糖	中度
基底膜	肾小球基底膜	中度
各种色素	脂褐素	中度
脂质	脑苷脂	中度
淀粉样物(某些沉着物)	淀粉样物	弱度

(一)染色原理

过碘酸是一种氧化剂,它能氧化糖类及有关物质中的 1,2-乙二醇基,使之变为二醛;醛与雪夫试剂结合生成一种品红色化合物,即形成红色的取代色素而得到定位(图 4-7)。

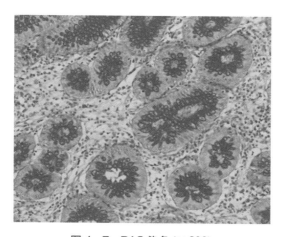

图 4-7　PAS 染色(×200)

糖原及其他 PAS 反应阳性物质均呈红色。细胞核呈蓝色。

(二)试剂配制

1. 1%过碘酸水溶液　过碘酸 1 g,蒸馏水 100 ml。

2. Schiff 试剂(PAS 染液)

(1)冷配法:碱性品红 2 g,亚硫酸氢钠 3.8 g(4 g 最佳),1 mol/L 盐酸 30 ml,活性炭 2 g,蒸馏水 174 ml。以上各成分按顺序倒入瓶内,最好用棕色瓶或包上有色纸,瓶内盛高溶液,使其无空气,振荡 2 小时。为消除溶液的颜色,加活性炭 2 g 振荡后过滤。溶液为无色透明状态;盛入棕色瓶,储存于 4℃冰箱内,临用前取出,待溶液升至室温时使用。

(2)热配法:将 200 ml 双蒸馏水煮沸,稍有火焰,加入 1 g 碱性品红,再煮沸 1 分钟。冷却到 50℃ 加入 1 mol/L 盐酸 20 ml,待 35℃ 时加入 2 g 重亚硫酸钠。室温中 2 小时之后见稍带红色,5 小时之后变为无色液体。盛在棕色瓶内装好,封口,放入冰箱中保存待用。

3. 1 mol/L 盐酸水溶液 向容器中添加 8.6 ml 浓度为 36% 的浓盐酸,再添加蒸馏水至 100 ml。简便配法:将 1 ml 浓盐酸与 11 ml 蒸馏水混合即可。

(三)操作步骤

(1)石蜡切片 3~5 μm 厚,脱蜡至水洗。

(2)蒸馏水洗 1~2 分钟。

(3)用 1% 过碘酸水溶液氧化 1~2 分钟。

(4)蒸馏水洗涤数次。

(5)Schiff 试剂染 5~10 分钟,如温度低时可延长浸染时间,至原本无色试剂呈现淡粉色为止。

(6)倾去 Schiff 试剂,流水冲洗,Schiff 试剂遇水迅速呈现粉红色。

(7)苏木素染液淡染细胞核 1 分钟,过染时可用 0.5% 盐酸乙醇稍分化,流水冲洗。

(8)逐级乙醇脱水,二甲苯透明,中性树胶封固。

(四)注意事项

(1)由于糖原能溶于水,在酶的作用下极易分解,当机体组织死亡后其糖原分解的速度加快,必须及时固定。

(2)试剂配制过程中使用的容器等必须用蒸馏水冲洗干净,无污染。

(3)过碘酸氧化的时间长短对染色结果有重要影响,氧化时间过长,可能引起非特异性反应(人工假象),其氧化时间应控制在 5~10 分钟,环境温度不高于 20℃ 为宜。

(4)染色前切片应使用蒸馏水冲洗。染色时,若环境温度过高,可能会出现假阳性结果。因此,室温高时,需适当缩短作用时间;反之应延长时间。

(5)配制好的 Schiff 试剂应存放于棕色瓶 4℃ 冰箱保存,使用时从冰箱拿出后回温至室温后使用。

(6)Schiff 试剂配制及使用后应立即放入冰箱,在空气中过久、光线照射、遇热升温等,易变红失效,当 Schiff 液颜色变红时应重新配制。

(7)亚硫酸氢钠是含硫刺激性气味的药品。

(8)复染细胞核不要过深,淡染为宜。

二 消化 PAS 染色法

PAS 染色可以较好地显示糖原,而且还能显示中性黏液性物质和某些酸性黏液性物质等,但却不能鉴别糖原和黏液物质,加入淀粉酶消化糖原步骤,可以提高 PAS 的特异性(图 4-8)。

(一)染色原理

α-淀粉酶和 β-淀粉酶可使糖苷键水解,其产物双糖-麦芽糖为水溶性。两张同样切片在 PAS 染色前,其中一张使用淀粉酶将组织中的糖原去除,进行 PAS 染色,可证实糖原的

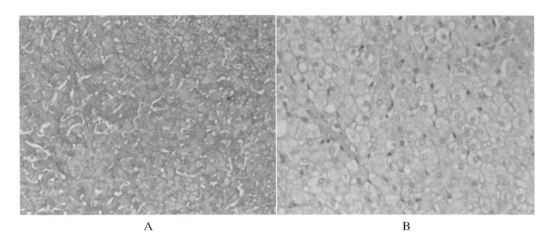

A   B

图 4-8 PAS 染色(×400)(肝脏)

A.淀粉酶未消化处理的切片,糖原呈红色;B.淀粉酶消化处理的切片,糖原无色。

存在。

(二)试剂配制

1. 淀粉酶溶液   淀粉酶 0.1 g,0.2 mol/L 磷酸盐缓冲液(pH 6.8)100 ml。

2. Schiff 试剂(PAS 染液)

(1)冷配法:碱性品红 2 g,亚硫酸氢钠 3.8 g(4 g 最佳),1 mol/L 盐酸 30 ml,活性炭 2 g,蒸馏水 174 ml。

以上各成分按顺序倒入瓶内,最好用棕色瓶或包上有色纸,瓶内盛高溶液,使其无空气,振荡 2 小时。为消除溶液的颜色,加活性炭 2 g,过滤。溶液为无色透明状态,盛入棕色瓶,储存于 4℃ 冰箱内,临用前取出,待溶液升至室温时使用。

(2)热配法:将 200 ml 双蒸馏水煮沸,稍有火焰,加入 1 g 碱性品红,再煮沸 1 分钟。冷却到 50℃ 加入 20 ml 1 mol/L 盐酸,待 35℃ 时加入 2 g 重亚硫酸钠。室温中 2 小时之后见稍带红色,5 小时之后变为无色液体。盛在棕色瓶内装好,封口,放入冰箱保存待用。

(三)操作步骤

(1)两张相同石蜡切片 3~5 μm,脱蜡至水洗。

(2)一张待染切片浸入淀粉酶溶液 37℃ 温箱或水浴 1 小时,水洗 5~10 分钟,另一张放入水中待用。

(3)用 1% 过碘酸水溶液氧化 5 分钟。

(4)蒸馏水洗涤数次。

(5)Schiff 试剂染 5~10 分钟,如温度低时可延长浸染时间,至原本无色试剂呈现淡粉色为止。

(6)倾去 Schiff 试剂,流水冲洗,Schiff 试剂遇水迅速呈现粉红色。

(7)苏木素染液淡染细胞核 1 分钟,过染时可用 0.5% 盐酸乙醇稍分化,流水冲洗。

(8)逐级乙醇脱水,二甲苯透明,中性树胶封固。

（四）注意事项

（1）需使用一张阳性对照片检验淀粉酶的活性。

（2）淀粉酶溶液临用现配。

（3）无备用淀粉酶虽然可用人类唾液代替，但由于无标准唾液及安全的原因，不推荐使用唾液。

（4）配制好的 Schiff 试剂应存放于棕色瓶中，4℃冰箱保存，使用时从冰箱拿出后复温至室温后使用。

（5）染色前切片应使用蒸馏水冲洗。

三 阿尔新蓝染色（AB 染色）

阿尔新蓝可沉淀组织中的蛋白多糖和透明质酸，不能沉淀糖原。使用不同 pH 值的阿尔新蓝染色，可鉴别组织中的酸性黏蛋白、硫酸黏多糖及糖蛋白（图 4 - 9）。

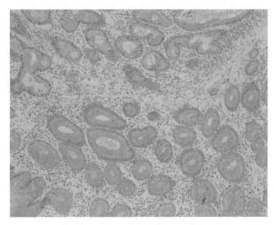

图 4 - 9 AB 染色（×100）

弱硫酸化黏液物质及一般黏液呈亮蓝色。

（一）染色原理

阿尔新蓝为大分子共轭染料，是水溶性氰化亚酞铜盐，阳离子染料与组织内阴离子基团反应（1960，1964）。阿尔新蓝在 pH 为 2.5 及 pH 为 1 时可鉴别组织中的酸性黏蛋白、硫酸黏多糖及糖蛋白。

（二）试剂配制

（1）阿尔新蓝染液（pH 2.5） 阿尔新蓝 8GX 1 g，3%的醋酸溶液 100 ml。

（2）核固红染液 核固红 1 g，5%硫酸铝水溶液 1 000 ml，加热溶解，冷却过滤。

（三）操作步骤

（1）常规切片，二甲苯脱蜡至水洗。

（2）阿尔新蓝染液染色 30 分钟。

（3）流水冲洗 5 分钟。

（4）核固红染液复染 5～10 分钟，水洗。

（5）逐级乙醇脱水，二甲苯透明，中性树胶封固。

（四）注意事项

（1）可在阿尔新蓝染液配制时加入 50 mg 麝香草酚防腐。

（2）鉴别硫酸黏液物质和非硫酸性黏液物质，使用 pH 值为 1.4 的阿尔新蓝染液。将 1 g 阿尔新蓝 8GX 加入 100 ml 0.1 mol/L 盐酸水溶液中（0.1 mol/L 盐酸水溶液配制：浓盐酸 84 ml，蒸馏水 1 000 ml）。操作步骤和染色时间同上。含硫酸黏液物质蓝色。

四 阿尔新蓝‐PAS 染色（AB‐PAS）

由 Mowry 发表于 1956 年。使用阿辛蓝阿尔新蓝染色和 PAS 染色套染，对酸性黏液物质、中性黏液物质有较好的呈现（图 4‐10）。

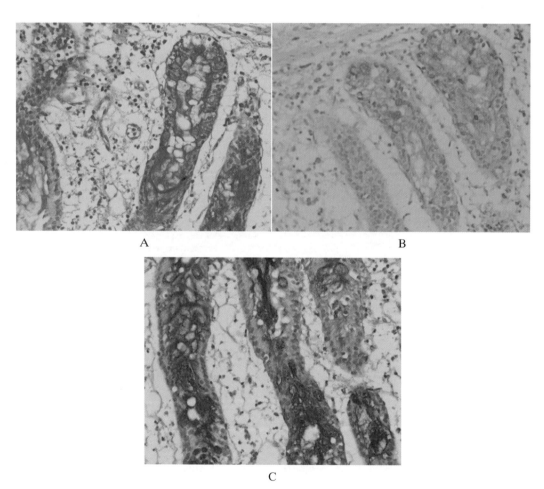

图 4‐10　AB‐PAS 染色（×200）

A. PAS 染色中性黏液物质呈红色；B. AB 染色酸性黏液性物质呈蓝色；C. AB‐PAS 染色酸性黏液性物质呈蓝色，中性黏液物质呈红色，两者混合物呈紫红色。

(一)染色原理

阿辛蓝阿尔新蓝染色使酸性黏液性物质呈蓝色,PAS 染色使中性黏液物质呈红色,两种混合物为紫红色。

(二)试剂配制

1. 阿尔新蓝染液(pH 2.5) 阿尔新蓝 8GX 1 g,3% 的醋酸溶液 100 ml。

2. 1% 过碘酸水溶液 过碘酸 1 g,蒸馏水 100 ml。

3. Schif 试剂(PAS 染液)

(1)冷配法:碱性品红 2 g,亚硫酸氢钠 3.8 g(4 g 最佳),1 mol/L 盐酸 30 ml,活性炭 2 g,蒸馏水 174 ml。以上各成分按顺序倒入瓶内,最好用棕色瓶或包上有色纸,瓶内盛高溶液,使其无空气,振荡 2 小时。为消除溶液的颜色,加活性炭 2 g,过滤。溶液为无色透明状态,盛入棕色瓶,储存于 4℃ 冰箱内,临用前取出,待溶液升至室温时使用。

(2)热配法:将 200 ml 双蒸馏水煮沸,稍有火焰,加入 1 g 碱性品红,再煮沸 1 分钟。冷却到 50℃ 加入 20 ml 1 mol/L 盐酸,待 35℃ 时加入 2 g 重亚硫酸钠。室温中 2 小时之后见稍带红色,5 小时之后变为无色液体。盛在棕色瓶内装好,封口,放入冰箱中保存待用。

(三)操作步骤

(1)石蜡切片 3～5 μm,脱蜡至水洗。

(2)蒸馏水洗 1～2 分钟。

(3)阿尔新蓝染液染色 30 分钟,蒸馏水洗。

(4)用 1% 过碘酸水溶液氧化 5 分钟。

(5)蒸馏水洗涤数次。

(6)Schiff 试剂染 5～10 分钟,温度低时可延长浸染时间,至原本无色试剂呈现淡粉色为止。

(7)倾去 Schiff 试剂,流水冲洗,Schiff 试剂遇水迅速呈现粉红色。

(8)苏木素染液淡染细胞核 1 分钟,过染时可用 0.5% 盐酸乙醇稍分化,流水冲洗。

(9)逐级乙醇脱水,二甲苯透明,中性树胶封固。

(四)注意事项

(1)试剂配制过程中使用的容器等必须用蒸馏水冲洗干净,无污染。

(2)过碘酸氧化的时间长短对染色结果有重要的影响,氧化时间应控制在 5～10 分钟,环境温度不高于 20℃ 为宜。

(3)染色前切片应使用蒸馏水冲洗。

(4)配制好的 Schiff 试剂应存放于棕色瓶 4℃ 冰箱保存,使用时从冰箱拿出后复温至室温后使用。

(5)复染细胞核不要过深,应淡染为宜,以免胞质着色,影响阿尔新蓝染色判读。

五 Hale 胶体铁法

胶体铁法早在 1946 年被 Hale 使用,用于酸性黏多糖的染色(图 4-11)。

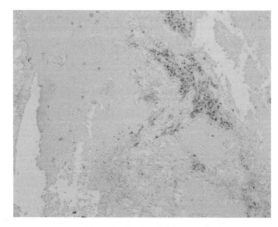

图 4-11　Hale 胶体铁法(×100)

酸性黏多糖呈亮蓝色。

(一) 染色原理

铁离子带阳性电荷与带负电荷的酸性黏多糖结合着色。

(二) 试剂配制

1. 胶体铁原液　29%三氯化铁溶液 4.4 ml,蒸馏水 250 ml。煮沸蒸馏水,滴加 29%三氯化铁溶液,不停晃动至砖红色,冷却后使用。

2. 胶体铁染液　胶体铁原液 20 ml,蒸馏水 15 ml,冰醋酸 5 ml,临用现配,pH 为 1.4。

3. 2%亚铁氰化钾水溶液　亚铁氰化钾 2 g,蒸馏水 100 ml。

4. 2%盐酸水溶液　浓盐酸 2 ml,蒸馏水 98 ml。

5. 亚铁氰化钾-盐酸液　2%亚铁氰化钾溶液 25 ml,2%盐酸水溶液 25 ml,临用现配。

6. 中性红溶液　中性红 1 g,5%硫酸铝 100 ml。

(三) 操作步骤

(1) 常规石蜡切片,二甲苯脱蜡至水洗。

(2) 3%的醋酸水溶液冲洗 3 次。

(3) 胶体铁染液 1 小时。

(4) 3%的醋酸溶液冲洗 4 次,每次 3 分钟。

(5) 切片放入亚铁氰化钾-盐酸溶液 10～20 分钟。

(6) 蒸馏水洗 4 次。

(7) 中性红溶液复染 5 分钟,水洗。

(8) 梯度乙醇脱水,二甲苯透明,中性树胶封固。

(四) 注意事项

(1) 配制及染色使用的器具及切片均应用蒸馏水冲洗干净。

(2) 胶体铁染液临用现配,pH 1.4,如不足,使用盐酸调节至 pH 1.4。

(3) 亚铁氰化钾-盐酸液临用现配,不可反复使用。

（4）可使用核固红复染。

（5）应设立对照片，仅使用亚铁氰化钾-盐酸液，排除假阳性结果。

六　黏液卡红染色

又称为黏液胭脂红染色法，为古老的黏液染色方法之一，对一般酸性黏液物质特异性较高，也是新型隐球菌荚膜染色方法（图 4 - 12）。

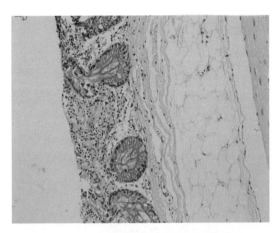

图 4 - 12　黏液卡红染色（×100）
酸性黏液性物质、新型隐球菌荚膜呈玫红色。

（一）染色原理

胭脂红通过铝的媒染作用，形成复合物，与黏液性物质内的酸性基团结合成玫红色。

（二）试剂配制

1. 胭脂红原液　无水乙醇 50 ml，蒸馏水 50 ml，胭脂红 1 g，氢氧化铝 1 g，无水氯化铝 0.5 g。三角烧瓶中加入无水乙醇 50 ml，蒸馏水 50 ml，混合。依次加入胭脂红、氢氧化铝及无水氯化铝，搅拌混合。置于沸水中煮沸 3 分钟，不断搅拌。冷却过滤，50% 乙醇添加至 100 ml，盖紧瓶盖，4℃ 冰箱保存。

2. 胭脂红工作液　胭脂红原液 10 ml，蒸馏水 40 ml。

3. Weigert 铁苏木素 A 液　苏木素 1 g，无水乙醇 100 ml，需放置数月使其自然氧化成熟。

4. Weigert 铁苏木素 B 液　29% 三氯化铁水溶液 4 ml，蒸馏水 95 ml，盐酸 1 ml。

5. 马休黄染液　马休黄 0.5 g，95% 乙醇 100 ml，磷钨酸 2 g。将马休黄溶于 95% 乙醇，再加入磷钨酸。

（三）操作步骤

（1）常规石蜡切片，二甲苯脱蜡至水洗。

（2）Weigert 铁苏木素工作液（Weigert 铁苏木素 A、B 液等比例混合，临用现配）10 分钟，水洗。

（3）胭脂红工作液 30 分钟，水洗。

（4）95％乙醇浸洗 2 次。

（5）马休黄染液 30～60 秒，蒸馏水稍洗。

（6）梯度乙醇脱水，二甲苯透明，中性树胶封固。

（四）注意事项

（1）用胭脂红染液染色时，可使用原液染色。

（2）胭脂红原液应保存于 4℃冰箱，用后盖紧瓶盖及时放回冰箱，以免影响效果。

（3）马休黄染色不可过染，也可省去不染。

（4）避免使用 Ehrlich 苏木素液，会影响胭脂红染色。

七 高铁二胺-阿尔新蓝染色（HID - AB）

其是研究胃肠道肿瘤组织发生和分类的常用方法，用来区分硫酸黏液和唾液酸黏液（图 4 - 13）。

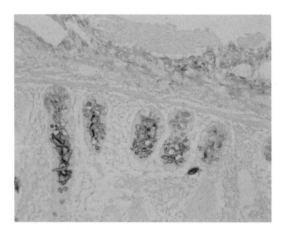

图 4 - 13　HID - AB 染色（×200）
硫酸化酸性黏液物质呈棕黑色，羧基化酸性黏液物质呈蓝色。

（一）染色原理

N，N - 二甲基-间-苯二胺二盐酸盐和 N，N - 二甲基-对-苯二胺二盐酸盐都为胺盐，离解后都带正电荷，二胺盐和硫酸化黏液物质结合而显色。加入三氯化铁作为催化剂，一方面，使二胺盐氧化形成棕黑色的阳离子；另一方面，使染色液 pH 降至 1.4，使组织中羧基不能与二胺盐结合，仅有硫酸根与二胺盐反应。阿尔新蓝染液（pH 2.5）把羧基化唾液酸黏液染成蓝色。

（二）试剂配制

1. 高铁二胺溶液　N，N - 二甲基-间-苯二胺二盐酸盐 120 mg，N，N - 二甲基-对-苯二胺二盐酸盐 20 mg，50 ml 蒸馏水，60％三氯化铁溶液 1.4 ml。将两种二胺盐同时溶于蒸馏水，彻底溶解后，加入 60％三氯化铁溶液 1.4 ml，轻轻搅拌，pH 值应在 1.4 左右。

2. 阿尔新蓝染液（pH2.5）　阿尔新蓝 8GX 1 g,3%的醋酸溶液 100 ml。

（三）操作步骤

（1）常规石蜡切片,二甲苯脱蜡至水洗。

（2）高铁二胺溶液 18 小时。

（3）流水冲洗 5 分钟。

（4）阿尔新蓝染液(pH 2.5)30 分钟。

（5）流水冲洗 10 分钟。

（6）梯度乙醇脱水,二甲苯透明,中性树胶封固。

（四）注意事项

（1）二胺盐有潜在毒性,配制时应避免接触皮肤。

（2）染色时的室温宜在 20～25℃,室温过低则应延长染色时间。

（3）一般高铁二胺-阿尔新蓝染色时,应同时加做一张 AB‐PAS 染色,以方便判读。

第四节　细胞特殊染色

一 横纹肌 Mallory 磷钨酸苏木素染色(PTAH)

发表于 1900 年,是显示心肌和骨骼肌基本病变最常用、效果较好的一种染色方法。同时还能显示其他多种组织成分,对神经纤维、神经胶质及纤维素等的显示也能取得较满意的染色结果。可应用于显示与区分横纹肌纤维正常与异常形态,该法对正常肌纤维的横纹显示得非常清楚(图 4‐14)。

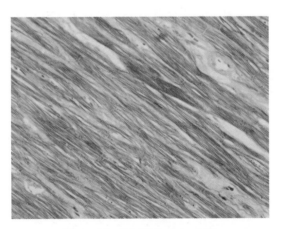

图 4‐14　PATH 染色(×400)

正常心肌、骨骼肌肌原纤维为清晰的蓝色,间质结缔组织呈淡红色或无色,胶原纤维、网状纤维等呈棕红色,缺血、缺氧早期病变的心肌为紫蓝色或棕黄色。

(一) 染色原理

为进行染色,磷钨酸与苏木素互相结合,染出蓝色和棕红色。成熟苏木红通过钨的结合产生蓝色沉淀,能牢固地结合被选择染色的组织成分呈蓝色,棕红色组织成分则是由磷钨酸染色而来的。

(二) 试剂配制

1. 0.5%高锰酸钾水溶液　高锰酸钾 0.5 g,蒸馏水100 ml。

2. 2%草酸水溶液　草酸 2 g,蒸馏水100 ml。

3. Mallory 磷钨酸苏木素染液　苏木素 1 g,磷钨酸 20 g,蒸馏水1 000 ml。

用 200 ml 蒸馏水加热溶解苏木素,用其余蒸馏水溶解磷钨酸。待两液完全溶解,苏木素液冷却后,两液混合,储存于棕色瓶内放置数月,待自然氧化成熟后使用。无备用液的情况下,可加入 1.77 g 高锰酸钾催熟。

(三) 操作步骤

(1) 常规石蜡切片脱蜡至水洗。

(2) 0.5%高锰酸钾水溶液氧化 5 分钟。

(3) 充分水洗,蒸馏水洗。

(4) 用 2%草酸水溶液漂白 2～3 分钟。

(5) 充分水洗,蒸馏水洗。

(6) Mallory 磷钨酸苏木素染液中 4～48 小时。

(7) 直接用 95%乙醇分化。

(8) 无水乙醇脱水,二甲苯透明,中性树胶封固。

(四) 注意事项

(1) 磷钨酸苏木素染液配制后需自然氧化成熟才能使用,一般配制后放置半年左右的时间可使用,有效期2～3 年。使用高锰酸钾催熟的染液不如自然氧化成熟染色效果好,且效期短,一般为应急使用,应同时配制不添加高锰酸钾的染液使其自然成熟。

(2) 磷钨酸苏木素液染色过程中,应每过一定时间在镜下观察一下,以防过染。

(3) 染色后直接用 95%乙醇迅速分化,无水乙醇快速脱水,以免红色褪色。

二　嗜铬细胞 Giemsa 染色

嗜铬细胞主要存在于肾上腺髓质中,形态不一,条索状或团状排列,胞质内含有小颗粒。诊断及鉴别嗜铬细胞瘤与肾上腺皮质肿瘤,后腹膜及纵隔等处的嗜铬性副神经节瘤及神经细胞瘤,神经母细胞瘤和节细胞性神经瘤等用嗜铬细胞染色法染色有时也呈阳性反应(图 4-15)。

(一) 染色原理

经甲醛固定液或含甲醛固定的组织,肾上腺髓质细胞的颗粒为嗜酸性,被 Giemsa 染液染为玫红色。

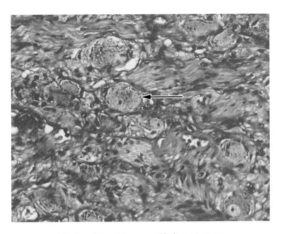

图4-15 Giemsa染色(×400)

嗜铬细胞颗粒呈紫红色。

(二) 试剂配制

1. Giemsa 原液 吉氏色素 1.5 g,丙三醇 100 ml,甲醇 100 ml。吉氏色素溶于丙三醇,温箱内加热至 60℃,摇荡至溶解,大约需要 6 小时,加入甲醇混合。

2. Giemsa 工作液 Giemsa 原液 30 滴,蒸馏水 30 ml。

(三) 操作步骤

(1) 常规石蜡切片,二甲苯脱蜡至水洗,蒸馏水洗。

(2) Giemsa 工作液中 18~24 小时。

(3) 蒸馏水洗,吸水纸将水分吸干。

(4) 丙酮迅速脱水,丙酮与二甲苯等量混合液快速冲洗。

(5) 二甲苯透明,中性树胶封固。

(四) 注意事项

(1) Giemsa 工作液不宜反复使用。

(2) 注意分化程度,以免分化过度。

三 肥大细胞甲苯胺蓝染色

肥大细胞形态较大,圆形或椭圆形,成行、成群或单个存在于组织内。用于某些过敏性疾病和肥大细胞增生性疾病的诊断(图4-16)。

(一) 染色原理

肥大细胞颗粒含有肝素和组胺,属硫酸酯,异色性。甲苯胺蓝染色可使其呈紫红色。

(二) 试剂配制

甲苯胺蓝染色液:甲苯胺蓝 0.2 g,加入 60%乙醇和 40%乙醚等量混合液 100 ml 内溶解。

(三) 操作步骤

(1) 常规石蜡切片,二甲苯脱蜡至水洗,蒸馏水洗。

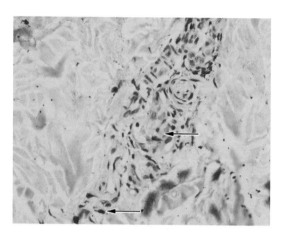

图 4-16　甲苯胺蓝染色(×200)
肥大细胞颗粒呈紫红色。

（2）60%乙醇液浸洗 2 分钟。

（3）甲苯胺蓝染色液 5～10 分钟或更长时间,蒸馏水速洗。

（4）丙酮溶液迅速脱水 20～30 秒。

（5）二甲苯透明,中性树胶封固。

（四）注意事项

（1）甲苯胺蓝染色液染色时,染色缸应加盖,以免试剂挥发。

（2）丙酮液脱色应迅速。

第五节　淀粉样物质染色

淀粉样物质是无细胞嗜伊红物质,属于糖蛋白,90%为淀粉样原蛋白,源于浆细胞分泌的免疫球蛋白轻链和血浆中的蛋白 A。淀粉样变可分为原发性和继发性。不同类型的淀粉样变性所含淀粉样物质会有一定的差异,临床表现也有不同。

一 刚果红染色（淀粉样变）

（一）染色原理

淀粉样蛋白对刚果红有选择性亲和力,容易着色。刚果红是偶氮染料,以氨基和淀粉样蛋白的羟基结合,附着在淀粉样蛋白的纤维上显红色(图 4-17)。

（二）试剂配制

1. 甲醇刚果红染液　刚果红 0.5 g,甲醇 80 ml,丙三醇 20 ml。

2. 碱性乙醇分化液　氢氧化钾 0.2 g,80%乙醇 100 ml。

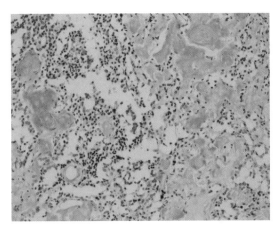

图 4-17 刚果红染色(×200)

淀粉样蛋白呈红色。

3. Meyer 苏木素染液 苏木素 0.5 g,蒸馏水 500 ml,钾明矾 25 g,碘酸钠 0.1 g,水合氯醛 25 g,柠檬酸 0.5 g。苏木素加入煮沸蒸馏水中,充分溶解。再加入钾明矾和碘酸钠,充分溶解,最后加入水合氯醛和柠檬酸。煮沸 5 分钟,冷却过滤使用。

(三) 操作步骤

(1) 常规石蜡切片,二甲苯脱蜡至水洗,蒸馏水洗。

(2) 甲醇刚果红染液 10~20 分钟。

(3) 不经水洗,碱性乙醇分化液分化数秒,流水冲洗 5 分钟。

(4) Meyer 苏木素染液 2 分钟,流水冲洗 5 分钟。

(5) 梯度乙醇脱水,二甲苯透明,中性树胶封固。

(四) 注意事项

(1) 碱性乙醇分化恰当,不足弹力纤维可着色,过分化会使淀粉样蛋白脱色。

(2) 偏光镜下观察,淀粉样蛋白可现黄绿色双折光。

(3) 苏木素染液应淡染,尽量不做分化处理。

二 氧化刚果红染色

(一) 染色原理

经高锰酸钾氧化加刚果红染色后,含轻链的淀粉样物质着色,含蛋白 A 的淀粉样物质不着色。

(二) 试剂配制

1. 酸性高锰酸钾溶液 0.3%硫酸水溶液和 5%高锰酸钾水溶液等量混合。

2. 2%草酸水溶液 草酸 2 g,蒸馏水 100 ml。

3. 甲醇刚果红染液 刚果红 0.5 g,甲醇 80 ml,丙三醇 20 ml。

4. 碱性乙醇分化液 氢氧化钾 0.2 g,80%乙醇 100 ml。

（三）操作步骤

（1）常规石蜡切片，二甲苯脱蜡至水洗，蒸馏水洗。

（2）酸性高锰酸钾溶液氧化2分钟，水洗。

（3）2%草酸水溶液漂白至组织氧化，水洗，蒸馏水洗。

（4）甲醇刚果红染液10～20分钟。

（5）不经水洗，碱性乙醇分化液分化数秒，流水冲洗5分钟。

（6）Meyer苏木素染液2分钟，流水冲洗5分钟。

（7）梯度乙醇脱水，二甲苯透明，中性树胶封固。

（四）染色结果

原发性淀粉样变红色，继发性淀粉样变无色。

（五）注意事项

（1）须切两张同组织切片，一张切片染甲醇刚果红染色，另一张使用本法。

（2）因使用酸性高锰酸钾溶液氧化，所用载玻片应防脱处理。

（3）碱性乙醇分化恰当。

（4）偏光镜下观察，淀粉样蛋白可现黄绿色双折光。

（5）苏木素染液应淡染，尽量不做分化处理。

第六节　金属离子特殊染色

一 Perls 反应（铁反应或含铁血黄素染色）

含铁血黄素是血红蛋白原性色素，是红细胞释放的血红蛋白被吞噬细胞吞噬，在线粒体的铁小体作用下分解为含铁的"含铁血黄素"，大部分储存在骨髓，为三价铁的铁蛋白络合物。

（一）染色原理

Perls（普鲁士）蓝反应法是显示组织内三价铁的传统、敏感方法。三价铁离子从蛋白质中被稀盐酸分离出来，与亚铁氰化钾反应生成蓝色的亚铁氰化铁，可证明组织内含有高价铁盐。其化学方程式为：$4FeCl_3 + 3K_4Fe(CN)_6 \longrightarrow Fe_4[Fe(CN)_6]_3 + 12KCl$（图4-18）。

（二）试剂配制

1. 2%亚铁氰化钾水溶液　亚铁氰化钾2 g，蒸馏水100 ml。

2. 2%盐酸水溶液　浓盐酸2 ml，蒸馏水99 ml。

3. Perls溶液　2%亚铁氰化钾水溶液25 ml，2%盐酸水溶液25 ml，等量混合，临用现配。

4. 0.5%伊红水溶液　伊红Y（曙红Y）0.5 g，蒸馏水100 ml。

（三）操作步骤

（1）常规石蜡切片，二甲苯脱蜡至水洗，蒸馏水洗。

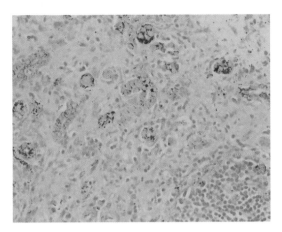

图 4-18 普鲁士蓝反应(×400)

含铁血黄素呈蓝色。

(2) Perls 溶液 10～20 分钟,蒸馏水洗。

(3) 0.5%伊红水溶液淡染。

(4) 梯度乙醇脱水,二甲苯透明,中性树胶封固。

(四) 注意事项

(1) 盐酸必须使用化学纯或分析纯,纯度太低常含有铁质。

(2) Perls 溶液必须临用现配,且使用前后切片须用蒸馏水洗,避免流水中的铁质残留。

(3) 设立阳性对照片,确定染色的可靠性。

(4) 也可使用核固红染液、中性红染液或碱性品红乙醇液复染。

二 铜染色的红氨酸法

铜沉着物的显示主要用于慢性肝脏疾病的铜沉着,取决于铜的含量的多少(图 4-19)。

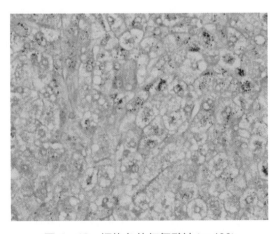

图 4-19 铜染色的红氨酸法(×400)

铜呈绿黑色颗粒。

（一）染色原理

红氨酸与铜结合,产生不溶性绿黑色颗粒。

（二）试剂配制

1. 0.1%红氨酸无水乙醇液　红氨酸 0.1 g,无水乙醇 100 ml。

2. 10%醋酸钠水溶液　醋酸钠 10 g,蒸馏水100 ml。

3. 红氨酸染液　0.1%红氨酸无水乙醇液 2.5 ml,10%醋酸钠 50 ml,临用现配。

（三）操作步骤

（1）常规石蜡切片,二甲苯脱蜡至水洗,蒸馏水洗。

（2）将切片浸入红氨酸染液内,37℃温箱 12～24 小时。

（3）70%乙醇,15～30 分钟。

（4）无水乙醇中 8 小时。

（5）0.5%伊红水溶液淡染。

（6）无水乙醇脱水,二甲苯透明,中性树胶封固。

（四）注意事项

（1）因浸染时间较长,所使用载玻片应防脱处理。

（2）设立已知阳性对照片,以确定染色有效。

（3）染色过程应恒温过夜,染液充足。

（4）染色过程使用玻璃器皿,尽量避免接触金属器皿。

第七节　真菌、细菌特殊染色

一　六胺银染色

（一）染色原理

用铬酸氧化真菌内多糖化合物暴露醛基,醛基可还原六胺银液成为黑色的金属银。氯化金调色,使其转化为更稳定的金属银(图 4-20)。

（二）试剂配制

1. 5%铬酸水溶液　三氧化铬 5 g,蒸馏水100 ml。

2. 3%环六亚甲基四胺水溶液　环六亚甲基四胺 3 g,蒸馏水100 ml。

3. 5%硝酸银水溶液　硝酸银 5 g,蒸馏水100 ml。

4. 5%硼砂水溶液　四硼酸钠 5 g,蒸馏水100 ml。

5. 六胺银原液　3%六次甲基四胺水溶液 100 ml,5%硝酸银水溶液 5 ml。将两液混合呈现乳白色,瞬间透明,保存于 4℃冰箱。

6. 六胺银工作液　六胺银原液 25 ml,蒸馏水 25 ml,5%硼砂水溶液 2 ml。

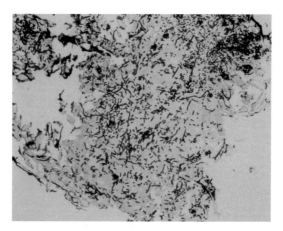

图 4-20　六胺银染色(×200)

各种真菌、菌丝和孢子呈黑褐色,背景呈复染色。

7. 2%亚硫酸氢钠水溶液　亚硫酸氢钠 2 g,蒸馏水100 ml。

8. 亮绿溶液　亮绿 0.2 g,蒸馏水100 ml,冰醋酸 0.2 ml。

(三) 操作步骤

(1) 常规石蜡切片,二甲苯脱蜡至水洗,蒸馏水洗。

(2) 5%铬酸水溶液氧化组织 1 小时,流水冲洗 5 分钟。

(3) 2%亚硫酸氢钠水溶液 1 分钟去除铬酸,流水冲洗 5 分钟,蒸馏水洗。

(4) 于六胺银工作液中(56℃温箱)60～90 分钟,至组织呈浅棕色,蒸馏水洗。

(5) 0.2%氯化金水溶液调色 5 分钟,蒸馏水洗。

(6) 2%硫代硫酸钠水溶液固定 3 分钟。

(7) 亮绿染液 30 秒,蒸馏水速洗。

(8) 无水乙醇脱水,二甲苯透明,中性树胶封固。

(四) 注意事项

(1) 六胺银工作液临用现配,不能反复使用。

(2) 切片浸入六胺银工作液前,正反面须用蒸馏水冲洗干净。

(3) 组织在六胺银工作液 60 分钟时,菌体才开始慢慢显影,在 60 分钟左右应取出镜下观察,之后每隔 10 分钟取出镜检。

(4) 氯化金调色应在镜下进行,以免过度。

(5) 所使用的玻璃器皿应用蒸馏水冲洗干净。

二　苯酚(石炭酸)品红染色(Ziehl-Neelsen)

可用于抗酸杆菌的检测,用于结核病与类结核病的鉴别,麻风的诊断与鉴别。

(一) 染色原理

抗酸杆菌含有一种特殊的脂质包膜(蜡质荚膜),一经染色不易褪色,酸性乙醇处理也不易脱色(图 4-21)。

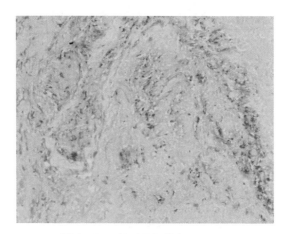

图 4‑21 苯酚品红染色(×400)

抗酸杆菌红色。

(二)试剂配制

1. 苯酚(石炭酸)复红染液 碱性复红 1 g,无水乙醇 10 ml,苯酚(5%)水溶液 100 ml。先将碱性复红溶于无水乙醇内,再与苯酚水溶液混合。

2. 1%盐酸乙醇液 浓盐酸 1 ml,70%乙醇液 99 ml。

3. 0.5%亚甲蓝水溶液 亚甲蓝 0.5 g,蒸馏水 100 ml。

(三)操作步骤

(1) 常规石蜡切片,二甲苯脱蜡至水洗,蒸馏水洗。

(2) 苯酚复红液 1 小时,或 56℃温箱内 30 分钟,水洗。

(3) 1%盐酸乙醇分化至组织呈淡红色,水洗。

(4) 0.5%亚甲蓝水溶液复染。

(5) 95%乙醇分化至淡蓝色。

(6) 无水乙醇脱水,二甲苯透明,中性树胶封固。

(四)注意事项

(1) 滴加足量的染液,以防染液干燥在组织上。

(2) 设立已知阳性对照片,以确保染色正确。

(3) 也可置于乙醇灯上,缓缓加温,出现蒸气约 5 分钟。

三 弱抗酸染色法

可用于提示奴卡菌的感染。

(一)试剂配制

1. 苯酚复红染液 碱性复红 1 g,无水乙醇 10 ml,苯酚(5%)水溶液 100 ml。先将碱性复红溶于无水乙醇内,再与苯酚水溶液混合。

2. 1%硫酸水溶液 浓硫酸 1 ml,蒸馏水 99 ml。

3. 0.5%亚甲蓝水溶液　亚甲蓝 0.5 g,蒸馏水 100 ml。

（二）操作步骤

（1）常规石蜡切片,二甲苯脱蜡至水洗,蒸馏水洗。

（2）苯酚复红液 1 小时,或 56℃温箱内 30 分钟,水洗。

（3）1%硫酸水溶液分化至组织呈淡红色,水洗。

（4）0.5%亚甲蓝水溶液复染。

（5）95%乙醇分化至淡蓝色。

（6）无水乙醇脱水,二甲苯透明,中性树胶封固。

（三）染色结果

奴卡菌呈红色。

（四）注意事项

（1）滴加足量的染液,以防染液干燥在组织上。

（2）设立已知阳性对照片,以确保染色正确。

四 革兰氏染色

革兰(Gram,1884 年)氏染色方法有较长历史,是微生物学中经典的染色方法。一般细菌 HE 染色切片中,尤其是数量很少时,较难观察到。使用特殊染色法可将一般细菌分别染成不同的颜色,最常用的是革兰氏染色方法。

（一）染色原理

碱性染料与细菌的酸性蛋白质结合,革兰碘处理后,形成蛋白、染色剂和碘的复合物沉淀在菌体内,用乙醇或丙酮进行分化。不被脱色的细菌为革兰氏阳性菌,结果为紫色。如果用酸性复红或中性红等,被染成红色,即为革兰氏阴性菌。

（二）试剂配制

1. 草酸铵、结晶紫染液　10 ml 的 95%乙醇溶解 1 g 结晶紫,将 2 ml 加入 18 ml 蒸馏水中。再加到 80 ml 的 1%草酸铵水溶液中。数日后过滤。

2. 革兰碘液　碘化钾 6 g 和 3 g 碘放置于碾钵中,研磨混合,加入 3 ml 蒸馏水研磨,再加入 15 ml 蒸馏水至研磨成溶液。加 30 ml 蒸馏水混合,蒸馏水刷洗研钵,一同倒进试剂瓶,使总体积为 900 ml。

3. 碱性复红染液　碱性复红 0.1 g 溶解于 95%甲醇 100 ml 中。将 5 ml 甲醇碱性复红液溶于 60 ml 蒸馏水中。

4. 苦味酸丙酮液　苦味酸 0.1 g 溶解在 100 ml 丙酮中。

（三）操作步骤

（1）常规石蜡切片,二甲苯脱蜡至水洗,蒸馏水洗。

（2）草酸铵、结晶紫染液染 2 分钟,蒸馏水速洗。

（3）革兰碘液媒染 1 min,自来水洗,吸去水分,保持湿润。

（4）乙醚:丙酮(1:3)脱色剂处理,直至切片上的蓝色不再褪掉为止。

（5）甩去脱色剂后,在碱性复红染液中染 3 分钟。

（6）水洗,用滤纸吸水。

（7）在丙酮中直至切片脱色,历时 10～15 分钟。

（8）苦味酸丙酮液脱色和分色 15 秒。

（9）丙酮二甲苯(1∶2)Ⅰ,丙酮二甲苯(1∶3)Ⅱ,2 次二甲苯。

（10）中性树胶封固。

（四）染色结果

革兰氏阳性菌呈蓝色,革兰氏阴性菌呈红色。

（五）注意事项

脱色时间应控制好,过短可导致假阳性结果,过长可导致假阴性结果。

（宿杰阿克苏）

第八节 神经系统常用特殊染色

一 Kluver-Barrera(K‐B)染色

1. 试剂配制

（1）固蓝乙醇溶液:固蓝 1 g,10%乙酸 5 ml,95%乙醇定容至 1 000 ml。

（2）甲苯紫染液:甲苯紫 1 g,1%乙酸 10 ml,蒸馏水定容至 1 000 ml。

2. 操作步骤

（1）常规脱蜡至 95%乙醇。

（2）固蓝乙醇溶液 60℃ 20 小时。

（3）蒸馏水洗:片刻。

（4）0.1%碳酸锂:片刻。

（5）70%乙醇:片刻。

（6）95%乙醇:片刻。

（7）100%乙醇:片刻。

（8）甲苯紫染液:15 分钟。

（9）脱水、透明、封片。

3. 染色结果　髓鞘呈天蓝色,核及尼氏小体呈紫色(图 4‐22、4‐23)。

4. 临床意义　用于辅助诊断脱髓鞘疾病,如多发性硬化、视神经脊髓炎、进行性多灶性白质脑病。

5. 注意事项

（1）固蓝试剂可反复使用。

（2）分化时间根据染色深浅可自行调整。

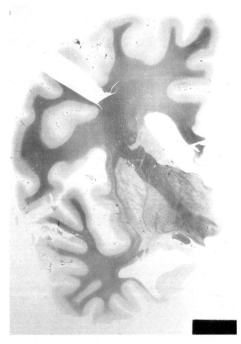

图 4‑22　Kluver-Barrera(K‑B)染色
白质髓鞘丰富,显示深蓝色。

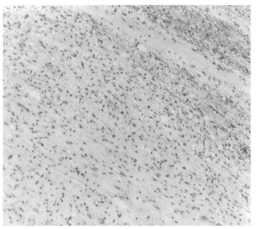

图 4‑23　Kluver-Barrera(K‑B)染色(×100)
髓鞘呈天蓝色,核及尼氏小体呈紫色。

二　去铜改良型 Bodian 染色

1. 试剂配制

（1）蛋白银溶液:蛋白银 1 g,10%乙酸 0.7 ml,0.5%氢氧化钠 0.33 ml,蒸馏水定容至 100 ml。

（2）还原液:对苯二酚 1 g,无水硫酸钠 4 g,蒸馏水定容至 100 ml。

2. 操作步骤

（1）蛋白银溶液 60℃:18 小时。

（2）蒸馏水洗:片刻。

（3）还原液:15 分钟。

（4）蒸馏水洗:片刻。

（5）0.5%氯化金:40 分钟。

（6）蒸馏水洗:片刻。

（7）2%草酸溶液:20 分钟。

（8）蒸馏水洗:片刻。

（9）5%硫代硫酸钠:3 分钟。

（10）水洗、脱水、透明、封片。

3. 染色结果　神经原纤维、轴突和树突呈棕色或棕黑色；背景、血管和胶原组织呈浅咖啡色（图4-24）。

4. 临床意义　Bodian染色是一种用于观察神经元、轴突和树突内神经原纤维变化的浸银染色法。

在阿尔茨海默病中清晰地显示神经原纤维缠结的形态学特征，在大脑皮质颞叶海马区椎体神经细胞层内表现为束状，在中脑动眼神经核神经细胞内表现为球状，在大脑皮质深层可见棕黑色淀粉样核心斑块，周围由变性轴突或树突围绕成环状的经典老年斑，在大脑皮质浅层可见变性轴突或树突围绕成环状而缺乏淀粉样核心斑块的弥漫型老年斑（图4-25）。

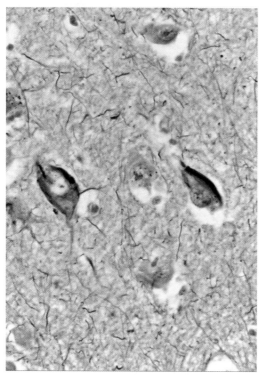

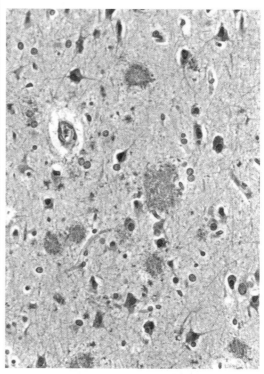

图4-24　去铜改良型Bodian染色（×400）

神经原纤维、轴突和树突呈棕色或棕黑色。

图4-25　去铜改良型Bodian染色（×400）

AD大脑皮质可见棕黑色淀粉样核心斑块，周围有变性轴突或树突围绕。

5. 注意事项　①蛋白银溶液，调整pH至6，过滤后一次性使用。②0.5%氯化金及2%草酸溶液均一次性使用。

三　Gallyas染色

1. 试剂配制

（1）硝酸镧水溶液：硝酸镧0.4g，醋酸钠2g，蒸馏水定容至100ml。

（2）碱性碘化银水溶液：氢氧化钠 4 g，碘化钾 10 g，1%硝酸银 3.5 ml，加蒸馏水至 100 ml。

（3）还原液：硝酸银 2 g，硝酸铵 2 g，硅钨酸 10 g，甲醛原液 5.1 ml，加蒸馏水至 1 000 ml。

（4）显影液：5%无水碳酸钠水溶液。

2. 操作步骤

（1）0.3%高锰酸钾水溶液：10 分钟。

（2）蒸馏水洗：片刻。

（3）1%草酸水溶液：2 分钟。

（4）蒸馏水洗：片刻。

（5）硝酸镧水溶液：1 小时。

（6）蒸馏水洗：片刻。

（7）碱性碘化银水溶液：1 分钟。

（8）1%醋酸水溶液：1 分钟×3 次。

（9）还原液与显影液 1∶1 混合液：20 分钟。

（10）1%醋酸水溶液：1 分钟×3 次。

（11）0.5%氯化金水溶液：5 分钟。

（12）蒸馏水洗：片刻。

（13）5%硫代硫酸钠：5 分钟。

（14）水洗、脱水、透明及封片。

3. 染色结果　老年斑呈棕褐色，神经原纤维缠结呈棕黑色（图 4-26）。

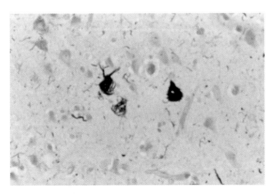

图 4-26　Gallyas 染色（×400）
神经原纤维缠结呈棕黑色。

4. 临床意义　Gallyas 方法是一种银浸渍技术，对嗜银结构，包括阿尔茨海默病的神经纤维缠结显示了很高的敏感性。

5. 注意事项

（1）配制溶液均一次性使用。

（2）还原液避光保存。

（3）等量混合液内浸泡时,在显微镜下观察标志物的颜色改变。

四 尼氏小体染色

1. 试剂配制　甲苯紫染液:甲苯紫 1 g;1%乙酸 10 ml,蒸馏水定容至 1 000 ml。

2. 操作步骤

（1）常规脱蜡至 95%乙醇。

（2）甲苯紫染液:15 分钟。

（3）70%乙醇:片刻。

（4）95%乙醇:片刻。

（5）100%乙醇:片刻。

（6）脱水、透明、封片。

3. 染色结果　尼氏小体呈紫色。

4. 临床意义　观察神经元变化。

5. 注意事项　分化时间根据染色深浅可自行调整。

（高名士　汪　寅）

第五章　细胞病理学技术

第一节　概　　述

　　细胞病理学(cytopathology)是病理学的一个分支,也是病理学的一个重要组成部分,是通过观察细胞的形态变化来诊断疾病的一门科学。对于肿瘤性病变的诊断、癌前病变的发现、肿瘤治疗的随诊观察、某些良性病变的诊断、卵巢功能的观察及内分泌治疗的指导,都有重要的作用。

一　细胞学检查的特点

　　细胞病理学诊断最突出的特点是简单易行、安全及快捷,而且对患者很少造成痛苦或根本无痛苦。诊断迅速、准确性高,能够反复检查,成为临床早期快速诊断的依据。特别是大规模防癌普查和高危人群的随访观察中,细胞病理学已成为早期发现肿瘤的主要方法之一。另外,随着基因检测、靶向治疗的广泛运用,给细胞学标本提供了广阔的应用前景,其快速准确、标本新鲜的特点,被越来越多地应用于提示预后,干预治疗的过程中。

二　细胞学的应用范围

　　细胞病理学根据标本来源的不同,分为脱落细胞学、细针穿刺细胞学和印片细胞学。

（一）脱落细胞学(exfoliative cytopathology)

细胞来源于生理或病理情况下自然脱落或通过物理刮擦作用取得的细胞。

1. 咳出　　如痰液、咳出物等。

2. 排泄　　如尿液等。

3. 挤压　　如乳头溢液等。

4. 针穿、抽吸　　如浆膜腔积液、脑脊液、脓肿及囊液等。

5. 刷取　　如气管、子宫颈及胆道刷检等。

6. 刮取　如乳头刮片、皮肤刮片、食管拉网及鼻咽拭子等。

7. 灌洗　如腹腔、盆腔冲洗液,气道肺泡灌洗液等。

（二）细针穿刺细胞学(fine needle aspiration cytopathology)

它是指用细针获取可疑病灶部位的细胞或组织进行细胞学诊断的方法。

可对体表肿块直接穿刺,如皮肤肿块、浅表淋巴结、甲状腺、乳腺、涎腺及骨关节等部位;对于部位或性状复杂的肿块,在影像(超声或 CT)引导下进行穿刺:如甲状腺、乳腺、涎腺、肝脏、肺、肾脏、肾上腺、腹膜后、腹腔内肿块及盆腔内肿物等。也可在内镜下行穿刺,如经支气管镜针吸活检(transbronchial needle aspiration,TBNA)或者内镜与超声结合的穿刺,经气管镜超声引导针吸活检术（endobronchial ultrasound-guided transbronchial needle aspiration,EBUS‐TBNA)等。

（三）印片细胞学

印片细胞学是一种在基本不损失组织标本的前提下,将部分活检样本表面细胞轻柔印涂于载玻片上,制成细胞学涂片的技术。由于可部分代替冷冻切片技术,为缺乏冷冻切片设备的基层医疗单位提供了术中快速诊断的一个途径。近年来被广泛重视的快速现场评估(rapid on site evaluation,ROSE)技术,即属于印片细胞学的一种应用。

三　细胞学标本采集原则

细胞学标本的采集原则是定位准确,标本新鲜,细胞充足。

1. 痰液　一般采集晨起咳出的深部痰,患者深呼吸后用力咳痰,反复 4～5 次,咳出肺深部的痰液,吐入痰盒内直接送检。痰检一般连续 3 天,以提高阳性率。

2. 咳出物　采集患者做好支气管镜后咳出的深部痰,吐入痰盒内直接送检,可提高阳性率。

3. 尿液　采集患者非稀释的随机中段尿,2 小时内送检,连续查 3 天。尿量不应少于 50 ml。

4. 浆膜腔积液（包括胸腔积液、腹水及心包积液等）　送检样本量一般要求 100 ml 以上,如抽出样本较少,则要求尽量全部送检。样本收集在干净的容器内,尽快将样本和申请单一起送到细胞室。如果不能马上送检,24～72 小时内宜放入冰箱 4℃冷藏;如 72 小时内无法送检,可加入等体积的 50%乙醇作为细胞保存液。浆膜腔灌洗液应当尽快送检制片。离心沉淀法是浆膜腔积液的主要制片方法。

四　细胞病理学的检查程序

包括标本采集制片、固定染色、封片贴标签、阅片发报告及登记归档。

常见的细胞学制片法包括传统制片技术、细胞离心涂片技术及液基薄层制片技术。传统细胞学涂片具有操作简单、快速的特点,但也有细胞分布不均、易重叠、易被炎症遮盖、易退化需及时处理的缺点。细胞离心涂片机以往多用于制备细胞含量很少的样品,但随着液基薄层制片机的广泛推广,现在使用较少,主要用于脑脊液样本的制备(如粟氏 FMU 系列和

TD-2型等)。美国食品药品监督管理局(FDA)于1996年批准了 ThinPrep™ 膜式液基薄层细胞学技术,1999年批准了 SurePath™ 沉降式液基细胞学制片染色系统应用于临床,使得细胞学涂片制片更为科学规范,诊断更为准确。ThinPrep™ 和 SurePath™ 制片技术在制片前均需将细胞学标本收集至细胞保存液内,经过处理去除标本内影响诊断的成分(黏液、血液及炎性渗出等)后,再进行细胞集中并制片。液基保存液对细胞的及时保存有助于减少细胞退化,可重复制片。一般,可常温下保存标本1个月,均可以有效保存细胞的 DNA 信息,便于进行各类基因及病毒的 DNA 检测。

第二节 传统制片技术

1928年,Papanicolaou 使用巴氏染色法通过宫颈涂片诊断宫颈癌,并于1954年编著了《脱落细胞学图谱》一书,为细胞学奠定了基础,使其成为一门真正的学科。传统制片技术因为简便、快捷、经济等优点,在20世纪被广泛推广到各类非妇科标本的制片中。传统制片技术包括直接制片和离心制片。

一 直接制片

应用于宫颈刮片、痰液、气管镜刷片、乳头溢液、鼻咽、食管拉网及穿刺等。

1. 宫颈涂片 先用棉签拭去多余的黏液,用取样器伸入宫颈口内,作圆周形刮取后均匀涂在玻片上(图5-1A),及时固定。以上均由妇科医生操作完成。

2. 痰涂片 用竹签挑取有价值的痰液(即血丝或灰白黏液的痰液),置于干净玻片上,用竹签慢慢铺开后,立即放入固定液中固定。痰液涂片要求薄而均匀,一般制片2张。

3. 刷检涂片 各类内窥镜刷头在病变部位,稍用力旋转刷拭数次,将细胞刷退出后,立即在玻片中上部往复涂抹出约2 cm×1 cm的长方形,须薄厚适度。毛刷上的残余附着物可用无菌注射器针头刮下,置于玻片上轻轻涂片送检。以上均由临床医生操作。

4. 乳头溢液 擦去乳头表面痂皮,沿有乳头溢液的导管上方,均匀用力挤出适量分泌物涂片,潮干后及时固定。

5. 食管拉网 患者当日早餐禁食,拉网器由患者口部经连续吞咽缓缓送下,约40 cm后充气20~30 ml,将拉网器慢慢拉出。距门齿20 cm处,放气取出拉网器,观察拉网器表面有无出血点或白色颗粒。将此部位黏附的细胞快速涂至干净玻片上,及时用95%乙醇固定。

操作禁忌证:食管静脉曲张近期活动性出血;钡餐照影后24小时内。心脏病、高血压病史可酌情处理。

二 离心制片

离心机离心处理后将沉淀涂片,一般应用于浆膜腔积液、脑脊液、尿液及囊液等。

（1）取标本一般不少于 50 ml（脑脊液、穿刺液除外），浆膜腔积液可在阴凉处静置 15 分钟，稍弃上清液，取下层液体入离心管。

（2）2 000 r/min，水平低速离心 5 分钟。

（3）离心后弃上清液，根据离心沉淀物情况，用吸管取"白膜层"置于玻片上。如细胞量较多，可使用推片法制片（图 5-1B）；如细胞量较少，可采用圆形涂片法（图 5-1C），面积尽量小而集中，以便阅片；如为血性标本，吸取离心后的"白膜层"沉淀物适量，加入 15 ml 去血处理液（冰醋酸乙醇液、50%乙醇液等）振荡后，再离心处理，吸取沉淀物涂片。如仍为血性沉淀，可重复溶血步骤，直至沉淀为非血性。

（4）涂片制作后，应快速干燥以防脱片。涂片干燥后应快速浸入 95%乙醇固定。

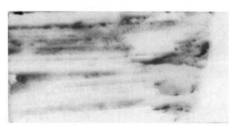

A

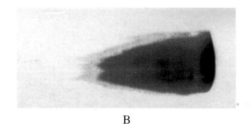

B   C

图 5-1 细胞学涂片

A.宫颈涂片（HE 染色）；B.离心制片-手工推片（胸腔积液涂片，HE 染色）；C.离心制片-手工涂片（尿液离心涂片，HE 染色）。

三 注意事项

（1）涂片应尽可能均匀，不宜过厚或过薄，保证细胞成分丰富且单层平铺不重叠。

（2）涂片细胞应尽量减少退变，标本制片前不宜保存时间过长，制片时避免来回反复摩擦，制片后及时固定。

第三节 细胞离心涂片机制片

细胞离心涂片机主要用于制备细胞含量很少的样本，如脑脊液、尿液及穿刺液。它的外形类似离心机,实际上是一种集合离心、过滤及转运等多种功能的制片机。

一 细胞离心机的主要结构

(1) 转子8个,最多可同时做8个标本。

(2) 金属载板 将制备细胞的玻片放在金属或塑料载板上,载板两侧沟槽可将玻片固定,玻片上放置细胞漏斗或沉降舱。细胞漏斗一侧是平面,与玻片贴合固定。通过向漏斗或沉降仓中加入处理好的样本,经机器旋转离心后,将样本中的细胞转移到玻片上,制片完成。

二 制片步骤

(1) 取4~5滴脑脊液或离心后样本滴入离心涂片机内。

(2) 2 000 r/min离心5分钟,自动制片。

(3) 取片后按要求固定染色。

三 注意事项

(1) 离心涂片技术具有快速、直接、涂片面积小、细胞单层平铺等优点,但目前脑脊液、尿液等细胞数量较少的样本,也常使用液基细胞学制片机制片。

(2) 对于细胞含量较多的样本,使用离心涂片技术应注意稀释。

第四节 膜式液基超薄细胞学技术

膜式液基超薄细胞学技术是一种利用负压将悬浮在保存液里的细胞通过过滤膜制备细胞薄层涂片的制片技术。

一 制片原理

1. 细胞分散 过滤器组合在样本瓶中旋转或样本瓶旋转,从而在液体中产生足够强的剪切力,以分离碎片和黏液,轻微的旋转不会影响样本结构。

2. 细胞采集 气动系统向过滤膜施以负压,吸取样本,细胞采集到过滤膜外表面;细胞采集过程中,通过微处理器监控过滤膜中的压力;当过滤膜的细胞覆盖率达到系统预设标准时,采集过程停止;采集后,细胞以薄层附着在过滤膜外表面,为向载玻片转移细胞做准备。

3. 细胞转移 设备将载玻片与倒转的过滤膜接触;通过细胞自然黏附性和载玻片电化学作用,过滤膜中的微正气压使细胞从过滤膜转移到载玻片(图5-2)。

目前,在市场流通的ThinPrep™的制片机有:①每次仅制备一个样本的ThinPrep® 2000系统;②一次批次处理的最大样本数量为20例的ThinPrep® 5000系统;③可自动加载的ThinPrep® 5000 Processor,使用Autoloader模式每批可以自动加载处理最多160个样本(图 5-3)。

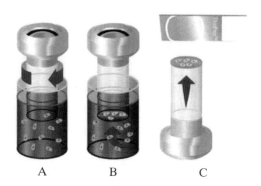

图 5-2　膜式液基超薄细胞学制片原理

A. 细胞分散；B. 细胞采集；C. 细胞转移。

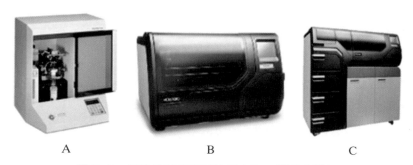

图 5-3　目前，在市场流通的 ThinPrep™ 的制片机

A. ThinPrep® 2000 系统；B. ThinPrep® 5000 系统；C. ThinPrep® 5000 Processor。

二　妇科样本临床采样流程

1. 妇科取样　一般由妇科医生进行，应注意取样方式的规范性和注意点。

（1）取样：取材应在直视下进行，将扫帚样取样器的中央刷毛部分轻轻地深插入宫颈管内，并使较短的刷毛与宫颈外口紧密贴合，向前柔和地抵住取样器，按同一方向转动 5 周整，不要来回转动。

（2）刷洗：将宫颈刷放入新柏保存液瓶中漂洗，反复将刷子推至瓶底 10 次，用力使刷毛散开，最后快速旋转宫颈刷，以使采集到的样本尽可能地释放到保存液中，丢掉取样器，不可将刷头留在瓶内。

（3）密封、标记、送检。

样本大多无须特殊处理，样本直接按流程上机即可，部分样本（10%～15%）因血液或黏液过多，需要进行前期处理。

2. 妇科样本前处理参考流程

（1）将样本瓶内的样本混匀，全部倒入 50 ml 离心管内。

（2）离心（1 200 *g*,5 分钟）,弃去离心管内上清液。

（3）加 30 ml 消化液（冰醋酸：清洗液＝1：9 配制）至含沉淀物的离心管。

（4）在振荡器上振荡 5 分钟后,离心（1 200 *g*,5 分钟）。

（5）弃去离心管内上清液并混匀样本,加 20 ml 保存液后转移至样本瓶内。

（6）上机制片。

三　非妇科样本的前期处理

非妇科样本包括细针穿刺、尿液、浆膜腔积液,以及呼吸道、胃肠道、乳腺分泌物、各种体腔刷取物的样本等。根据处理方法的不同将其分为 3 类:表层刮取样本、体液性样本/细针穿刺样本和黏液样本,相应处理方式如下。

（一）表层刮取样本（口腔表层样本,眼表面刷取物）

（1）采集样本后直接放入盛有细胞保存液的样本瓶中。

（2）轻轻振荡样本瓶,使内容物均匀。

（3）样本瓶静置 15 分钟后,上机制片。

（二）体液性样本/细针穿刺样本

1. 脑脊液样本（样本细胞量少）

（1）收集适量样本,离心（1 200 *g*,5 分钟）,弃去上清液。

（2）将沉淀物倒入盛有细胞保存液的样本瓶中。

（3）将样本瓶静置 15 分钟后,上机制片。

注:如原始样本量小于 5 ml,可将脑脊液直接刷入样本瓶中,混匀制片。

2. 体液样本　浆膜腔积液/尿液。

（1）收集适量样本放入离心管内,离心（1 200 *g*,5 分钟）,弃去上清液。

（2）加入 30 ml 清洗液后振荡 1 分钟。

（3）离心（1 200 *g*,5 分钟）。

（4）弃去上清液[如果样本仍带有血或黏液,重复步骤（2）～（4）]。

（5）取适量沉淀物到盛有细胞保存液的样本瓶中。

（6）将样本瓶静置 15 分钟后,上机制片。

注:胸腔积液、腹水样本若样本量较多,前期处理时可取样本自然沉淀后底部的 45～50 ml 入离心管离心,如有需要,离心后可手工涂片做对照。

3. 细针穿刺样本

（1）所取样本放入含 30 ml 清洗液的离心管内,必要时可反复冲洗针头。

（2）离心（1 200 *g*,5 分钟）,弃去上清液[评估细胞团,若肉眼仍可见血或黏液,则重复步骤（1）和（2）]。

（3）将沉淀物倒入盛有细胞保存液的样本瓶中。

（4）将样本瓶静置 15 分钟后,上机制片。

（三）黏液性样本（如呼吸道和胃肠道样本等）

1. 痰/气管镜后咳出物样本

（1）取适量样本（黄豆粒大小），放入含 30 ml 清洗液的离心管内，加入适量（约 1 ml）化痰液，振荡器 1 500～2 000 r/min 振荡至少 5 分钟至黏液溶解。

（2）离心（1 200 g，5 分钟），弃去上清液［评估细胞团，若肉眼仍可见血或黏液则重复步骤（1）和（2）］。

（3）将沉淀物倒入盛有细胞保存液的样本瓶中。

（4）将样本瓶静置 15 分钟后，上机制片。

注意：①可手工涂片 1～2 张，用于对比诊断。②化痰液有两种可选：a. 硫代乙醇酸铵，液体，可直接使用；b. DTT 溶液，配制：30 ml 的清洗液加 2.5 g 的 DTT（1，4－二硫代苏糖醇），15～30℃，有效期 1 周。未配制的 DTT 需冷冻保存。

2. 纤维支气管镜刷检/灌洗液

（1）将支气管镜刷/灌洗液放入 30 ml 清洗液中，加入适量（约 1 ml）化痰液，振荡器 1 500～2 000 r/min 振荡至少 5 分钟至黏液溶解。

（2）离心（1 200 g，5 分钟），弃去上清液［评估细胞团，若肉眼仍可见血或黏液则重复步骤（1）和（2）］。

（3）将沉淀物倒入盛有细胞保存液的样本瓶中。

（4）将样本瓶静置 15 分钟后，上机制片。

注：灌洗液超过 20 ml 时，需先离心浓缩，但应注意保留上清液表面的黏液部分，防止细胞量过于稀少。

四 样本移至细胞保存液瓶操作

根据肉眼判断离心沉淀后细胞团的大小，进行相应处理。

1. 细胞团未见或体积偏小　将 20 ml 细胞保存液加入离心管中，充分混匀后，全部倒入细胞保存液瓶中。

2. 细胞团可见但体积小于 1 ml　将沉淀物充分混匀，取 2～3 滴悬液加入细胞保存液瓶中。

3. 细胞团体积大于 1 ml　将 1 ml 细胞清洗液加入离心管，充分混匀，取 1 滴加入细胞保存液瓶中。

五 注意事项

（1）制片过程中最需要注意的是避免污染，污染步骤主要出现在制片后下膜与制片前上膜的过程中。因此，除了操作过程中严格按照流程，使用 ThinPrep® 5000 Processor 的 Autoloader 模式有助于减少人为错误与污染。

（2）标本过量也会造成机器制片效果不佳。取材时应注意适量，标本置入保存液中应以半透明为宜，必要时应予以稀释。

（3）已制好的涂片应及时被制片机置入 95%的乙醇保存液中,并注意及时更换保存液和关注保存液的乙醇浓度。

第五节 沉降式液基薄层细胞学技术

离心沉降式液基薄层细胞技术（SurePath™）是一种与膜式液基薄层制片技术（ThinPrep™）原理完全不同的制片技术,但依然能够制备出清晰的细胞薄片。该技术可以同时处理多份标本,样本制作完成后可以同时染色,在妇科与非妇科领域都有广泛应用（图 5‑4）。

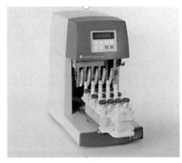
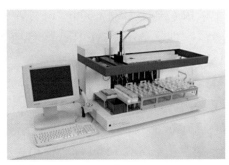

A   B

图 5‑4 沉降式液基薄层细胞学制片及染色技术

A. 样本自动转移器（BD PrepMate™）；B. BD PrepStain™ 自动染色制片系统。

一 制片原理

1. 自动化移液及梯度离心　通过自动化移液及专利的离心沉降细胞富集技术获取细胞团。优点在于能有效去除干扰物质,并最大限度保存有效诊断细胞的形态完整无破坏。

2. 细胞沉降及全自动、标准化的制片和染色系统　通过全自动标准化的计算机程控制片和染色,使制片质量一致,可避免人工操作引起的个体差异;每批次可制片、染色 48 片,平均每小时制片染色 48 张,每工作日（8 小时）可制片染色近 400 张;同一标本可制备多张质量相同的样本片,还可以用于免疫组化、分子生物学等特殊检测。

二 妇科液基细胞学检测流程

1. 标注和振荡（混匀样本）　每份样本耗材（样本保存瓶、离心管、载玻片）进行单独标注后,将样本保存瓶放入振荡器（3 000 r/min,15～20 秒）振荡混匀样本。

2. 转移标本　将转移架上耗材与样本对应放置好后,向每个离心管内加入 4 ml 的样本密度分离液,放入样本自动转移器(图5-4A),将保存瓶内样本转移至离心管内。

3. 第一次离心 标本转移到离心管后,将相应离心管放入离心机,轻柔离心(200g,2分15秒)分离杂质,细胞沉降,使用吸液泵祛除离心管上层血液、黏液等杂质。

4. 第二次离心 选择800g,10分钟强力旋转,使细胞富集。倒掉上清液后充分振荡离心管架15秒,使沉淀物充分打散。

5. 准备和运行自动制片系统 将离心管架和载玻片架放入 PrepStain™ 制片系统(图5-4B),做好各类开机准备后,运行 PrepStain™ 制片系统。

6. 封片 制片染色完成后,去除残液,转移至无水乙醇后,二甲苯透明、封片。

三 非妇科液基细胞学检测

此类包括尿液、体腔积液、细针穿刺及呼吸道等标本。

1. 浓缩样本 充分振荡后祛除保存液内的血凝块、组织碎块和黏液,将标本转移到50 ml 离心管内,放入离心机离心(600g,10分钟),倒去上清液,保留下层细胞沉积物。

2. 固定样本 加入30 ml CytoRich™ 红色固定液;振荡后静置30分钟;放入离心机离心(600g,10分钟),倒掉上清液并充分振荡。

3. 清洗样本 如果看不到明显的细胞团,加入10 ml 缓冲液,振荡后全部转移至12 ml 离心管内;如果看见有明显的细胞团,吸取1~5滴转移至12 ml 离心管内,加入10 ml 缓冲液。放入离心机离心(600g,5分钟),倒去上清液并充分振荡。

4. 制片 将贴上标签的12 ml 离心管和载玻片放到 PrepStain™ 全自动液基细胞制片机上准备制片,做好各类开机准备后,运行 PrepStain™ 制片系统。

5. 封片 制片染色完成后,去除残液,转移至无水乙醇后,二甲苯透明、封片。

四 注意事项

(1) 祛除血凝块和组织碎块这一步非常关键,可能造成吸取管堵塞,可以利用纱布等过滤标本。

(2) 可以根据需要,按照实验室的标准工作程序处理消化黏液。

(3) 沉降室移去后,玻片应及时放入无水乙醇,不能暴露在空气中,以免影响制片效果。

(4) 染色结束后,应及时封片,以免在乙醇中浸泡过久造成褪色。

第六节 细胞团块制备技术

细胞团块制备技术是一种将细胞学标本转化为微型组织活检的技术。细胞块切片在不同程度上具有组织切片的特点,且背景较清晰,血细胞和炎细胞较少,细胞集中,便于观察。可长期保存标本,重复切片以便行免疫组化、分子检测等辅助检查。

一　适用标本

所有浆膜腔积液标本、细针穿刺标本、液基沉渣标本、任何可能从细胞蜡块中获益的标本。

二　制备步骤

包括富集细胞,固定细胞,聚集成团块,再进行石蜡包埋切片。

三　方法

方法众多,包括以下。

(1)添加辅助剂:琼脂、鸡蛋清、血清凝血酶、组织包埋剂等。

(2)无添加辅助剂:乙醇凝固法、玻片法、试管浸蜡法等。

(3)商品化细胞蜡块试剂盒。

(4)自动化细胞蜡块制备系统(图5-5)等(商品化设备较多,图片仅为展示用)。

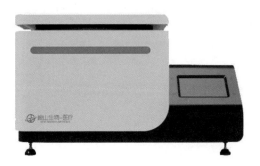

图5-5　智能细胞蜡块包埋机

现以浆膜腔积液标本为例,介绍两种简单的细胞块制备方法。

(一)直接细胞块制备法

(1)积液样本静置后,取底部样本50 ml,以2 000 r/min离心5～10分钟,吸干上清液。

(2)如为血性标本,可加入去血处理液(冰醋酸乙醇液、50%乙醇液等)振荡后,再离心处理。

(3)加入10%中性缓冲福尔马林固定液,混匀,2 000 r/min离心5分钟。

(4)吸干上清液后,轻轻沿管壁加入95%乙醇,静置1～2小时。

(5)以尖头硬签将沉淀物轻轻挑出,以滤纸包裹,放入脱水盒,95%乙醇继续固定。

(6)常规脱水,包埋处理。

(二)肠衣包裹法

1. 积液标本

(1)按常规方法获取细胞样本后(如为血性积液应做去血纯化处理),吸去上清液,加入

95%乙醇 2～5 ml 混匀,2000 r/min 离心 5 分钟(图 5 - 6A)。

(2) 吸去上清液,将沉渣用吸管转移到剪成适当大小的肠衣中间,聚拢收口(图 5 - 6B、C)。

(3) 放置于包埋盒中,浸没于 10%中性缓冲福尔马林固定液中。

(4) 正常脱水处理,包埋时注意方向。

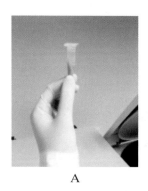 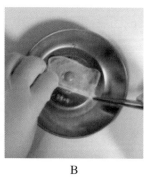 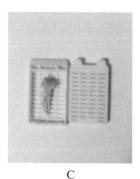

A   B   C

图 5 - 6 积液样本制作细胞块过程

A.样本去血富集后,弃上清液后加入 95%乙醇混匀离心 5 分钟;B.去上清液后将沉渣用吸管转移至肠衣中间;C.肠衣聚拢收口,置于包埋盒。

2. 细针穿刺标本

(1) 按细针穿刺操作流程(具体见第七节)获取所需细胞成分,为了获得较大数量的细胞,可适当增加穿刺次数。

(2) 将穿刺标本全部推在玻璃片中部,涂开一部分留作细胞学诊断或评估细胞量用,其余不涂开(图 5 - 7A)。

(3) 如穿刺样本为液性或细胞量较少,可以将针头用注射器在事先准备好的无菌生理盐水或其他保存液中反复冲洗,离心后取沉渣制作细胞块(方法同积液样本)。

(4) 用 95%乙醇固定 10 秒后,用另一张干净的载玻片把未涂开标本刮到剪成适当大小的肠衣中间。聚拢收口,放置于包埋盒中,浸没于 10%中性缓冲福尔马林固定液中(图 5 - 7B～E)。

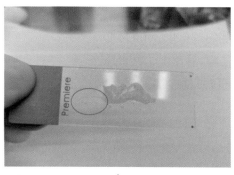 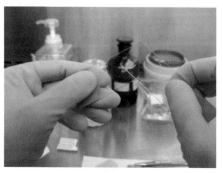

A   B

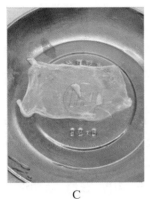 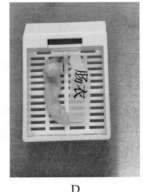 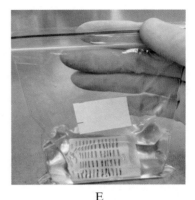

C　　　　　　　　　　　D　　　　　　　　　　　E

图 5-7　细针穿刺样本制作细胞块过程

A. 将穿刺标本涂开一部分留作细胞学诊断或评估细胞量用，其余不涂开；B. 95% 乙醇固定后，用另一张干净的载玻片把未涂开标本刮下；C. 标本置于肠衣中间；D. 肠衣聚拢收口，置于包埋盒；E. 10% 中性缓冲福尔马林固定。

四　注意事项

（1）肠衣的制备。使用盐渍猪肠衣清水漂洗干净盐分、肠衣充水检查无明显漏洞后，清水浸泡 1～2 小时，沥去多余水分，福尔马林或 TCT 细胞保存液固定。

（2）标本包埋时需要注意方向，将富含目标细胞处对准包埋面。如目标细胞数量较少，可以在包埋时去除肠衣。

（3）积液标本应尽量去除血液成分，使细胞成分集中。

第七节　细胞病理学穿刺技术

细针穿刺（fine needle aspiration，FNA）是一种通过细针吸取，采集细胞或组织标本，从而观察可疑病灶内的肿瘤及非肿瘤性组织异常变化的细胞学表现方法。该方法通常用来检查实质性脏器的肿瘤，确定细胞的良恶性质及可能的组织类型。细针穿刺具有简便、准确、快捷、经济及安全的优点，因而日益受到广大患者与临床医生的青睐。

一　适用范围

适应证广泛，体表任何可触及的肿块均可采用。常见穿刺部位为：体表淋巴结、甲状腺、涎腺、乳腺、皮肤及软组织肿块等。

二 操作前的准备

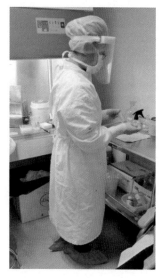

图 5-8　穿刺人员着装准备

（1）签署细针穿刺检查知情同意书，操作前应先向患者介绍细针穿刺活检的目的、步骤及可能出现的并发症，并留下患者或家属的联系方式。

（2）了解患者的病史，包括现病史、既往史、辅助检查结果以及临床医生有无特殊要求（是否需要制作细胞块或新鲜标本行免疫组化或基因检测等）。

（3）仔细检查肿块的大小、形态、边界、数量、活动性及与周围组织的关系，并选择合适的穿刺点。

注意事项：①操作人员准备，整齐穿戴白大褂、佩戴口罩、戴无菌手套，并根据患者情况做必要的防护着装（图 5-8）；男性医务人员对女性患者敏感部位检查时必须有一名女性医务人员在场。②大多数可触及的体表肿块均可由细胞病理科医生完成，深部病灶应在影像学引导下由各专科医生完成。

三 细针穿刺操作流程

针头的选择：细针的标准是指针具外径≤0.9 mm，国内指≤9 号针头，相当于国外≥20 G。体表针吸用针长度多在 3 cm 以内，一般使用 7 号针头（外径 0.7 mm），10 ml 一次性干燥注射器。临床可根据个人习惯和患者情况选用针头。一般来说，针头越细，出血较少，疼痛较轻。

（1）仔细消毒，包括穿刺部位和操作者按压肿块的手指。

（2）穿刺者以左手拇指或示指及中指固定肿块及其周围皮肤，右手持针，进针方向一般与体表垂直或呈 45°角，由皮肤进针，再进入肿块或淋巴结内（图 5-9A）。进针深度以刺入肿块或淋巴结假想直径的 1/3～2/3 为度。

（3）右手将注射器芯向后牵拉 2～3 ml，使注射器保持负压，在同一针道多次快速"啄木鸟式"穿刺肿块（10～20 次），穿刺过程一般不超过 10 秒，消除负压后出针。

（4）出针后用无菌干棉球压迫针眼，嘱患者压迫时间＞15 分钟。

（5）出针后取下针头，将筒芯后拉充气，再连接针头，然后将针头内标本推出针尖大小的量到清洁的玻片上（图 5-9B）。

（6）平放针头轻轻地均匀地沿同一方向涂片（图 5-9C），或使用另一干净载玻片轻压样本，轻而均匀地向下展开（图 5-9D）。

（7）涂片后及时放入 95% 乙醇中固定 10 分钟，行巴氏染色或 HE 染色。也可根据诊断需要制作风干涂片行 Romanowsky 类染色。

（8）操作完毕后请患者安静休息半小时后方可离开，以便在发生不适时及时处理。

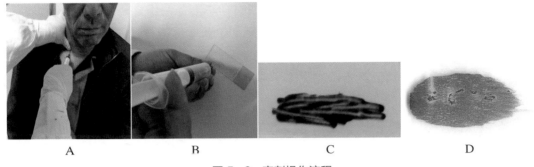

图 5-9　穿刺操作流程

A.左手拇指固定肿块,右手持针,垂直进针;B.抽吸样本后出针,将针头内标本推出针尖大小的量到清洁的玻片上;C.针头涂片法制片效果;D.玻片推片法制片效果。

四　注意事项

（1）肿块较小或血供丰富脏器如甲状腺,可选用无负压抽吸法。采用无负压抽吸法时应保持穿刺针通畅。

（2）囊性肿块尽量吸尽囊液,然后对实性区域进行再次穿刺。

（3）穿刺物为脓液,应考虑同时做微生物培养。

（4）若穿刺时因针头刺破血管导致出血,应立即停止穿刺并压迫止血。

（5）一个肿块的穿刺次数建议＜3 次,肿块较大时要注意同时吸取边缘部位的细胞成分。如需送样本做辅助检查,可再加 1～2 次穿刺(细胞块的制作方法见第六节)。

（6）穿刺过程中密切关注患者的反应,并及时询问患者的感受,必要时立刻退针并采取相应的处理措施。

（7）涂片制作应快而均匀,不可在同一部位来回搅拌,以免损伤细胞。

第八节　印片细胞学与快速现场评估

快速现场评估(rapid on site evaluation,ROSE)是一项实时伴随取材过程的快速细胞学判读技术。靶部位取材时,在基本不损失组织标本的前提下,将部分表面细胞印涂于玻片,制成细胞学涂片,迅速染色并以专用显微镜综合临床信息立即判读。ROSE 技术主要分为两大部分：①细胞学快速现场评估(cytological rapid on-site evaluation,C‑ROSE);②微生物学快速现场评估(microbiological rapid on-site evaluation,M‑ROSE)。病理科医生以进行 C‑ROSE 为主。

现场细胞学检查主要针对各种细胞学甚至组织学的标本的量和质做出快速评价,主要用于评价取材满意度;同时可以实时指导各类医疗操作的手段与方式,如调整取材部位及方式或指导手术范围等。现场评估工作还能够对取材样本形成初步诊断或缩小鉴别诊断范围,预判肿瘤分期,加快疾病诊疗流程。当然,对靶部位获取标本进行合理分配是目前现场评估细胞学非常重要的作用,如通过对标本质量的评估判断取材量是否能够满足包括病理学诊断、免疫组化及分子检测等各项检测的要求;如怀疑为感染性病变,可以及时留取无菌标本,进行细菌或真菌培养,以及进行 NGS 检测。本章介绍笔者较为熟悉的两种快速现场评估的应用。

一 气管镜检查现场细胞学评估

(一) 标本类型
(1) 气管镜刷检、活检、EBUS-TBNA 穿刺标本。
(2) 常见的 ROSE 制片方法　印片、滚片、刷片、留片、喷片。

(二) ROSE 的常用染色方法
染色方式可根据单位实际情况自行选择。下面仅简单介绍笔者较熟悉的快速 HE 染色、Diff-Quik 染色及真菌快速荧光染色法(具体染色方法见第十节相关内容)。

1. 快速 HE 染色　涂片后需立刻放入 95% 乙醇中固定,细胞退变较小,染色效果与组织学形态对应性较强。HE 染液对细胞团渗透性较好,对细胞涂片厚度要求不高,可以清晰显示细胞团的结构及细胞核的形态特点。快速 HE 染色用时 2～3 分钟,比 Diff-Quik 染色时间长,较改良巴氏染色时间短,并可以吹干封片,减少对操作现场的二甲苯污染(图 5-10)。

2. Diff-QuiK 染色法　迪夫染色(Diff-Quik)是经典的 ROSE 细胞学涂片快速染色方法。涂片自然干燥固定后,一般可在 90 秒内完成 Diff-Quik 染色。该方法的优点在于简单快速,干固定使细胞因退变及表面张力而变得扁平,面积大于湿固定,细胞外形变化较大,易于诊断体积较大的肿瘤细胞,较易辨认胞质颗粒及背景物质。缺点在于细胞核结构清晰性较差。为保证涂片快速干燥,往往采用推片制片法,诊断时阅片范围也相应扩大(图 5-11)。

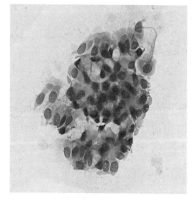

图 5-10　正常纤支镜快速评估镜下所见

支气管纤毛柱状上皮细胞及杯状细胞(快速 HE 染色,×200)。

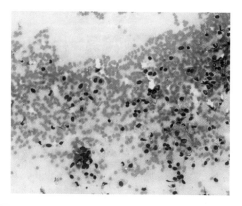

图 5-11　正常纤支镜快速评估镜下所见

支气管纤毛柱状上皮细胞、杯状细胞及组织细胞(Diff-Quik 染色,×100)(本照片由湖南娄底市中心医院龙冠晗医生提供)。

3. 真菌快速荧光染色法　主要用于真菌检查的荧光染色，目前可在 2 分钟内完成染色，可在怀疑真菌感染时使用（图 5 - 12）。

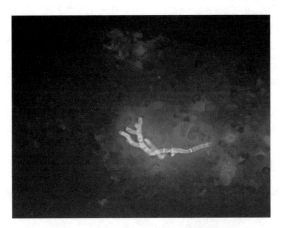

图 5 - 12　支气管镜 ROSE 涂片中的曲霉菌（真菌快速荧光染色法，×400）

（三）操作流程

（1）临床医生取样后按要求制片（一般建议涂片直径 1～2 cm），备注标本信息，包括患者姓名、取材部位等。

（2）技术员核对信息后，快速染色，封片。

（3）诊断医生核对信息后，阅片诊断，并及时反馈诊断意见给取材医生。

（4）临床取材医生根据反馈意见调整后续操作。

（四）注意事项

（1）患者信息及取材部位均需认真核对，因为 ROSE 诊断时往往有多个部位。因此，涂片制备时应当明确标注姓名、部位，甚至涂片次序等，多信息核对。

（2）穿刺标本中的血性成分往往会对 HE 染色的细胞形态观察造成干扰。因此，制片时应注意在血液中挑取细胞成分进行 ROSE 制片。

二　乳腺癌前哨淋巴结印片诊断

本节内容及图片资料均由复旦大学附属肿瘤医院病理科脱落细胞室平波、王彦丽医生提供。

淋巴结印片的快速评价，可以指导手术范围，类似冷冻切片诊断的作用，同时标本损失少，可降低微小转移的漏诊率。

（一）标本类型

经过亚甲蓝（美兰）标记的乳腺癌前哨淋巴结。

（二）操作流程

（1）核对患者信息及淋巴结数量后，钝性分离剥取淋巴结。

（2）选取最大淋巴结，垂直于淋巴结长轴距包膜 2 mm 起做一切面，将切开的两面均完整轻柔地印于干净的玻片上（图 5 - 13A）。

（3）每隔 2 mm 继续做连续切片，每个切面均行印片（图 5－13B）。所有淋巴结从大到小依次制片。

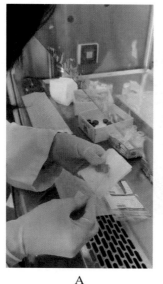
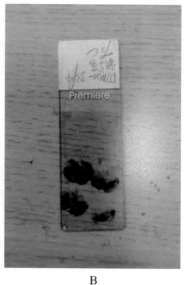

A   B

图 5－13   前哨淋巴结制片流程

A. 淋巴结切开后将两面摊开，完整轻柔印于干净的玻片上；B. 每隔 2 mm 做连续切片，每个切面均行印片，固定后行 HE 染色。

（4）制片完成后应立即放入 95% 乙醇内固定，固定时间 3～5 分钟。

（5）快速 HE 染色（流程见下），吹风机吹干后中性树胶封片，阅片诊断（图 5－14）。

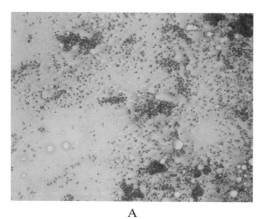
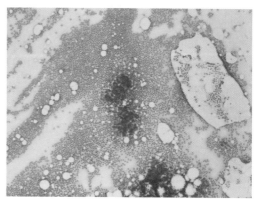

A   B

图 5－14   前哨淋巴结印片镜下所见

A、B. 转移性乳腺导管癌（HE 染色，×100）。

1）苏木素染液染色 80 秒。

2）清水洗 20 秒。

3）0.03% 盐酸乙醇分化 20 秒。

4）自来水冲洗 20 秒。

5）温水水洗返蓝 40 秒。

6）伊红染液 20 秒。

7）70% 乙醇，20 秒。

8）95% 乙醇，20 秒。

9）无水乙醇两道各 20 秒。

（三）注意事项

（1）淋巴结每次切片前均应当用干纱布清洁刀片，以免污染。

（2）制片过程同冷冻病理要求，不可用水冲洗。

第九节　细胞学的固定

细胞涂片的迅速固定是制片过程中关键的一步，否则会影响细胞学诊断的准确性。

一　常用的固定剂种类

1. 95% 乙醇　是最常用的细胞固定剂，乙醇作为一种脱水剂，能够防止细胞内的酶将蛋白质分解而自溶，并凝固细胞内的物质如蛋白质、脂肪和糖类等，从而使细胞各部分，尤其核染色质易于着色。一般固定时间为 15～30 分钟，固定时间不宜超过 1 周。

2. Carnoy 固定液　常作为血性涂片的固定剂。配制方法：无水乙醇、氯仿和冰醋酸以 6∶3∶1 混合而成。涂片在 Carnoy 固定液中浸泡时间最好不要超过 3～5 分钟，浸泡后需将涂片移入 95% 乙醇中。

3. 保护膜固定剂（carbowax，聚乙二醇）　可作为湿固定的替代方法，其组成以乙醇为主，加上一些蜡样物质，能在涂片细胞表面形成一层保护膜。可由聚乙二醇 50 mg、95% 乙醇 950 ml 混合溶解配制而成。

4. 甲醇、乙醚乙醇液（1∶1）　这两种固定液固定效果与 95% 乙醇作用相似，但由于挥发性及毒性较大，现在基本不再使用。

5. 10% 中性缓冲福尔马林　用于细胞块标本的固定。

二　细胞的固定方法

1. 湿固定法　湿固定法是指将细胞涂片制备完成后，在涂片尚未干涸（湿润状态）时即放入固定液（如 95% 乙醇，甲醇等）中固定的方法。一般放入固定液中固定 15～30 分钟。痰涂片、妇科涂片、穿刺物涂片、食管拉网涂片和腔镜刷取涂片都应该用湿固定方法。其他标本，如体液、尿液或冲洗液等，涂片制备后，虽然不能立即放入固定液内，但也应该尽量按湿固定原则处理，即涂片潮干时，马上放入固定液中。液基细胞学标本也是湿固定，并应在制片后马上放置于95%乙醇中固定。

2. 干固定法　是让涂片自然风干或加热干燥的固定方法,适用于Romanowsky染色(包括MGG、Wright、Giemsa、Diff-Qiuk、Field和刘氏等染色)。此固定法使细胞与玻片结合紧密,不易脱片,但细胞因退变及表面张力而变得扁平,面积大于湿固定,细胞外形变化较大。在判读时应对其细胞的形态改变特点有清楚地认识。

3. 喷雾固定法　涂片制片完成后,将细胞保护膜固定液均匀喷洒在涂片上,静置至干燥即可达到固定目的。此固定方式能在涂片细胞表面形成一层保护膜,染色前需先浸入95%乙醇内15~20分钟溶解蜡膜后方可染色。

三　注意事项

（1）为了防止细胞污染,凡是使用过的固定液,原则上应过滤后才能再使用。乙醇浓度低于90%时应该及时更换新液。

（2）标本在新鲜时及时固定是保证染色效果的重要因素。

（3）涂片标本如需邮寄,可在固定15分钟后取出,立即加甘油数滴于涂片上,装入密封的小盒中。实验室在收到标本后,先浸入95%乙醇中,使甘油溶去,再进行染色。

第十节　细胞学染色

一　染色目的

染色的目的是使细胞形态及组织结构易于观察辨认,染色得当的涂片能够更清楚地显示细胞核和细胞质内部各种细微结构,有利于对各类细胞的准确识别。因此,熟悉各种染料性质和染色方法并合理使用,是成功开展细胞学检查的重要前提。

二　常用的细胞学染色方法

（一）巴氏染色法

巴氏染色法是常用的细胞学染色之一,它被广泛应用于宫颈细胞学标本的染色,部分非宫颈标本也推荐使用巴氏染色。它具有细胞核结构显示清晰,胞质染色鲜艳并可显示鳞状细胞胞质分化程度等优点。

1. 染色流程　本文按贝索巴氏染液流程,仅供参考。

（1）95%乙醇固定标本至少10分钟。

（2）清水洗2~3遍。

（3）苏木素染液3分钟。

（4）清水洗至清水无色为止。

(5) 0.025%盐酸乙醇 1 分钟。

(6) 清水洗 2～3 遍。

(7) 碳酸锂溶液碱化 30 秒～1 分钟后,清水洗 2～3 遍,或自来水水洗返蓝 10 分钟。

(8) 95%乙醇脱水至水珠不挂玻片。

(9) 橘黄 G 染液 5 秒。

(10) 95%乙醇两道,各 1 分钟。

(11) EA50 染液 2 分钟。

(12) 95%乙醇两道各 1 分钟。

(13) 无水乙醇两道脱水共 5～10 分钟。

(14) 二甲苯两道透明共 5～10 分钟。

(15) 中性树胶封固,编号。

2. 染色结果　角化细胞呈粉红色,过度角化细胞呈橘黄色,角化前细胞呈浅蓝色或浅绿色,细胞核呈蓝紫色(图 5 - 15)。

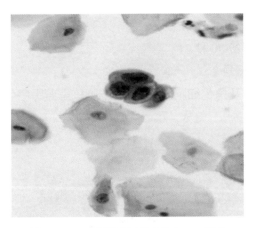

图 5 - 15　宫颈涂片(巴氏染色,×400)

3. 注意事项

(1) 染液染色时间为新染液时的理论染色时间,气温低、染液陈旧时,染色时间需要更长一些,夏天需时间短些。

(2) 苏木素在每日使用前需要用滤纸过滤。

(3) 各步水洗要充分,但不可用流水直接冲洗玻片。

(4) 无水乙醇脱水时间要充分,保证乙醇浓度,经常更换。

(5) 二甲苯要经常更换,若从无水乙醇到二甲苯时出现白色絮状物质,需要无水乙醇和二甲苯同时更换。

(6) 更换二甲苯时染缸无须水洗,倾倒后用无絮清洁纸擦拭干净即可。若用水洗,则保证染缸擦拭至干燥状态。

（二）HE 染色

巴氏染色和 HE 染色的涂片在诊断价值上没有根本区别，但巴氏染色能提供非常清楚的细胞核细微结构，使胞质透明、多彩，一些产生角质蛋白的癌与其他肿瘤相比易于鉴别。细针穿刺细胞学标本因形态更接近于组织学，所以习惯于使用 HE 染色。

1. 染色流程

（1）95％乙醇固定标本至少 10 分钟。

（2）清水洗 2～3 遍。

（3）苏木素染液 3～5 分钟。

（4）清水洗 2～3 次。

（5）0.5％盐酸乙醇分化 3～5 秒。

（6）清水洗 2～3 遍。

（7）碳酸锂溶液碱化 30 秒～1 分钟后清水洗 2～3 遍，或自来水水洗返蓝 10 分钟。

（8）伊红染液 1 分钟。

（9）95％乙醇 4 道，各 30 秒。

（10）无水乙醇 2 道各 30 秒。

（11）二甲苯两道透明各 30 秒。

（12）中性树胶封固，编号。

2. 染色结果　细胞质及角化细胞呈粉红色，细胞核呈蓝黑色（图 5－16）。

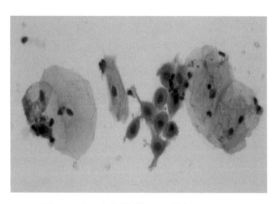

图 5－16　宫颈涂片（HE 染色，×400）

3. 注意事项　HE 染色过程与巴氏染色过程基本相同，所以注意事项也基本相同。

（三）快速 HE 染色

快速 HE 可用于对活检样本快速现场评估（ROSE），全程用时约 2 分钟。因染色效果与组织学染色相似，有助于细胞学涂片与组织学结果对照，不同单位染色方式可能有微调。现介绍作者单位用于 ROSE 诊断的改良快速 HE 染色流程。

1. 染色流程

（1）95％乙醇固定标本 20 秒。

（2）清水洗 5 秒，甩干水分。

（3）苏木素染液加热染色 30 秒。

（4）清水洗 10 秒。

（5）1%盐酸乙醇分化 1～2 秒。

（6）温水水洗返蓝 20～30 秒，或水洗后 3%碳酸锂溶液碱化促蓝 5 秒。

（7）伊红染液 5 秒。

（8）95%乙醇 2 道，各 5 秒。

（9）无水乙醇 2 道，各 5 秒。

（10）二甲苯 2 道透明各 5 秒或快速吹干。

（11）中性树胶封固，编号。

2. 染色结果　与常规 HE 染色效果类似（图 5‑17）。

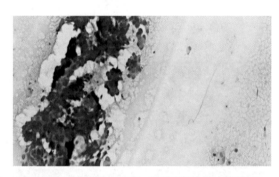

图 5‑17　纤支镜现场快速评估：肺腺癌（快速 HE 染色，×100）

3. 注意事项

（1）快速 HE 染色过程与巴氏染色过程基本相似，所以注意事项也基本相似。

（2）因染色过程需要加热，可能对染色场地有所要求。

（3）快速 HE 染色方法可按现场条件调节。

（四）Diff-Quick 染色法

Diff-Quick 染色法是在 Wright 染色基础上改良的一种快速染色方法，其特点在于染色时间短，步骤简单。Diff-Quick 染色是被推荐用于快速现场评估（ROSE）细胞学涂片的快速染色方法，但细胞结构显示较为粗糙。Diff-Quick 染色要求涂片在固定前先在空气中干燥。

迪夫染色只需要两种染液，一般由 1%伊红 Y 水溶液和亚甲蓝乙醇饱和溶液组成，商品染液可分染液 Ⅰ 及染液 Ⅱ，分别针对细胞不同成分进行染色，耗时约 1 分钟，一般可在 90 秒内完成。

1. 染色流程

（1）（乙醇或甲醇）固定液固定 20 秒。

（2）染液 Ⅰ，5～10 秒。

（3）染液Ⅱ,5～10 秒。

（4）冲洗后趁湿在显微镜下观察。

（5）将观察后认为有价值的涂片带回实验室,用二甲苯透明,固封保存。

2. 染色结果　细胞核深蓝色,基质紫色,淋巴细胞核为紫色,白细胞核为深蓝色,胞质淡粉色,红细胞粉红色。

3. 注意事项　Romanowsky 染色(包括 MGG、Wright、Giemsa、Diff-Qiuk、Field 和刘氏等染色)需要固定前在空气中干燥。因此,往往要求涂片制作较薄,易于干燥。

（五）真菌快速荧光染色

真菌快速荧光染色是通过 β-D 葡聚糖结合蛋白为媒介将荧光素标记到真菌细胞壁中几丁质等多糖的 β-糖苷键上,形成荧光复合物,在荧光显微镜下可以将真菌的形态和轮廓清晰地显示出来(图 5-18)。一般 1 分钟即可染色完成,具有染色时间短,步骤简单,显像清晰的特点。但由于需要专用的荧光显微镜及暗视野下对于细胞背景判断与光镜下不同,因此,正确诊断需要有一定的经验。

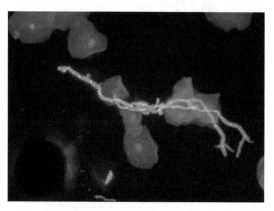

图 5-18　荧光显微镜下宫颈液基细胞学涂片中的白色念珠菌

（快速荧光染色,×400）

1. 染色流程

（1）涂片(传统涂片和液基涂片均可)在干净的载玻片上;血液、尿液等细胞量较少的液体标本应先离心,取细胞沉渣涂片,风干或烤干;石蜡切片需常规脱蜡水洗,甩干水分待检。

（2）直接向样本上滴 1 滴染色液,盖上盖玻片,使染色液覆盖整个样本,染色约 1 分钟。

（3）压片,吸去多余染液,于荧光显微镜下观察。

2. 注意事项

（1）样本采集、运送、处理过程要尽量排除污染,载玻片、盖玻片均需注意清洁,避免污染。

（2）组织样本需要充分脱蜡和水化。

（3）操作时应避免日光或强灯光直射。

（六）福尔根染色（Feulgen 法）

样本经过盐酸水解后，DNA 分子中的嘌呤碱基被解离，从而在脱氧核糖的一端出现醛基。Schiff 试剂可与游离的醛基结合反应形成发色团，从而显示出 DNA 的含量，目前多用于细胞学 DNA 倍体分析技术中。以下简单介绍 DNA 倍体分析系统染色步骤，为保证临床工作，染色效果类似 HE 染色。

1. 试剂准备

（1）BS 固定液：15% 甲醛、5% 乙酸及 80% 甲醇。以配制 400 ml 为例，用量筒分别量取甲醛 60 ml、冰醋酸 20 ml 及甲醇 320 ml，置于广口瓶内混匀。

（2）5 mol 盐酸：58% 蒸馏水；42% 浓盐酸。以配制 500 ml 为例：用量筒量取蒸馏水 290 ml 于细口瓶，再量取 210 ml 浓盐酸，缓缓倒入水中，切不可将水倒入浓盐酸中。由于反应过程会产生热量，待冷却后使用。

（3）染色液（500 ml）的配制：染料 A（硫瑾）、染料 B（偏重亚硫酸钠）。

1）恒温箱设置为 35℃，将锥形瓶内盛装 500 ml 蒸馏水并置于温箱过夜。

2）称取染料 A 0.5 g，染料 B 0.5 g，置于锥形瓶内，量筒量取 490 ml 预热的蒸馏水，再用移液管量取 10 ml 5 mol/L 盐酸加入其中，放置恒温箱磁力搅拌器上搅拌 40 min 后，过滤备用。

2. 染色步骤

（1）固定：BS 固定液中固定 30 分钟，35℃ 恒温设备中进行。

（2）冲洗：流水洗涤 1 分钟（6～8 次），室温下进行。

（3）酸解：5 mol/L 盐酸中酸解 25 分钟，35℃ 恒温设备中进行。

（4）冲洗：流水洗涤 1 分钟（6～8 次），室温下进行。

（5）DNA 染色：DNA 染液中染色 40 分钟，35℃ 恒温设备中进行。

（6）冲洗：流水洗涤 1 分钟（6～8 次），室温下进行。

（7）蒸馏水漂洗：于 35℃ 的蒸馏水中浸洗 5 分钟，35℃ 恒温设备中进行。

（8）梯度乙醇脱水：50%—75%—95% 乙醇中逐级脱水各 3 分钟。

（9）伊红染色：伊红染液中染色 1.5 分钟。

（10）脱色脱水：无水乙醇两道各 3 分钟。

（11）晾干、封片：自然晾干或用冷风吹干后进行封片。

3. 染色结果　染色效果与 HE 染色类似。

4. 注意事项

（1）涂片应尽量保证薄层平铺。

（2）染色步骤较繁复，需要严格注意温度，以及染液的新鲜配制。

（胡　沁　侯英勇）

第六章　血液及造血组织

第一节　血液及骨髓涂片瑞氏-吉姆萨染色

瑞氏-吉姆萨染色(Wright-Giemsa stain)又称瑞-吉氏染色,是目前光学显微镜下常规观察各类标本中造血细胞形态最为通用的染色方法。

一　染色原理

瑞氏-吉姆萨染色是基于 Romanowsky stain 技术原理改良而来的,细胞着色是由于染料透过被染物并留存其中,此过程既有化学亲和反应,又有物理吸附作用。瑞氏染料中含有碱性亚甲蓝和酸性伊红两种主要成分,而吉姆萨染料是由天青 II 染料与伊红混合而成的。各种细胞及其内的各种物质由于化学性质不同,对各染料的亲和力也不一样,因此显现出不同的色调与性状,有利于对其进行形态学特征分辨(图 6-1)。

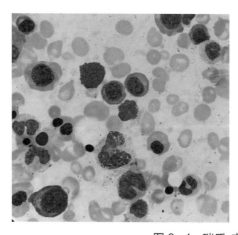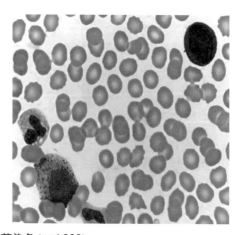

图 6-1　瑞氏-吉姆萨染色(×1000)

二 试剂配制

（1）瑞氏-吉姆萨混合染液：瑞氏染料 0.5 g，吉姆萨染料 0.5 g，加入 500 ml 的甲醇中充分混匀。

（2）pH6.8 磷酸盐缓冲液。

三 标本要求

自然干燥的周围血涂片、骨髓涂片、脑脊液甩片或淋巴结印片等。

四 操作步骤

（1）在标本涂膜上滴瑞吉氏染液 10 滴左右，以覆盖标本涂膜为准，放置约 1 分钟。

（2）于标本上滴加缓冲液 15 滴左右，比染色液稍多，后用洗耳球轻轻吹出涟漪，使两种液体混匀，染色 10～20 分钟。

（3）将玻片端平在流水下冲洗，晾干，镜检。

五 结果判读

细胞膜、核膜及染色质结构清晰。成熟红细胞完整，染色呈微杏色。国际血液学标准化委员会（International Council for Standardization in Heamatology，ICSH）推荐的染色要求：细胞核染色质为蓝紫色，核仁染为浅蓝色，嗜碱性胞质为蓝色，中性颗粒为紫色，嗜酸颗粒为橘红色，嗜碱颗粒为紫黑色，血小板颗粒为紫色，红细胞为红色至橘黄色，中毒性颗粒为黑色，Auer 小体为紫色，杜勒氏小体为浅蓝色，霍威尔-佐利小体为紫色。

六 注意事项

（1）染色最后流水冲洗一定要将玻片端平冲洗，切勿将染液倾去再冲洗，否则会出现染料结晶附着于标本膜上。

（2）染色时间可根据天气、温度、细胞密集程度等条件适当延长或缩短，骨髓片染色时间适当延长，脑脊液细胞甩片染色时间适当缩短。

第二节 血液及骨髓涂片细胞化学染色

细胞化学染色（cytochemical stain）以细胞形态学为基础，在基本保持细胞完整形态及结构的前提下，运用化学反应的原理，将细胞内的各种化学成分（包括酶类、脂类、糖类、铁、蛋白质及核酸等生理活性物质）进行原位显示。采用的方法通常为化学结合和物理溶解及酶-底物反应等，可做定性、定位及半定量分析。细胞化学染色可用于探索细胞内的化学成分、生理功能及生理病理改变,是临床上辅助血液系统疾病的诊断及鉴别诊断的重要实验室检查手段之一,尤其是在判断急性白血病细胞类型方面具有重要意义。

一 过氧化物酶染色

1. 原理　目前,临床上最为常用的过氧化物酶染色(peroxidase stain,POX)染色方法为二氨基联苯胺法,其原理为细胞内存在过氧化物酶活性时,可将过氧化氢(H_2O_2)分解,产生出新生态的氧,进而可使无色的二氨基联苯胺脱氢转变为蓝色的联苯胺蓝。联苯胺蓝是一种不稳定的中间产物,它可以进一步氧化变成棕色的化合物,定位于酶活性的细胞质内。正常情况下,粒系和单核系细胞 POX 常呈阳性,并与细胞分化程度有关,早期原始粒细胞和原始单核细胞可呈阴性反应,而分化好的原始粒细胞及其以下阶段细胞随细胞成熟阳性反应增强。嗜酸性粒细胞呈均匀粗大颗粒状阳性,嗜碱性粒细胞阴性。单核细胞常呈弱阳性。淋巴细胞、浆细胞、组织细胞、有核红细胞和巨核细胞均阴性(图6-2)。

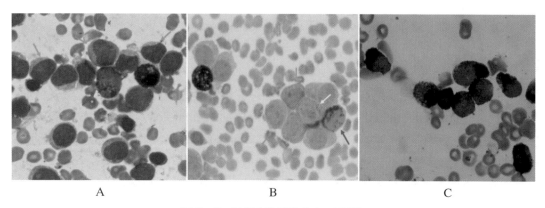

图6-2　过氧化物酶染色(×1000)

A. 绿箭头阴性;红箭头阳性;B. 绿箭头阴性;黄箭头弱阳性;红箭头阳性;C. 视野内细胞均呈强阳性反应(异常早幼粒细胞白血病)。

2. 试剂配制

(1) 0.3%联苯胺乙醇溶液(Washburn 氏染液):联苯胺 0.3 g 加入 99 ml 无水乙醇,后加入饱和浓度(36%)的亚硝基铁氰化钠水溶液 1 ml。

(2) 稀过氧化氢(过氧化氢)溶液:3% H_2O_2 溶液 50 μl + 蒸馏水 5 ml,新鲜配制。

(3) 瑞氏-吉姆萨染色液(详见前文)。

3. 标本要求　新鲜干燥的周围血涂片或骨髓涂片。

4. 操作步骤　干燥涂片,0.3%联苯胺乙醇溶液固定 1 分钟,蒸馏水冲洗,待干或滤纸吸干。

无须将玻片上的联苯胺液倾去,直接加等量的稀过氧化氢(过氧化氢),混匀染 4 分钟,流水冲洗,待干或滤纸吸干。

瑞氏-吉姆萨染液复染 15 分钟左右,流水冲洗,待干后镜检。

5. 结果判读　POX 染色反应阳性呈棕黑色,定位于胞质中,偶有覆盖核上,可为局灶性、颗粒状或块状,判断标准如表 6-1 所示。

表 6-1　POX 染色结果判读标准

染色反应	标　　准
-	胞质内无颗粒
±	胞质内有细小阳性颗粒
+	胞质内有粗大阳性颗粒,呈局灶分布
+ +	阳性颗粒粗大密集,占胞质的 1/3～1/2
+ + +	粗大阳性颗粒几乎布满胞质
+ + + +	阳性颗粒成团块状,充满胞质甚至覆盖核上

镜检计数 100 个所需观察的白血病细胞,按阳性、弱阳性、阴性以百分比报告。

6. 临床意义　POX 结果可作为细胞类型的鉴别依据,是临床上辅助判断急性白血病类型首选的、最重要的细胞化学染色。通常,原始细胞阳性率>3%考虑为急性髓细胞性白血病(acute myeloid leukemia,AML),但阴性不能肯定为急性淋巴细胞性白血病(acute lymphocytic leukemia,ALL),还需除外分化极差的 AML-M0、少数 M5a 及 M7 等,需要结合免疫分型进一步鉴定。在 FAB 分型的各类急性白血病中,白血病细胞的 POX 反应强弱一般顺序为:M3>M2b>M2a>M4>M1>M5>ALL。①急性粒细胞性白血病:原始粒细胞呈阳性反应,少数为阴性,通常为(+)～(++),急性早幼粒细胞性白血病:异常早幼粒细胞呈强阳性反应,为(+++)～(++++),可呈“碳球”样。②急性粒单核细胞白血病:原始单核、幼稚单核细胞呈阴性或弱阳性,原始粒细胞呈阳性或阴性。急性单核细胞性白血病:原始单核、幼稚单核细胞呈阴性或弱阳性。③ALL 均呈阴性反应,原始细胞阳性率>3%可除外 ALL。需注意骨髓中残存的极少量正常原始粒细胞可能呈阳性反应。④其他:骨髓增生异常综合征及某些白血病中可见成熟中性粒细胞 POX 活性下降。

7. 注意事项

(1) 镜检时需要注意对照片中自身质控细胞是否为阳性(成熟中性粒细胞)或阴性(淋巴细胞),从而评估染色质量。

(2) 标本应尽量选用新鲜血涂片或骨髓涂片。

(3) 稀过氧化氢(过氧化氢)溶液需新鲜配制,保质保量,一般由 3%过氧化氢溶液稀释100 倍得到。

(4) AML-M3 细胞内酶含量高,可适当缩短染色时间。

(5) 若出现因细胞太多,POX 反应较弱或着色不理想,可对涂片进行复染,以增强染色效果。

二　过碘酸-Schiff 反应

1. 原理　过碘酸-Schiff 反应(periodic acid-Schiff reaction,PAS)即糖原染色,细胞内的糖原和多糖类物质含有乙二醇基,在过碘酸这种强氧化剂的作用下,可被氧化产生双醛基,后者与 Schiff 试剂结合,使无色品红变为紫红色化合物,定位于含有糖原成分的部位。

根据胞质中糖原含量的多少,阳性物质可呈现粗细不等红色颗粒、块状或均匀红色(图6-3)。

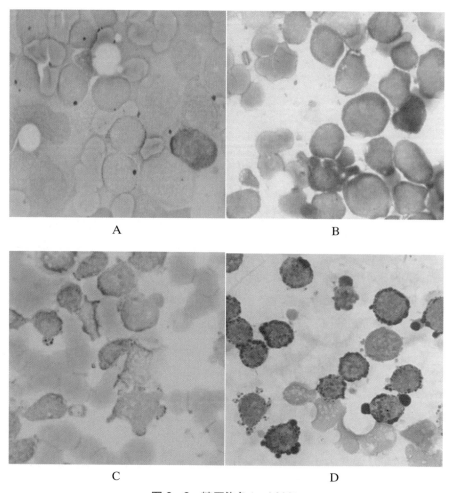

图6-3 糖原染色(×1000)

A.少数粗颗粒状阳性(急性淋巴细胞白血病);B.弥散细颗粒状阳性(急性粒细胞白血病);C.弥散细颗粒状阳性,胞质边缘处颗粒较粗大(急性单核细胞白血病);D.块状强阳性(纯红血病)。

2. 试剂

(1) 固定液:95%乙醇。

(2) 10 g/L 过碘酸溶液。

(3) Schiff 试剂:碱性品红 1 g 溶于 200 ml 煮沸的蒸馏水,当冷却至 60℃时用滤纸过滤,再加入 1 mol/L 盐酸 20 ml 和亚硫酸氢钠 2 g,塞紧瓶口,过夜,次日加入活性炭混合,过滤。滤液应为无色透明,塞紧瓶口后保存于暗冷处待用。

(4) 复染液:20 g/L 甲基绿溶液。

3. 标本要求　新鲜干燥的周围血涂片或骨髓涂片。

4. 染色步骤

(1) 干燥涂片,95%乙醇固定 30~60 秒,蒸馏水冲洗,待干或滤纸吸干。

（2）过碘酸溶液（10 g/L）室温染色 5～10 分钟，蒸馏水冲洗，待干或滤纸吸干。

（3）入 Schiff 工作液于室温染色 10～15 分钟，蒸馏水冲洗，待干或滤纸吸干。

（4）甲基绿溶液复染 2～5 分钟，蒸馏水冲洗，待干后镜检。

5. 结果判读　PAS 染色反应阳性呈红色，定位于胞质，可为弥漫均匀色、颗粒状或块状，判断标准如下。

（1）－：胞质内无染色，无颗粒。

（2）＋：胞质染微红色，或少量红色颗粒。

（3）＋＋：胞质染成红色，或 10 个以上红色颗粒。

（4）＋＋＋：胞质染深红色，或有粗大颗粒，可出现块状。

（5）＋＋＋＋：胞质染紫红色，或有粗大块状。

6. 临床意义

（1）正常血细胞的 PAS 染色反应：粒系细胞中原粒细胞为阴性反应，自早幼粒细胞至中性分叶核粒细胞均呈阳性反应，并随细胞的成熟，阳性反应程度逐渐增强，阳性性状为弥散细颗粒状；嗜碱性粒细胞的嗜碱性颗粒呈阳性，而颗粒间的胞质不着色；嗜酸性粒细胞中的嗜酸性颗粒本身不着色，而颗粒之间的胞质呈红色；分化差的原始单核细胞呈阴性，其余单核细胞通常呈均匀细颗粒状弱阳性反应，有时可在细胞边缘见粗大颗粒状阳性；淋巴细胞大多呈阴性，少数可呈背景胞质清澈的颗粒状阳性；幼红细胞和红细胞均呈阴性；巨核细胞和血小板均呈阳性反应，巨核细胞的阳性反应程度随细胞的发育成熟而增强，成熟巨核细胞多呈颗粒状或块状强阳性反应。

（2）纯红血病及骨髓增生异常综合征时，幼红细胞常呈阳性反应，且有时阳性程度及阳性率均较高，而其他良性红细胞系统疾病，如严重缺铁性贫血及巨幼细胞贫血等往往呈阴性。

（3）急性粒细胞白血病时原粒细胞呈阴性或弱阳性，阳性反应物质呈细颗粒状或均匀淡红色；急性淋巴细胞白血病时原始淋巴细胞和幼淋细胞常呈阳性，也可为阴性，阳性物质呈粗颗粒状或块状且背景胞质呈无色清澈状；急性单核细胞白血病时原单核细胞大多为阳性反应，呈弥漫均匀红色或细颗粒状，有时在胞质边缘处颗粒较粗大。因此，PAS 反应对 3 种急性白血病类型的鉴别有一定参考价值。

（4）其他：巨核细胞呈弥散强阳性反应，结合细胞边缘常有伪足突起，有助于识别急性巨核细胞白血病（M7）和骨髓增生异常综合征中的小巨核细胞；Gaucher 细胞 PAS 染色呈强阳性反应，有助于与 Niemann-Pick 细胞鉴别；腺癌细胞呈强阳性反应，发生骨髓转移时 PAS 染色有助于对其进行鉴别。

7. 注意事项

（1）Schiff 液应该避光保存，使用时不要暴露于空气中过久，否则溶液中的品红氧化分解，导致溶液变红而失效。

（2）PAS 染色后的涂片应及时镜检观察结果，因阳性反应会随放置时间开始逐渐褪色。镜检时应通过观察成熟中性粒细胞或血小板是否阳性来判断染色效果。

（3）保存良好的（已固定或未固定的）陈旧涂片、已做过瑞氏染色的涂片，均可进行 PAS

染色,但做过瑞氏染色的涂片在做 PAS 前,最好先用乙醇脱色。

三 α-醋酸萘酚酯酶染色

1. 原理 细胞内的 α-醋酸萘酚酯酶(α-naphthol acetate esterase,α-NAE)在 pH 近中性条件下能将基质液中的 α-醋酸萘酚水解,产生 α-萘酚,再与固蓝 B 等重氮染料偶联,形成不溶性的棕黑色沉淀,定位于胞质内。α-NAE 存在于单核细胞、粒细胞和淋巴细胞中,是一种中性非特异性酯酶。单核细胞系统的阳性可被氟化钠抑制,故可以同时在基质液中加入氟化钠,通过抑制试验加以鉴定(图 6-4)。

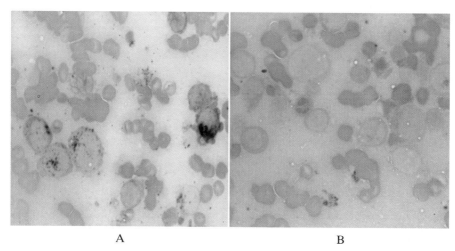

图 6-4 α-醋酸萘酚酯酶染色(×1000)

A.弥散颗粒状及絮状阳性(急性单核细胞白血病);B.添加氟化钠后阳性被抑制(急性单核细胞白血病)。

2. 试剂及配制

(1) 固定液:10%甲醛甲醇溶液(甲醛 10 ml、甲醇 90 ml,混合后置 4℃冰箱)。

(2) pH7.4 磷酸缓冲液。

(3) 工作液:α-醋酸萘酯 100 mg 溶解于 50%丙酮水溶液后,加入 pH7.4 磷酸盐缓冲液 100 ml,最后加入重氮盐 100 mg。如做氟化钠抑制试验,则另一份工作液中加入适量氟化钠(终浓度为 1.5 g/L)。

(4) 复染液 20 g/L 甲基绿溶液。

3. 标本要求 新鲜干燥的周围血涂片或骨髓涂片。

4. 染色步骤

(1) 干燥涂片,10%甲醛甲醇溶液固定 30~60 秒,蒸馏水冲洗,待干或滤纸吸干。

(2) 将涂片分别置入两份工作液(其中 1 份添加氟化钠),于 37℃孵育 60 分钟后蒸馏水冲洗,待干或滤纸吸干。

(3) 甲基绿复染 3~5 分钟,蒸馏水冲洗,待干后镜检。

5. 结果判读 α-NAE 染色反应阳性呈灰黑色至棕黑色,定位于胞质中,可为弥散性或颗粒状,判读标准如下。

（1）－:胞质内无颗粒。

（2）±:胞质内有细小阳性颗粒。

（3）＋:胞质内显现均匀浅色产物,占胞质＜1/4。

（4）＋＋:胞质内显现均匀灰黑色产物,占胞质＜1/2。

（5）＋＋＋:胞质内充满棕黑色阳性产物。

（6）＋＋＋＋:胞质内充满致密黑色阳性产物,呈团块状。

6. 临床意义

（1）α－NAE 有助于急性单核细胞白血病、急性粒单核细胞白血病与急性粒细胞白血病、急性淋巴细胞白血病的鉴别。急性单核细胞白血病的原幼单核细胞一般呈弥散絮状阳性,但阳性反应能被氟化钠抑制。急性粒细胞性白血病的幼稚细胞为弱阳性反应,但酶活性不被氟化钠抑制,其中早幼粒细胞白血病阳性强度可比急性单核细胞白血病、急性粒单核细胞白血病更高。急性淋巴细胞白血病往往为阴性,偶见局灶性分布的颗粒状阳性,不被氟化钠抑制。

（2）巨核细胞及血小板呈强阳性,不被氟化钠抑制。

（3）网状细胞及网状肉瘤细胞也可呈强阳性反应。

7. 注意事项

（1）标本应尽量选用新鲜血涂片或骨髓涂片。

（2）工作液应即配即用。

（3）氟化钠抑制试验中氟化钠终浓度很重要,微量称取要精准。

四　氯乙酸 AS－D 萘酚酯酶染色

1. 原理　细胞内的氯乙酸 AS－D 萘酚酯酶（naphthol AS－D chloracetate esterase, AS－DCE）可水解基质液中的氯乙酸 AS－D 萘酚成 AS－D 萘酚,后者再与稳定的重氮盐偶联,生成不溶性的红棕色沉淀定位于细胞质中（图 6－5）。

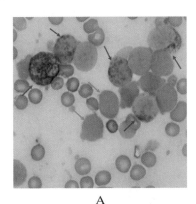
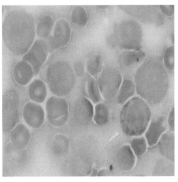

图6－5　氯乙酸 AS－D 萘酚酯酶染色（×1000）

A. 红箭头:原始粒细胞及幼稚粒细胞呈阳性;绿箭头:原幼单核细胞呈阳性（急性粒单核细胞白血病）;
B. 原幼单核细胞呈阴性,偶见弱阳性（黄箭头）（急性单核细胞白血病）。

2. 试剂

（1）固定液：10%甲醛甲醇溶液（甲醛 10 ml、甲醇 90 ml，混合后置于 4℃冰箱）。

（2）工作液：六偶氮副品红溶液［取 4% 副品红溶液（4 g 副品红溶于 2 mol/L 盐酸 100 ml）和 4% 亚硝酸钠水溶液（临时配制）各 0.125 ml，等量混合 1 分钟］；底物溶液（取底物氯乙酸 ASD 萘酚 5 mg，溶于 2.5 ml N，N－二甲基甲酰胺溶剂）；0.068 mol/L（pH 6.7）磷酸盐缓冲液；工作液（先将临时配制的 2.5 ml 底物溶液加到 47.5 ml 磷酸盐缓冲液中，而后加入临时配制的六偶氮副品红溶液）。

（3）复染液：10 g/L 甲基绿溶液。

3. 标本要求　新鲜干燥的周围血涂片或骨髓涂片。

4. 操作步骤

（1）干燥涂片，10%甲醛甲醇溶液固定 30～60 秒，蒸馏水冲洗，待干。

（2）入工作液于湿盒中 37℃ 孵育 60 分钟，蒸馏水冲洗，待干。

（3）甲基绿溶液复染 5 分钟，蒸馏水冲洗，待干后镜检。

5. 结果判读　AS－DCE 染色反应阳性呈红色颗粒状，定位于胞质中。根据阳性产物强弱，参考 NAE 阳性产物分级标准进行分级。

6. 临床意义

（1）急性粒细胞白血病时，原始和幼稚细胞呈强阳性反应，成熟粒细胞酶活性下降或消失，慢性粒细胞白血病急粒变时酶活性增强。

（2）单核细胞白血病时一般呈阴性反应，部分幼稚单核细胞可呈阳性反应。

（3）鉴别嗜碱性粒细胞与肥大细胞：前者呈阳性或阴性，后者强阳性。

7. 注意事项

（1）染色所用的容器必须洁净，正常工作液颜色为淡红色或红色，如为极深的红色，则说明试剂失效，需重新配制。

（2）工作液临用前新鲜配制，10 分钟内使用，以免影响染色效果。

五　酸性磷酸酶染色

1. 原理　细胞内的酸性磷酸酶（acid phosphatase，ACP）在酸性（pH5.0）条件下水解基质液中的磷酸萘酚 AS－BI，释放出萘酚 AS－BI，后者与基质液中的重氮盐偶联形成不溶性的有色沉淀，定位于细胞质内酶所在的部位。

2. 试剂

（1）固定液：95% 乙醇。

（2）工作液：将重氮盐溶液与硝酸钠溶液 1：1 彻底混匀后静置 2 分钟，加入蒸馏水稀释后再分别加入磷酸萘酚 AS－BI 及磷酸缓冲液，调整 pH 至 4.7～5。如做左旋酒石酸（L－酒石酸）抑制试验，则另配一份工作液加入 L－酒石酸溶液 2 ml。

（3）复染液：20 g/L 甲基绿溶液。

3. 标本要求　新鲜干燥的周围血涂片或骨髓涂片。

4. 染色步骤

（1）干燥涂片，10%甲醛甲醇溶液固定 30～60 秒，蒸馏水冲洗，甩干。

（2）入工作液于 37℃孵育 60 分钟，蒸馏水冲洗，甩干。

（3）甲基绿溶液复染 5 分钟，蒸馏水冲洗，待干后镜检。

5. 结果判读 ACP 染色反应阳性，呈紫红色颗粒状，定位于胞质中。

6. 临床意义

（1）鉴别诊断毛细胞白血病。毛细胞常呈阳性且强，阳性不被 L-酒石酸抑制。而慢性淋巴细胞白血病和恶性淋巴瘤细胞时虽然也可呈阳性，但可被 L-酒石酸抑制。

（2）鉴别戈谢细胞和尼曼匹克细胞：前者阳性，后者阴性。

7. 注意事项

（1）标本应尽量选用新鲜血涂片或骨髓涂片。

（2）工作液临用前新鲜配制，10 分钟内使用，以免影响染色效果。

六 铁染色（ferric stain）

1. 原理 骨髓小粒中的含铁血黄素（细胞外铁）和幼红细胞内的铁粒（细胞内铁）在酸性环境下与亚铁氰化钾发生普鲁士蓝反应，生成蓝色亚铁氰化铁，定位于含铁的部位（图 6-6、6-7）。

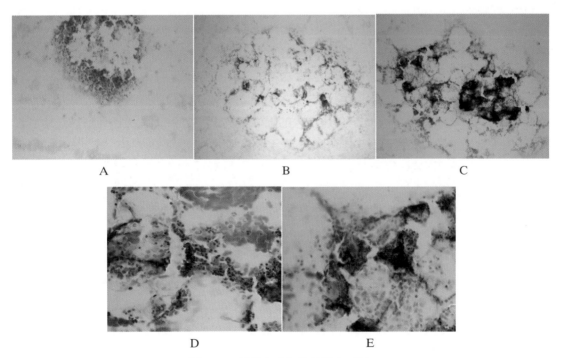

A　　　　　　　　　　B　　　　　　　　　　C

D　　　　　　　　　　E

图 6-6 铁染色之细胞外铁（×100）

A. 骨髓小粒呈阴性（-）；B. 骨髓小粒呈阳性（+）；C. 骨髓小粒呈阳性（++）；D. 骨髓小粒呈阳性（+++）；E. 骨髓小粒呈阳性（++++）。

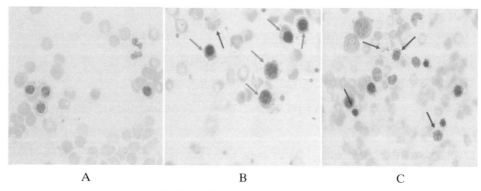

图 6-7　铁染色之细胞内铁(×1000)

A.幼红细胞均呈阴性;B.绿箭头:铁粒幼红细胞;蓝箭头:铁粒红细胞;C.红箭头:阳性环形铁粒幼红细胞;蓝箭头:铁粒红细胞。

2. 试剂

(1) 固定液:95%乙醇。

(2) 工作液:200 g/L 亚铁氰化钾溶液 5 份加浓盐酸 1 份混匀,临用时配制,无沉淀,不显蓝色。

(3) 复染液:核固红 0.2 g 加入 100 ml 10%硫酸铝溶液,置于 37℃ 水浴中,加热 1 小时,搅拌使其充分溶解,过滤备用。

3. 标本要求　新鲜干燥的含有骨髓小粒的骨髓涂片

4. 染色步骤

(1) 干燥骨髓涂片,95%乙醇固定 10 分钟,蒸馏水冲洗,待干或用滤纸吸干。

(2) 入工作液于 37℃ 孵育 60 分钟,蒸馏水充分冲洗 5 分钟,待干或滤纸吸干。

(3) 入核固红溶液复染 1~2 分钟,蒸馏水冲洗,待干后镜检。

5. 结果判读　细胞内铁:用油镜计数 100 个中、晚幼红细胞,计数胞质中含有蓝色铁颗粒的细胞(铁粒幼细胞)的百分比。健康成人的阳性率在 12%~44%。关于环形铁粒幼红细胞,按照骨髓增生异常综合征形态学国际协作组(IWGM-MDS)2008 标准,是指幼红细胞含铁≥5 颗,以任何形式比较有规则地环绕胞核排列者;WHO 标准为幼红细胞含铁粒≥10 颗,环核周排列≥1/3 者。

细胞外铁用低倍镜观察涂片,特别是涂片尾部和髓粒附近,注意翠蓝色颗粒的存在,可分 5 级,标准如下。

(1) -:无蓝色铁颗粒。

(2) +:有少数铁颗粒,或偶见铁小珠。

(3) ++:有较多的铁颗粒和小珠。

(4) +++:有很多铁颗粒,小珠和少数小块。

(5) ++++:有极多铁颗粒、小珠和许多铁块。

6. 临床意义

(1) 缺铁性贫血:铁染色是评判体内铁缺乏的"金标准",也是评估细胞铁利用障碍的最佳方法。缺铁时,细胞外铁呈阴性,细胞内铁阳性率明显下降,甚至为 0。经铁剂治疗有效后,其细胞内铁、外铁增多。因此,铁染色可作为诊断缺铁性贫血及指导铁剂治疗的重要检查方法。

（2）铁粒幼细胞贫血:铁粒幼红细胞增多,其中的环形铁粒幼红细胞增多,占15%以上（占红系百分比）,细胞外铁也明显增多。

（3）骨髓增生异常综合征:骨髓增生异常综合征伴环形铁粒幼细胞亚型要求环形铁粒幼红细胞（占红系百分比）≥15%或≥5%（存在 *SF3B1* 突变时）,细胞外铁也常增加。

（4）其他非缺铁性贫血:溶血性贫血、巨幼细胞性贫血、再生障碍性贫血、多次输血后和白血病等,细胞外铁和内铁正常或增加;感染、肝硬化、慢性肾炎、尿毒症及血色病等,细胞外铁明显增加,而铁粒幼红细胞可减少。

7. 注意事项

（1）骨髓取材要满意,外铁观测需要有骨髓碎块或颗粒,取材不佳时,往往影响结果。

（2）工作液临用前新鲜配制。

（3）所有操作过程中不宜使用含铁容器或器材,以免造成外源性污染。

（4）亚铁氰化钾溶液暴露于空气中或见光易变质,应密闭、储存于棕色瓶中。

（5）已做过瑞氏染色（着色好、无沉渣）的涂片,也可做铁染色,且不需要复染。

（6）复染前,涂片应充分冲洗,否则会产生较多针状结晶体。

七 中性粒细胞碱性磷酸酶染色

1. 原理 中性粒细胞碱性磷酸酶（neutrophil alkaline phosphatase,NAP）在碱性环境中（pH 9.2～9.8）能水解磷酸萘酚钠,释放出萘酚并与重氮盐偶联,生成不溶性的有色沉淀,定位于细胞质酶活性所在之处（图6-8）。

2. 试剂及配制

（1）固定液:10%甲醛甲醇溶液（甲醛10 ml、甲醇90 ml,混合后置4℃冰箱）。

（2）工作液:将 α-磷酸萘酚35 mg加入0.05 mol/L缓冲液（二氨基二甲基-1,3丙二醇2.625 g,蒸馏水500 ml,溶解混合后置4℃冰箱）35 ml,而后加入重氮盐固蓝B 35 mg溶解。

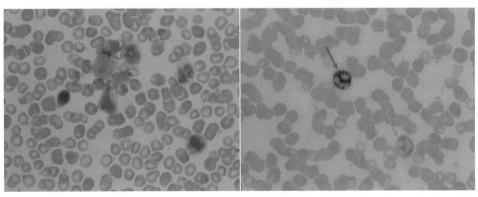

A   B

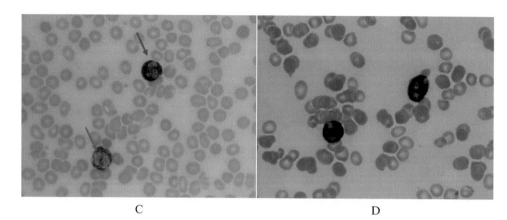

图 6-8　中性粒细胞碱性磷酸酶染色(×1000)

　　A.中性粒细胞均呈阴性(慢性粒细胞白血病)；B.绿箭头(＋)；蓝箭头(＋＋)；C.蓝箭头(＋＋)；红箭头(＋＋＋)；D.中性分叶核粒细胞均呈强阳性(＋＋＋＋)。

　　(3) 复染液：1%苏木精溶液。

　　3. 标本要求　新鲜干燥周围血涂片。

　　4. 染色步骤

　　(1) 干燥涂片，10%甲醛甲醇溶液固定30～60秒，蒸馏水冲洗，待干。

　　(2) 入工作液于湿盒中37℃孵育30分钟，蒸馏水冲洗，待干。

　　(3) 甲基绿溶液复染2分钟，蒸馏水冲洗，待干后镜检。

　　5. 结果判读　碱性磷酸酶主要存在于成熟阶段的中性粒细胞(分叶核及杆状核)，其他血细胞均呈阴性反应。阳性反应为胞质中出现灰褐色细小颗粒至深黑色片状沉淀，反应强度分为5级，标准如下。

　　(1) －(0分)：无阳性产物。

　　(2) ＋(1分)：胞质染浅褐色，显现少量褐性颗粒。

　　(3) ＋＋(2分)：胞质染灰褐色至棕黑色，显现较多颗粒。

　　(4) ＋＋＋(3分)：胞质内基本充满棕黑色至黑色颗粒。

　　(5) ＋＋＋＋(4分)：胞质内全为深黑色阳性片状沉淀，可覆盖胞核。

　　血涂片染色后，在油镜下，观察100个成熟中性粒细胞，阳性反应细胞所占百分比即为阳性率；对所有阳性反应细胞逐个按反应强度分级积分，然后相加，即为积分值。反应结果以阳性反应细胞百分比和积分值来表示。各实验室应收取一定量正常人标本做各自实验室参考区间范围。通常参考区间阳性率为30%～70%，NAP积分参考值为35～100分。

　　6. 临床意义　NAP活性可因年龄、性别、应激状态、月经周期、妊娠及分娩等因素有一定的生理性变化。在病理情况下，NAP活性的变化常有助于某些疾病的诊断和鉴别诊断。

　　(1) 感染性疾病：急性细菌性感染时，NAP活性常明显增高，病毒性感染时其活性在正常范围或略减低。

　　(2) 慢性粒细胞白血病的NAP活性明显降低，积分值甚至为0。而类白血病反应的

NAP活性常明显增高,故可作为与慢性粒细胞白血病鉴别的一个重要指标。

（3）急性粒细胞白血病时,NAP积分值常降低;急性淋巴细胞白血病时,NAP积分值多增高;急性单核细胞白血病时一般正常或降低。

（4）再生障碍性贫血时,NAP活性往往增高。阵发性睡眠性血红蛋白尿时,活性常降低。因此,也可作为两者鉴别的参考指标。

（5）其他血液病:恶性淋巴瘤、慢性淋巴细胞白血病、骨髓增殖性疾病如真性红细胞增多症、原发性血小板增多症、骨髓纤维化症等NAP活性常增高;恶性组织细胞病时NAP活性常降低。

（6）腺垂体或肾上腺皮质功能亢进,应用肾上腺皮质激素、ACTH及雌激素等NAP积分值可增高。

7. 注意事项

（1）EDTA会抑制NAP的活性,故原则上不可用EDTA抗凝血涂片(特殊情况下,抗凝血应立即制片),尽量用非抗凝的静脉或皮肤穿刺血测定。

（2）应采用新鲜血涂片做NAP染色,放置过久则酶的活性会降低。

（3）工作液配制后应在10分钟内使用。

（4）染色时,最好选取细菌性感染患者或正常人周围血涂片作为阳性对照。

（5）由于工作液对涂片有一定的脱片作用,可能导致涂片黏附不牢,建议冲洗时注意水流力度,以免涂片脱落。

（陈 朴）

第七章 活检技术

第一节 骨骼肌活检

一 骨骼肌活检适用证

1. 代谢性肌病　不但提供组织学证据,还可获得生化改变的依据。如线粒体肌病、脂质沉积性肌病等。

2. 局部或弥漫性炎症性肌病　如多发性肌炎等。

3. 鉴别神经元与肌原性损害　如进行性肌营养不良与脊髓性肌萎缩的鉴别。

4. 其他　不明原因的静止性或进行性肌无力。

二 骨骼肌取材部位

多数肌病以肢体近端肌肉受累为重,故临床上活检部位多首选上肢肱二头肌和下肢股四头肌外侧肌。上述肌肉活检后较少影响患者活动。对急性肌病如多发性肌炎,应选压痛明显或肌无力较重的部位;对慢性肌病应选中等损害的部位。因萎缩严重的部位肌纤维常常被脂肪组织代替,如肌营养不良患者,股四头肌受累较重,则选肱二头肌,切忌选择严重萎缩及有脂肪组织充填的肌肉。另外,肌电图改变明显的部位也可作为参考条件,但不宜在肌电图检查的部位活检,可在肌电图检查的对侧取活检,以免针电极对肌组织的损伤造成病理学判断上的困难而影响结果。

三 骨骼肌的取材方法

按常规外科无菌手术操作,获得肌肉组织标本大小为 $0.5\,cm\times1\,cm\times0.5\,cm$。取材时注意局部麻醉药不能注射到肌肉,切取肌肉标本时动作要轻柔,不可过度牵拉或挤压肌肉,避免钳夹,一般用刀背分离肌肉,然后两端用线结扎后再用刀片切断。骨骼肌活检也是一种创伤性检查,应注意保护周围软组织及神经,术后严密止血,预防感染。

采集的新鲜肌肉标本,经适当处理垂直固定后,制成 4 μm 厚的横断面冷冻切片,通过各种染色后在光学显微镜下进行观察。对代谢性肌病或疑为包含体肌炎或肌病的患者,需及时留取部分组织放入戊二醛固定液以备电镜检查,残余标本应放置深低温冰箱储存,以备分子生物学检测。在取材、制片及染色过程中,应尽量避免诸多人为因素对肌肉病理观察及诊断的影响。骨骼肌的纤维类型、形态学改变、酶学变化、线粒体异常、蛋白质异常及间质变化需通过一系列特殊染色后才能观察。

制片技术:肌肉的组织化学染色主要是测定肌肉中各种酶的含量。由于石蜡切片的处理过程中常将肌肉中的酶破坏,故已被淘汰。目前,主要用液氮快速冷冻法。

首先将肌肉标本纵向垂直种植在一小软木片上,放置时应注意肌纤维的方向。然后将盛有异戊烷的烧杯放入液氮容器(保温瓶)中,当烧杯底部异戊烷形成白色黏稠状时,表明温度已降至 -160℃,用长镊夹住肌肉标本浸入异戊烷快速冷冻。此过程 10～20 秒。冷冻后将肌肉标本置于超低温冰箱储存。

冷冻过程是肌肉活检的关键步骤。肌肉组织中水分含量高,制片过程中易出现冰晶,给诊断造成困难。异戊烷间接制冷则可以防止液氮在肌肉表面形成气泡影响制冷速度,避免在肌纤维内形成冰晶伪差。如异戊烷短缺也可直接投入液氮中。

在恒冷箱式冷冻切片机(-20℃)条件下切片,厚度 8～10 μm,免疫组化检查切片为 5 μm。

四 骨骼肌病理染色

应包括 HE 染色、Gomori(醛复红-阿尔辛兰)染色、NADH(烟酰胺腺嘌呤二核苷酸)染色、PAS 染色、油红 O 染色、ATP 染色、细胞色素 C 氧化酶(COX)染色及琥珀酸脱氢酶(SDH)等。

(一) HE 染色

HE 染色在组织学上是一种应用最广泛的染色方法。通过 HE 染色可以清楚地观察到各种不同的组织结构,并为其他染色提供佐证。正常细胞核染成蓝色,细胞质染成红色(图7-1)。

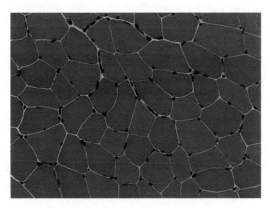

图 7-1 HE 染色(×400)

HE 染色细胞核染成蓝色,细胞质染成红色。

（二）改良 Gomori(modified gomori trichrome，MGT)染色

MGT 染色肌纤维呈青绿色，Ⅰ型肌纤维较Ⅱ型肌纤维稍深染，结缔组织呈浅蓝绿色，细胞核及有髓神经呈红色(图 7-2)。此染色主要用于检测横纹肌肌质内的线粒体。当线粒体肌病患者的横纹肌肌质内有大量线粒体异常堆积，异常线粒体多聚集在肌膜下，经 Gomori 三色染色被染成红色称"破碎红纤维"(ragged-red fiber，RRF)(图 7-2)。

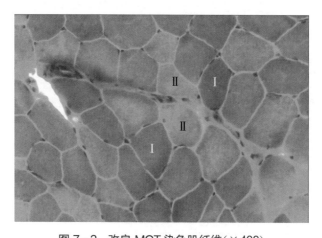

图 7-2　改良 MGT 染色肌纤维(×400)

MGT 染色肌纤维呈青绿色，Ⅰ型肌纤维较Ⅱ型肌纤维稍深染，结缔组织呈浅蓝绿色，细胞核及有髓神经呈红色。

1. 试剂

（1）苏木素染液。

（2）Gomori 三色液　配方：变色素 0.6 g，固绿 0.3 g，磷钨酸 0.6 g，冰醋酸 1 ml，蒸馏水 100 ml。

（3）0.2%冰醋酸。

2. 操作步骤

（1）切片风干。

（2）苏木素染液浸泡 10 分钟。

（3）蒸馏水洗。

（4）Gomori 三色液 10 分钟。

（5）0.2%冰醋酸数秒。

（6）流水冲洗。

（7）脱水、透明、封片。

3. 临床意义　MGT 染色是骨骼肌疾病病理诊断不可或缺的染色方法，可以发现很多肌纤维特异性病理变化。这些特征性的病理特点对部分骨骼肌疾病的病理诊断至关重要。

常见的特征性病理现象如下：

（1）破碎红纤维(ragged red fiber，RRF)：MGT 染色可见典型 RRF 病理学征象，肌纤

维胞质被大小不等、不均匀分布的红色颗粒填充,胞质稀疏、有破碎感,为线粒体在肌纤维内大量增殖、聚集的结果,肌膜下病理表现尤为突出,似有红色边缘。病理变化严重的 RRF 胞质中,可见小空泡(脂滴)。破碎红纤维大量出现时要考虑线粒体肌病,破碎红纤维也可非特异性地少量出现在其他肌病或老年人的骨骼肌中。因此,不能因活检骨骼肌病理像见到 RRF 就简单地诊断为线粒体肌病(图 7-3)。

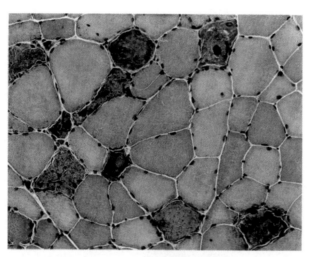

图 7-3 破碎红纤维(×400)

MGT 染色见不均匀分布的红色颗粒填充。

(2)杆状体(nemaline body):呈黑紫色染,高倍视野下呈小棒状结构,大量杆状体堆积在细胞内,尤以肌膜下聚集显著,也可偏心堆积在胞质中,是杆状体肌病的特征性病理学表现。MGT 染色是发现杆状体的最好染色方法(图 7-4)。

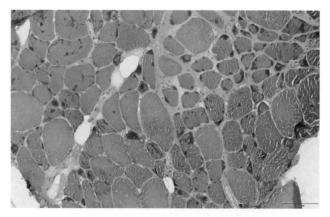

图 7-4 杆状体 MGT 染色(×400)

MGT 染色见肌纤维胞质内出现黑紫色小棒状结构。

4. 注意事项

（1）Gomori 染液配制时先将磷钨酸、冰醋酸 pH 调至 3.4，然后将变色素和固绿溶解。

（2）新鲜配制的 Gomori 染液效果更佳。

（三）PAS 染色

详见第四章。

（四）油红 O 染色

油红 O 为脂溶性染料，溶于有机溶剂中制成饱和溶液，当组织切片置于其内时，染料分子进入细胞内使组织中脂类着色。

1. 试剂

（1）10% 甲醛钙：甲醛 10 ml，氯化钙 1 g，蒸馏水 90 ml 配制。

（2）油红 O 储液：99% 异丙醇 100 ml，油红 O 粉 0.3 g。

（3）油红 O 使用液：油红 O 储液 10 ml，蒸馏水 8 ml。

（4）苏木素染液。

2. 操作

（1）切片风干。

（2）10% 甲醛钙 10 分钟。

（3）流水洗 30 秒。

（4）苏木素染液 1 分钟。

（5）60% 异丙醇 2 分钟。

（6）油红 O 使用液 37℃ 20 分钟。

（7）60% 异丙醇 30 秒。

（8）流水洗 3 分钟。

（9）甘油封片。

3. 结果判读　脂肪滴呈红色，细胞核呈蓝色，肌纤维膜下脂质成分聚集时，呈膜下红染（图 7-5）。

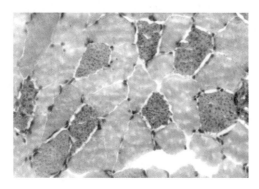

图 7-5　油红 O 染色（×400）

肌质内橙红色脂滴，细胞核染呈蓝色，Ⅰ型纤维
脂滴多，Ⅱ型纤维脂滴少。

4. 临床意义　油红 O 染色是判断肌细胞内脂滴沉积的最好染色方法,是诊断代谢异常性肌病-脂质沉积病的重要染色方法。正常肌细胞中存在少量脂肪滴,油红 O 染色时,小脂滴呈红色染,由于Ⅰ型肌纤维脂滴含量较Ⅱ型肌纤维稍多,红色小脂滴在Ⅰ型肌纤维较多,脂滴大小、胞质内分布比较均匀。肌细胞内脂滴成分增多,也可见于各种进行性肌营养不良、代谢性肌病晚期,并非脂质沉积的特异性病理改变,只有当肌纤维内脂代谢严重异常,脂肪滴明显增加,HE 染色胞质内出现的大小不等空泡结构,油红 O 染色时呈明显红色染时,才能考虑诊断脂质沉积病。

5. 注意事项

(1) 油红 O 储液配制于密封瓶中,60℃放置过夜,经常振荡,充分溶解。

(2) 甘油封片不易过干,易产生气泡。

(五) 腺苷三磷酸酶(ATP 酶)染色

ATP 酶染色为重要的染色,可用于区分肌纤维类型。ATP 酶与肌球蛋白分子结合并受钙离子调节。染色时,ATP 酶先被钙离子激活,再经氯化钴置换钙离子,形成硫化钴黑色沉淀,有 ATP 酶活性的肌纤维被染成黑色。

将肌组织切片事先在不同氢离子浓度的液体内孵育,可以抑制某一型肌纤维的 ATP 酶活性,如碱性环境中抑制Ⅰ型肌纤维 ATP 酶活性。因此,经碱性孵育液孵育,Ⅱ型肌纤维着色深,Ⅰ型肌纤维无色。而酸性环境抑制Ⅱ型肌纤维的 ATP 酶活性,经酸性孵育液孵育后,Ⅰ型肌纤维着色最深,Ⅱ型肌纤维无色,要求孵育液的 pH 值一定要测量准确,相差 0.1 即会影响结果。

1. 试剂配方

(1) 酸性前孵育液:醋酸钠 0.820 3 g, EDTA 0.372 g,蒸馏水100 ml。

(2) 0.1 mol/L 甘氨酸缓冲液:甘氨酸 0.75 g,氯化钠 0.585 g,蒸馏水100 ml。

(3) 0.75 mol/L 氯化钙:无水氯化钙 11.03 g,蒸馏水100 ml。

(4) 底物孵育液:0.1 mol/L 甘氨酸缓冲液 25 ml, 0.75 mol/L 氯化钙 5 ml, ATP 15 mg, 1 mol/L 氢氧化钠 769 μl。

2. 染色步骤

(1) ATP pH 4.6。

1) 切片风干。

2) 酸性前孵育液 4℃:10 分钟。

3) 底物孵育液 37℃:45 分钟。

4) 蒸馏水洗:片刻。

5) 2%氯化钴:5 分钟。

6) 蒸馏水洗:片刻。

7) 10%硫化铵显色:30 秒。

8) 流水冲洗:5 分钟。

9) 脱水、透明、封片。

（2）ATP pH 9.6。

1）切片风干。

2）底物孵育液 37℃：45 分钟。

3）蒸馏水洗：片刻。

4）2％氯化钴：5 分钟。

5）蒸馏水洗：片刻。

6）10％硫化铵显色：30 秒。

7）流水冲洗：5 分钟。

8）脱水、透明、封片。

3. 结果判读　ATPase pH 4.6：2A 型肌纤维酶活性丧失，不着色；2B 型肌纤维酶活性不完全丧失，呈浅染；Ⅰ型肌纤维酶活性保存良好，呈深棕色（图 7-6）。ATPase pH 9.6：Ⅰ型肌纤维酶活性丧失，不着色；Ⅱ型肌纤维（2a 型、2b 型）酶活性保存良好，呈深棕色（图 7-7）。

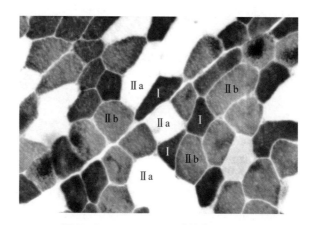

图 7-6　pH 4.6 ATP 酶染色（×400）

正常肌肉中Ⅰ型纤维深染，Ⅱb 型纤维淡染，Ⅱa 型纤维无色。

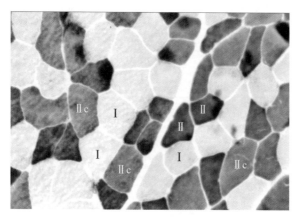

图 7-7　pH 9.6 ATP 酶染色（×400）

正常肌肉中Ⅰ型纤维无色，Ⅱ型纤维深染。

4. 临床意义 ATPase 染色是区分肌纤维类型的最佳方法,对其病理过程反映也最好。高质量活检的肱二头肌和股四头肌中,Ⅰ、Ⅱa、Ⅱb 型肌纤维大约各占 1/3,呈马赛克分布。如果看不到这种分布,出现任何一种类型纤维超过 55%、缺乏某种特定类型肌纤维、某种特定类型肌纤维变细小,均属于异常(图 7−8)。

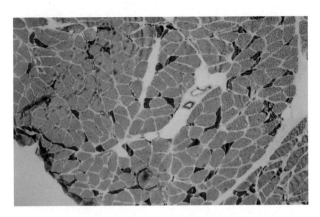

图 7−8 pH 9.6 ATP 酶染色(×400)

Ⅰ型纤维无色,Ⅱ型纤维深染。图片显示Ⅱ型纤维萎缩明显。

5. 注意事项

(1)底物孵育液调 pH 至 9.6。

(2)硫化铵显色前务必蒸馏水充分洗净。

(六)NADH−TR 染色

NADH−TR(还原型辅酶Ⅰ-四氮唑还原酶,NADH-tetrazolium raductase)为有氧代谢电子传递链中的一个酶,定位于线粒体和肌质网。反映三羧酸循环细胞色素系统和其他氧化代谢途径的利用情况。本染色原理以 NADH 为底物,无色的四唑盐作为受电子体并被还原成蓝紫色的不溶性甲醛,甲醛沉淀于酶活性部位。本染色反映的是三羧酸循环细胞色素系统和其他氧化代谢途径的情况。

1. 试剂

(1)0.2 mol/L HCl:浓盐酸 0.84 ml 加双蒸水至 50 ml。

(2)HCl−Tris 液:三羟甲基氨基甲烷 242 mg,蒸馏水 10 ml,0.2 mol/L HCl 8.3 ml。

(3)NADH 染液:HCl−Tris 液 10 ml,NBT(氯化硝基四氮唑蓝)10 mg,NADH(辅酶Ⅰ还原型)8 mg。

2. 操作

(1)切片风干。

(2)NADH 液 37℃ 30 分钟。

(3)流水冲洗。

(4)脱水、透明、封片。

3. 结果判读　肌质网和线粒体染成蓝色,肌原纤维无色,Ⅰ型肌纤维着色深于Ⅱ型肌纤维,Ⅰ型肌纤维染成蓝紫色,Ⅱ型肌纤维染成淡蓝色(图7-9)。

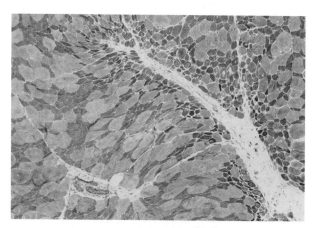

图7-9　NADH-TR染色(×200)

Ⅰ型纤维染成蓝色,Ⅱ型纤维染成淡蓝色。

4. 临床意义　NADH-TR染色,可以较为清楚地观察到Ⅰ型、Ⅱ型肌纤维的分布,判断肌细胞代谢、肌原纤维排列等病理现象,是活检骨骼肌酶学染色中常规应用的染色方法。主要用于判断以下病理表现。

(1) 肌原纤维网紊乱(intermyofibrill network disorder):NADH-TR染色高倍视野下可以清晰地看到肌原纤维网排列紊乱,呈不规则排列,见于多种骨骼肌疾病,不具有疾病诊断的特异性(图7-10)。

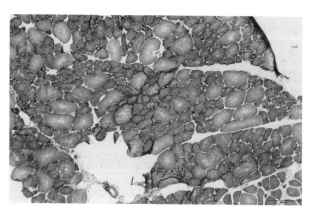

图7-10　NADH-TR染色(×200)

肌原纤维网排列紊乱。

(2) 中央轴空现象:是NADH-TR染色最容易发现和判断的病理现象。贯穿肌纤维全长,由于肌细胞胞质中央部线粒体及细胞器缺失,该部位氧化酶缺如,NADH-TR染色可见该部位不着色,边界比较清楚,如同果物的核被取出一样,故称为中央轴空,轴空周围区域的胞质着色良好,肌原纤维排列相对整齐。大量肌细胞出现中央轴空现象时,要考虑中央轴空病的诊断。其他骨骼肌疾病时,少数肌细胞也可偶见中央轴空现象(图7–11)。

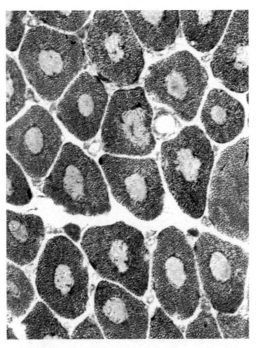

图7–11 NADH–TR染色(×400)

肌细胞胞质中央部不着色,边界比较清楚,称为中央轴空。

(3) 微小轴空现象(mini cores):肌纤维胞质内可见多处不着色区域,比中央轴空不着色区域范围小,边界欠规则(图7–12)。

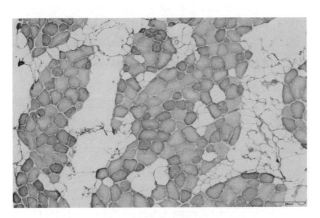

图7–12 NADH–TR染色(×200)

肌细胞胞质多处微小不着色区域。

5. 注意事项

（1）HCl‐Tris 液 pH 调至 7.4。

（2）NADH 染液现配现用。

（七）细胞色素 C 氧化酶（cytochrome C oxidase，COX）染色

1. 试剂

（1）pH 7.6 PBS：NaHPO$_4$ 0.038 4 g，Na$_2$HPO$_4$ 0.310 g，补水至 25 ml。

（2）COX 孵育液：蔗糖 750 mg，蒸馏水 7.5 ml，pH7.6 PBS 2.5 ml，DAB 5 mg，细胞色素 C 10 mg，过氧化物酶 20 μg。

2. 染色步骤

（1）切片风干。

（2）COX 孵育液 37℃ 60 分钟。

（3）流水冲洗。

（4）脱水、透明、封片。

3. 结果判读　正常骨骼肌，Ⅰ 型肌纤维深染，Ⅱ 型肌纤维浅染。线粒体呈颗粒状染色。COX 酶缺陷时，大量肌纤维染色减弱或不着色，偶有活性正常肌纤维散在其中；COX 酶活性部分丢失时，肌细胞胞质部分着色，称为部分缺失（图 7‐13）。

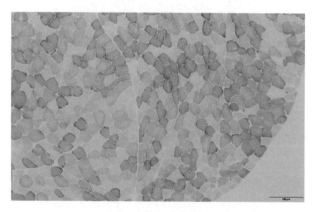

图 7‐13　细胞色素 C 氧化酶染色（×200）

正常骨骼肌，Ⅰ 型肌纤维深染，Ⅱ 型肌纤维浅染。

4. 临床意义　COX 染色是检查线粒体电子传递链异常的重要方法，是反映肌细胞内代谢是否正常的一种敏感的染色方法。慢性进行性眼外肌麻痹（chronic progressive external ophthalmoplegia，CPEO）患者骨骼肌 COX 染色，常见该酶呈部分缺失，认为是 CPEO 的特异性病理学表现。酶活性增强（深染）可见于线粒体代谢异常。COX 酶不同程度地缺失无特异性，除线粒体肌病外，尚可见于强直性肌营养不良、慢性进行性肌营养不良、运动神经元病等多种慢性肌病。进行性肌营养不良、运动神经元病患者病程迁延，可出现分叶状纤维，COX 染色容易辨别。

5. 注意事项

（1）PBS 需要调 pH 至 7.6。

（2）COX 孵育液建议分装后 −20℃ 保存。

（八）琥珀酸脱氢酶（succinate dehydrogenase，SDH)染色

1. 试剂

（1）SDH 储液：$NaHPO_4$ 0.038 4 g，Na_2HPO_4 0.310 g，补水至 25 ml；丁二酸钠 0.54 g；蒸馏水10 ml。

（2）SDH 孵育液：SDH 储液 1 ml，NBT 1 mg。

2. 操作

（1）切片风干。

（2）SDH 孵育液 37℃ 45 分钟。

（3）10% 福尔马林 15 分钟。

（4）流水冲洗。

（5）脱水、透明、封片。

3. 结果判读 琥珀酸脱氢酶阳性部位呈蓝色，Ⅰ 型肌纤维深蓝色，Ⅱ 型肌纤维浅蓝色（图 7－14）。

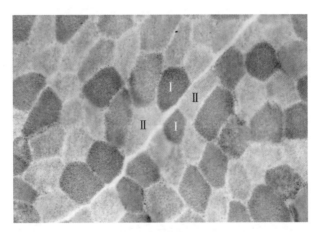

图 7－14 琥珀酸脱氢酶染色(×400)

阳性部位呈蓝色，Ⅰ 型肌纤维深蓝色，Ⅱ 型肌纤维浅蓝色。

4. 临床意义 SDH 染色是反映肌细胞内、血管壁线粒体异常聚集最灵敏、最好的酶学染色方法。线粒体聚集 SDH 酶活性增高、呈深染、深染程度（酶活性增高）与线粒体聚集程度一致。破碎红纤维（RRF）在 SDH 染色中呈深染，肌膜下由于线粒体聚集丰富，光学显微镜下清晰可见肌纤维膜下胞质更加深染。SDH 染色可以非常清楚地发现 HE、MGT 染色不典型的 RRF，破坏较轻的 RRF 胞质内可见颗粒状深染（异常的线粒体）。破坏严重的 RRF，胞质结构不清楚。SDH 染色时边缘空泡不着色，是这些病例现象彼此鉴别的很好方法（图 7－15）。

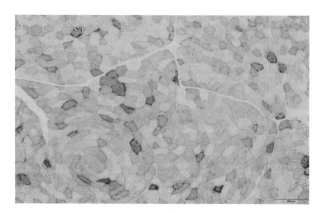

图 7-15 琥珀酸脱氢酶染色

破碎红纤维在 SDH 染色中深染。

5. 注意事项

（1）PBS 需要调 pH 至 7.6。

（2）SDH 孵育液建议分装后 −20℃ 保存。

五 骨骼肌的病理观察要点

采用上述 HE 及酶组织化学染色，可以对骨骼肌的形态学改变进行观察。

1. 正常肌肉组织　由数十至数百根直径 $60 \sim 80\ \mu m$ 肌纤维丝聚集成肌束，在肌纤维丝之间很少有结缔组织成分，偶见少量毛细血管及末梢神经，在肌束之间能见到纤维结缔组织、肌纺锤、血管及末梢神经束等组织。肌纤维呈多边形，周边部有 2～3 个细胞核，纤维内部基本见不到细胞核，细胞质呈嗜酸性，主要是含有丰富的收缩蛋白肌原纤维及线粒体、溶酶体和糖原颗粒构成的肌质网。通常，肌纤维可分为两种类型。Ⅰ型肌纤维相当于慢肌，又称赤肌；Ⅱ型肌纤维相当于快肌，又称白肌。在正常情况下，两种类型肌纤维的比例约为 1∶1，呈"马赛克"样结构镶嵌均匀分布，采用 ATP 酶、NADH、SDH 及 PAS 染色能区分两种类型的肌纤维。

2. 异常肌纤维　通过骨骼肌活检，希望能发现对诊断最有价值的信息。例如，肌纤维的类型及结构异常、异常物质沉积、酶活性改变、间质内炎性细胞浸润及蛋白质异常等。

（1）肌纤维萎缩：Ⅱ型肌纤维萎缩为非特异性改变，常见于中枢神经系统病变引起的失用性萎缩及长期使用类固醇激素的患者；Ⅰ型肌纤维萎缩具有病理学意义及诊断价值，常见于各种类型的肌营养不良和先天性肌病等疾病；由于长期失神经支配及再分配导致肌纤维群组化萎缩现象或出现小角化肌纤维，常见于遗传性运动感觉性神经病等神经源性损害。

（2）肌纤维变性、坏死和再生：是肌原性疾病最基本的病理学改变。由于变性、坏死使肌原纤维及细胞内小器官消失导致染色性低下，在显微镜下不能清晰呈现肌纤维的内部结构，偶尔伴有巨噬细胞浸润；肌纤维再生现象往往与坏死相随行，表现为含有数个核仁明显、中等大小肌周细胞核的嗜碱性小型肌纤维,常见于各种类型的肌营养不良。

(3)肌原纤维及肌质网的构造异常:NADH 染色可发现肌纤维横纹排列紊乱和消失,通常被形容为虫蚀样、分叶状、漩涡样或不透边肌纤维,常见于各种类型的肢带型肌营养不良;肌周细胞核向心性内移、杆状体及中央轴空形成(图 7-15),常见于各种类型的先天性肌病;不同类型的空泡形成,特别是含有嗜碱性膜样漩涡状结构的镶边空泡,在 Gomori 三色染色下呈紫红色,常见于肌原纤维肌病、远端型肌病及包含体肌炎等疾病。

(4)异常物质聚集或沉积:常见于代谢性肌病。Gomori 三色染色可发现在肌膜下有染成紫红色的破碎纤维形成,同时伴有各种酶活性的改变,提示有线粒体代谢障碍或异常聚集;PAS 染色可发现肌原纤维内有糖原颗粒异常沉积;油红 O 及苏丹黑染色可发现 I 型肌纤维内有大量粗大脂滴颗粒沉积。

(5)间质的变化:任何慢性进行性肌病都能引起间质内纤维结缔组织增生,脂肪组织填充;在皮肌炎、多发性肌炎及免疫系统异常的患者中,可见各种类型的炎性细胞弥散浸润或形成血管周围淋巴套现象。

第二节　周围神经活检技术

周围神经活检具有创伤性,主要用于显示病变的轴索和髓鞘。活检的目的是明确周围神经病变性质和病变程度,如糖尿病性周围神经炎、急慢性脱髓鞘神经病、类淀粉沉积症及血管炎等。在多数情况下,神经活检作为周围神经病病因诊断的最后手段。周围神经活检对于神经病的诊断价值可分为三级:具有诊断决定意义的;具有帮助性的;结论无价值的,仅能提供神经损害存在的证据的。

一　神经活检的适应证

神经活检具有损伤性,应注意手术对象的选择。要精确界定周围神经活检的适应证是非常困难的,应视患者的具体情况。例如,详细的临床病史、肌无力的进展程度及是否能获得适当的治疗来进行综合判断。一般来说,神经活检适用于全部的隐源性周围性神经病,即经过全面的临床、电生理、实验室检查甚至包括患者及家属的遗传性疾病检查后仍不能确定诊断的周围神经病。

神经活检应避免在损伤有感染的皮肤部位进行。严重感觉性神经病导致皮肤营养不良的患者或慢性糖尿病、营养不良、低蛋白血症及长期应用大剂量激素患者,神经活检需要谨慎,有伤口愈合延迟和愈合不良的风险。

二　神经活检的部位

腓肠神经是常见的取材部位。腓肠神经属于皮肤浅表感觉神经,易切取,手术操作简单,不会引起肌肉无力,同时也是神经电生理检查的神经,病理学改变可与电生理检查比较。腓肠神经在外踝后上方有 6～10 cm 可供切取。其他可供选择的神经有:腓浅神经,桡浅神经,用于上肢受累为主的周围神经病、耳大神经、外侧隐神经、腓深神经、闭孔神经及桡神经运动支的活检,主要用于运动性周围神经病的诊断,可采用神经束活检法,胸段被根神经节活检可用于感觉神经元神经病的诊断。

三 周围神经活检的组织学方法

常规采取神经标本后,应立刻把神经组织小心地分割成 3 部分。第一部分用甲醛固定后石蜡包埋制片,用于观察神经周围间质的变化;第二部分是用 2.5% 戊二醛及 0.05 mol/L 二甲胂酸钠缓冲液固定 1 小时后,再用 1% 锇酸后固定,环氧树脂包埋制成超薄切片,用于电镜或免疫电镜观察,同时应常规制作横断面的甲苯胺蓝半薄切片用于光镜观察,经醋酸铀和柠檬酸铅染色后,常规进行横切面电镜观察,纵切面电镜用于观察郎飞氏结和轴索内线粒体等特殊结构,半薄切片用来检测有髓神经纤维密度,而超薄切片用来检测无髓神经纤维密度。有时需要精心制作单神经纤维,按照 Dyck 分类和计算法则计算出脱髓鞘和轴索损害的比例;第三部分是留取冷冻切片用于免疫荧光检测,如因技术等原因难以操作,可改用免疫电镜检测。

四 神经系统特殊染色

详见第四章。

五 光镜及电镜下的形态学观察

1. 神经束的观察
(1) 炎症:常见于特发性周围神经炎,在麻风病周围神经病的束膜中损害最突出。
(2) 钙化:神经束膜板层间高密度的靶样小体。
(3) 束膜局部向内膜增生:对损伤的非特异性慢性反应。
(4) 束膜中脂质沉积:见于 Fabry 病,Niemann-Pick 病。
(5) 神经束是否增粗:见于麻风病周围神经病,具有"洋葱球样结构"的神经病如 HMSN‑1,CIDP 和 Refsum 病,淀粉样变性和周围神经浸润性肿瘤。
2. 神经纤维的观察
(1) 观察有髓纤维的密度:由于正常人神经纤维密度变化很大,通常在神经纤维脱失超过 25% 时,才能观察到神经纤维密度的变化。通过神经纤维直径-频率直方图可以定量显示神经纤维的脱失和分布特点。
神经纤维减少的程度与临床上功能障碍的程度及神经动作电位的减低呈正相关。
(2) 观察脱失神经纤维的类型是否具有选择性:大径有髓纤维脱失最常见,病因很多。选择性小径有髓神经纤维脱失少见,具有一定的诊断意义。小纤维感觉神经病或小纤维神经病为一组主要累及直径小于 5 μm 的有髓纤维或无髓纤维的感觉性周围神经病。在任何类型慢性神经病的病程中,进行性轴索脱失是共同的病理学特征。因此,在重度、慢性获得性或遗传性神经病中,除了有脱髓鞘改变外,还有更显著的轴索脱失。这种大径有髓神经纤维脱失与电生理神经传导速度的研究结果是一致的,提示轴索型神经病。反之,仅能在半薄切片或电镜观察到的小径有髓神经纤维或无髓神经纤维的改变,可能提示某些特殊的疾病。例如,巨轴索病或线粒体代谢异常等。

(3)观察病变的时相特点:急性轴索变性最早期出现轴浆颜色变淡,髓球形成。见于中毒性神经病和血管炎。而慢性轴索损害表现为轴索数量减少,无明显的瓦勒变性,见于遗传性神经病。

3. 髓鞘观察 脱髓鞘的特点是神经纤维有髓鞘脱失或伴有再生现象。这些再生的髓鞘直径与轴索的直径相比非常薄,称为薄髓鞘,尤其是在单神经纤维检查时更容易观察到髓鞘节段性改变和巨轴索等病理学改变特征。与巨噬细胞相关的脱髓鞘病变主要表现为组织细胞侵入施万细胞,破坏及吞噬髓鞘板层结构,而轴索相对保留。这种改变在电镜下可清晰显示完整的轴索和组织细胞吞噬髓鞘碎片的过程。某些毒素或酶代谢异常可引起脂类物质异常沉积,电镜下可发现施万细胞有特殊的形态学改变。

4. 间质组织的改变 除了神经外膜、束膜和内膜 3 层结构有改变外,更应留意神经间质内小动脉及毛细血管的变化。例如,炎性细胞浸润、血管壁坏死和微血管病等。

胶原结缔组织增生和间质水肿也是很常见的病理学改变,但难量化。Kaemmer 等提出在神经活检时,计算胶原 I 型和 III 型的比例具有一定的诊断价值,并可作为一个判断治疗是否有效的指标。

淀粉样变性症或伴有单克隆免疫球蛋白异常的多发性神经病通常在间质内有异常物质沉积。这些沉积物的性质往往需要通过电镜或免疫电镜来做精确的检测和分析。

(1)炎症细胞的浸润:正常神经和非炎性的周围神经病中偶见数个单核炎症细胞浸润的现象,无特殊意义。严格意义上,血管炎应伴有血管壁破坏的病理改变。辨别参与血管炎的炎症细胞类型有诊断意义。中性粒细胞浸润见于坏死性血管炎,嗜酸性粒细胞浸润见于Churg-Straus 血管炎和嗜酸性细胞增多等。上皮样组织细胞见于结节病和麻风病,弥漫性或大片的单个核细胞浸润见于浸润性恶性淋巴瘤、麻风和淋巴瘤样肉芽肿等。

(2)外膜血管增生是慢性血管炎的表现,可见于糖尿病、麻风病和 Castleman 病。淀粉样沉积最常见于血管壁,需要通过刚果红染色,偏光显微镜观察证实。肉芽肿改变见于各种肉芽肿性血管炎、Churg-Straus 血管炎、Wegener 肉芽肿、麻风、结节病和淋巴瘤样肉芽肿。

值得注意的是,有几种人为假象可引起误诊,它们可能产生于活检过程中(组织破碎或过度牵拉);组织处理(固定液配方或渗透压问题,固定不充分,冷冻及解冻的技巧等诸多问题);在包埋过程中,应注意神经纤维的走向(避免神经纤维形成波纹状,造成斜切面)。

第三节 肾脏组织活检

肾活检组织的病理学检查对于确定肾脏疾病类型起着至关重要的作用。经活检获取的肾组织应立即用锋利的刀片将其分割为3部分，分别用于光镜、免疫荧光和电镜检查。由于活检组织细、小，需谨慎操作。

在肾活检病理学诊断的实际工作中，除常规病理学检查指标和技术外，还应根据疾病类型采用相应的染色技术，以协助或明确诊断。

一　光镜检查

用于光镜检查的肾活检组织以10%中性缓冲福尔马林溶液固定。需要加入足量的固定液并适当摇晃，防止组织黏附于容器壁上。对需检查糖原的病例，可以采用无水乙醇固定。组织脱水、透明时间均不宜过长，浸蜡及包埋的温度不宜过高，以防组织变脆。包埋时，注意将标本排列整齐，以利于切出完整的切片。切片时，由于肾脏组织结构致密，细胞成分多，因而组织片要薄切，厚度2～3μm为宜。

经石蜡包埋后连续切片（厚度2～3μm）后作常规染色，包括HE、PAS、PASM和Masson三色染色。

肾活检组织常规HE染色用于观察肾脏皮质及髓质的形态，分辨病变类型发生的部位、活动程度及严重程度，并观察各种细胞成分的改变及异常细胞、异常沉积物的出现等。

PAS、PASM及Masson三色染色可用于区分肾小球细胞类型。此外，PAS和PASM染色用于显示基底膜、基质、蛋白渗出及透明血栓等（图7-16），尤其是PASM能更好地显

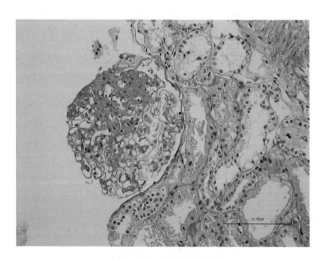

图7-16　PAS染色图

PAS染色显示肾小球基底膜、系膜基质及肾小管基底膜均为阳性染色。图中肾小球病变为节段硬化（×200）。

示肾小球毛细血管襻基底膜的增厚、钉状、双轨征等改变(图7-17);Masson三色染色用于观察免疫复合物、纤维蛋白样坏死等异常蛋白的出现(图7-18)。

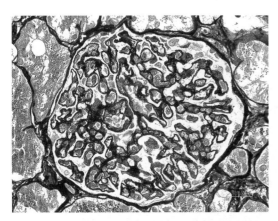

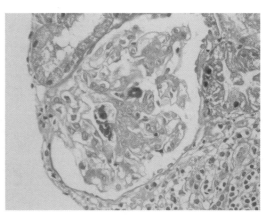

图7-18　Masson三色染色

图7-17　PASM染色显示肾小球基底膜显著增厚

其外缘见较多纤细的突起形成(钉突)(400×)。

显示肾小球毛细血管襻节段性纤维蛋白样坏死(400×)。

必要时,石蜡切片加做其他特殊染色。例如,刚果红染色用于鉴别淀粉样变性病(图7-19)。

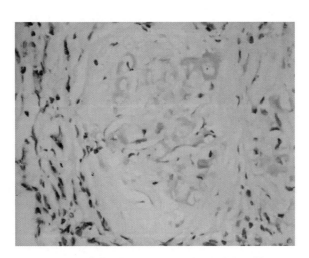

图7-19　肾淀粉样变性病:肾小球刚果红染色阳性(×400)

石蜡切片可用于特殊抗原的免疫组化染色。例如,脂蛋白肾病的ApoE染色(图7-20)。当应用免疫组化染色时,应注意摸索抗原修复条件。

需注意的是:①应注意对不同染色切片进行对比观察,以免漏诊或误诊。例如,草酸钙结晶可被酸性的PAS染液溶解。因此,仅观察PAS染色切片会导致相关疾病漏诊。②常规石蜡切片不宜过厚,以2~3μm为佳,以免影响病理学诊断;但当怀疑淀粉样变且淀粉样物质沉积较少时,可切厚片(10μm左右)进行刚果红染色。③考虑脂蛋白肾病者应在冷冻切片上进行油红 O 染色(图 7‑21),这是由于石蜡切片在处理过程中,脂质被有机溶剂溶解,导致油红 O 染色为阴性。

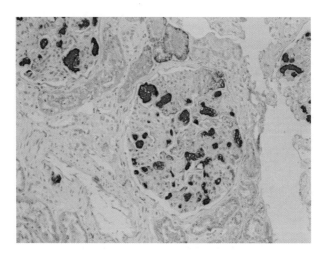

图 7‑20 脂蛋白肾病:肾小球毛细血管腔内见 ApoE 染色呈强阳性的团块状物(200×)

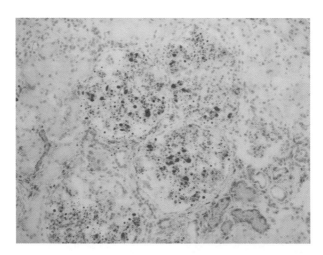

图 7‑21 脂蛋白肾病的肾小球毛细血管腔内充满油红染色阳性的物质(200×)

二 免疫荧光检查

用于免疫荧光检查的一般为新鲜冷冻切片,厚 4~6 μm。常规免疫荧光染色指标包括:白蛋白(albumin),免疫球蛋白 IgG、IgA、IgM 及轻链 κ、λ,补体 C1q、C3、C4 及纤维蛋白原(fibrinogen)。多采用直接免疫荧光染色法。

对免疫荧光染色结果的观察,应注意是否为阳性,阳性染色所在部位、性质(颗粒性,或线性)及强度。需对比观察轻链 κ、λ 的染色强度及分布部位,尤其是在怀疑单克隆免疫球蛋白沉积病时。

对 IgG 阳性者应加做亚型染色,包括 IgG1～4。必要时,加做特异性抗原染色。例如,肾小球呈膜样病变时,应加作磷脂酶 A2 受体(PLA2R)、血小板反应蛋白 7A(THSD7A)及中性内肽酶(NEP)等免疫染色,以协助临床明确病因;怀疑乙肝相关性肾损害时,应加做乙肝表面抗原、乙肝核心抗原等染色(图 7‑22),以明确乙肝相关性肾炎的诊断。上述免疫染色多采用间接免疫荧光法。

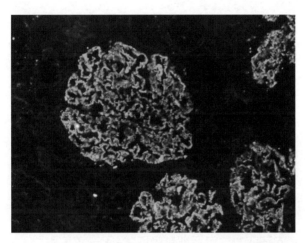

图 7‑22 乙肝相关性肾炎核心抗原(HBc Ag)呈强阳性(×200)

需要同时观察两种或多种抗原定位时,应行双重或多重免疫荧光染色。

当冷冻切片中无肾小球,或抗原被遮蔽导致假阴性结果时,应将石蜡包埋的组织切片经酶消化后,进行免疫荧光或免疫组化染色。

三 电镜观察

肾活检组织先切割为 1 mm³ 大小的组织块,经戊二醛-四氧化锇前后固定,环氧树脂包埋,经半薄切片定位后切成超薄切片,再经醋酸铀-枸橼酸铅双重染色后做透射电镜观察。

电镜观察需注意确认电子致密物的沉积部位、是否有亚结构、肾小球基底膜的厚度及形态、肾小球固有细胞的形态特点、结晶沉积的部位等(图 7‑23)。必要时,可在超薄切片上进行相关抗原的免疫电镜技术检查。

半薄切片的甲苯胺蓝染色不仅起到定位的作用,且可显示某些特殊病变。例如,法布里病的"斑马小体"(图 7‑24)亦应仔细观察。半薄切片的 PAS 染色,有助于鉴别糖原贮积症。

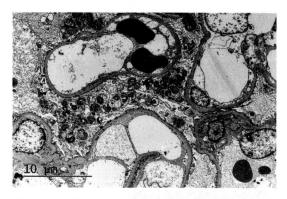

图 7‑23　法布里病：肾小球足细胞胞质内大量髓
样小体（3 500×）

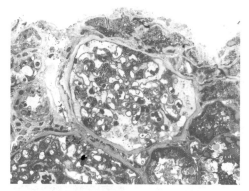

图 7‑24　法布里病：肾小球足细胞胞质内
大量甲苯胺蓝染色呈强阳性的髓
样小体及斑马小体（400×）

第四节　肝　活　检

一　肝脏活检组织标本

　　肝脏活检组织标本的获取方法包括细针吸取术、超声/CT 引导下粗针穿刺、经颈静脉的肝穿刺、（腹腔镜）手术楔形切除、部分肝脏切除术和肝脏移植术。对于慢性肝病或肝脏占位性病变的诊断，超声/CT 引导下粗针穿刺应用成熟且广泛。传统的观点认为肝穿刺标本应该长 1～1.5 cm，保证 4～6 个汇管区，而现在的主流观点认为穿刺标本（长度应）达到 2 cm，保证 11～15 个汇管区，可以更加准确地评估肝脏疾病的状态，包括炎症活动度和纤维化程度等。对于肝脏占位性病变，一般建议穿刺 2 条组织，一条组织以穿刺占位为主，另一条组织穿刺周围肝脏，可以在评估占位性质的同时评价周围肝脏的基本情况。穿刺组织应及时用 10% 中性甲醛溶液固定 2～4 小时，不能将新鲜穿刺组织置于吸水纸或纱布上，也不能用生理盐水固定（图 7‑25）。

二　肝活检组织的特殊染色

　　近年来，尽管免疫组织化学和分子病理的发展日新月异，但是特殊染色技术在肝脏疾病的诊断过程中依旧发挥着不可替代的作用。本节介绍肝脏穿刺诊断过程中常用的特殊染色，主要涉及固有结缔组织、特殊病原和代谢相关的染色，包括网状纤维染色、Masson 染色、天狼猩红染色、弹力纤维染色、PAS 染色、消化 PAS 染色、六胺银染色、抗酸染色、刚果红染色、铁染色和铜染色。

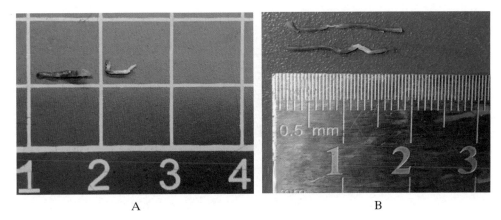

图7-25　肝脏穿刺组织

A. 肝占位穿刺,建议一针穿刺占位(右),一针穿刺周围肝组织;B. 合格的肝穿刺标本,穿刺组织有充足的样本可供病理学评估。

1. 网状纤维染色　网状纤维是正常肝细胞和肝窦之间的主要支架,其主要为Ⅲ型胶原,银染色时通常为黑色。网状纤维染色(reticular staining)可以判断肝组织纤维化程度。正常肝细胞肝板厚度为1~2层,在肝细胞增生性病变中,当肝板厚度>2层或者网状支架塌陷,通常提示肝细胞肿瘤性增生(包括肝细胞腺瘤和肝细胞癌)(图7-26)。

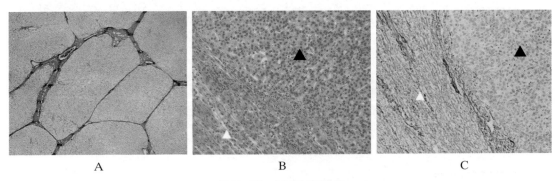

图7-26　网状纤维染色

A. 网状纤维染色显示结节性肝硬化(假小叶形成)。B. 肝细胞癌(黑色三角区域)和周围肝脏(白色三角区域),HE染色显示肝细胞癌区域肿瘤排列紊乱,细胞密度增加。C. 网状纤维染色显示周围肝组织(白色三角区域)呈条索状排列(肝板),肝细胞厚度多为1层,而肝细胞癌(黑色三角区域)中网状纤维明显减少,网状支架塌陷。

2. Masson染色　Masson染色是观察肝纤维化范围和程度常用的染色,也可以显示非酒精性脂肪性肝炎(nonalcoholic steatohepatitis,NASH)中的窦周纤维化和局灶性结节状增生(focal nodular hyperplasia,FNH)的中央瘢痕。可将胶原纤维染成蓝色(苯胺蓝)或绿色(亮绿)、平滑肌染成鲜红色,肝细胞染色淡红色(图7-27)。

3. 天狼猩红染色(sirius red staining)　是利用胶原分子与强酸性染料天狼猩红结合

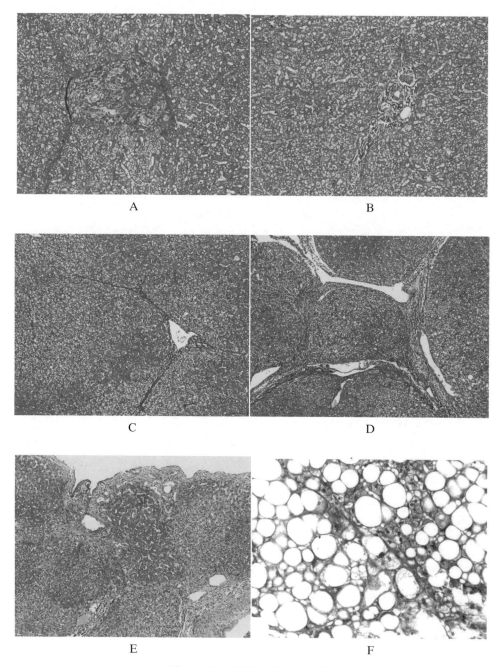

图 7-27　肝纤维化程度的评估

　　A~D. Masson 染色显示肝脏纤维化分期 S1~S4；E.肝被膜下肝脏,容易误诊为肝硬化；F.酒精性脂肪性肝炎时,Masson 染色显示窦周纤维化。

后加强双折光现象,使不同颜色和形态的胶原纤维得以区分。染色结果为胶原纤维呈红色,细胞核呈绿色,其他组织呈黄色。肝组织中采用该染色方法,便于评估肝脏纤维化的程度及范围(图 7-28)。

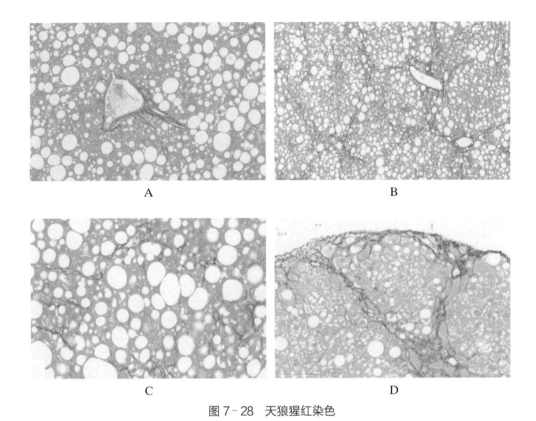

图 7-28 天狼猩红染色

A.肝脏纤维化,S2;B.肝硬化,S4;C.非酒精性脂肪性肝炎时窦周纤维化;D.肝被膜下肝脏组织。

4. 弹力纤维染色（V-G 染色） 弹力纤维广泛分布于机体的各个部位,富有弹性,呈细丝状,位于细胞外基质,主要由弹性蛋白和微纤维构成。利用 V-G 染色法,弹力纤维呈蓝黑色。弹力染色有助于判断血管壁受破坏的程度及弹力纤维分布的情况(图 7-29)。

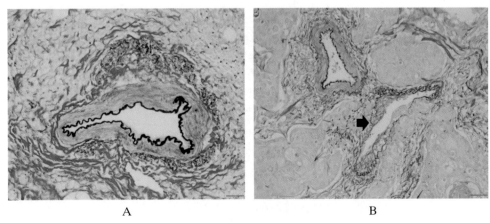

图 7-29 弹力纤维染色

A.正常弹力血管壁弹力纤维呈蓝黑色;B.肝门胆管癌肿瘤组织侵犯血管壁(黑色箭头),弹力纤维不连续,提示血管壁被肿瘤组织破坏。

5. PAS 染色 一般用于显示糖原。肝细胞内富含肝糖原。通常情况下,肝细胞 PAS 染色呈阳性,配合消化 PAS 染色,有助于肝糖原贮积症的诊断。PAS 染色也可以用于肝脏寄生虫感染的辅助诊断(图 7 - 30)。

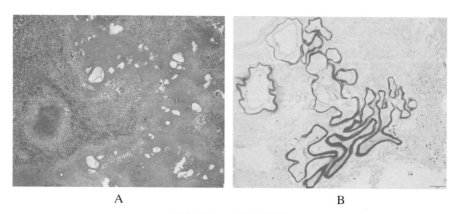

图 7 - 30 寄生虫感染

A. HE 染色显示肝脏肉芽肿性病变伴大片凝固型坏死,其间可见到虫体样结构;B. PAS 染色可以清晰地显示虫体结构。

6. 消化 PAS 染色(periodic acid schiff diastase, D - PAS) 肝组织先经 1%淀粉酶消化去除糖原后,再行 PAS 染色。可显示含糖蛋白的结构,如胆管基底膜、肝内代谢产物或合成产物,呈品红色。对糖原贮积症诊断意义有限,不同类型的糖原贮积症,消化 PAS 染色结果不一样,当糖原沉积耐淀粉酶消化时,消化 PAS 仍呈品红色(图 7 - 31)。

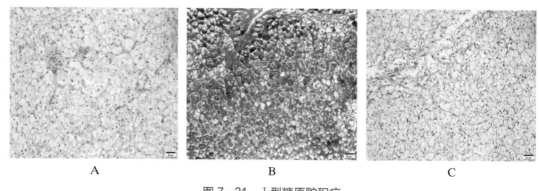

图 7 - 31 Ⅰ型糖原贮积症

A. Ⅰ型糖原贮积症 HE 染色显示肝细胞肿胀,胞质淡染,细胞膜边界清晰,类似植物细胞壁,肝细胞核小而居中;B. PAS 染色显示肝细胞内块状糖原贮积,呈品红色;C. 经过彻底的淀粉酶消化(不耐淀粉酶消化),消化 PAS 染色呈阴性。

7. 六胺银染色 在患者组织标本中找到真菌是诊断真菌感染的"金标准"。临床最常用的特殊染色是 Grocott 六胺银染色,同时六胺银染色也可以辅助诊断寄生虫感染(图 7 - 32)。

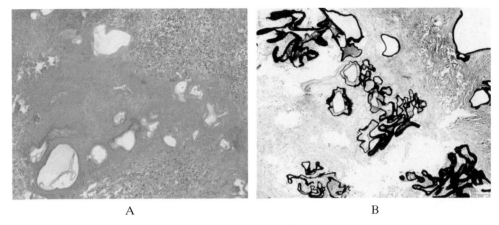

图 7‑32　六胺银染色

A. HE 染色显示肉芽肿性结构伴坏死,其间可见到虫体样结构;B. 六胺银染色可以清晰地显示虫体结构,呈深黑色。

8. 抗酸染色　肝脏结核分为原发性和继发性。原发性肝结核罕见,继发性肝结核通常由肺结核经肝动脉或者肠结核经门静脉播散而来。结核的诊断可以用抗酸染色、金胺 O 染色、免疫组化染色和 PCR 的方法,每个方法敏感性和特异性不同。抗酸染色是临床上常用的特殊染色方法,一般以苯酚(石炭酸)为媒染剂,以复红或荧光染料为染色剂,结核杆菌通常染色为红色杆状(图 7‑33)。

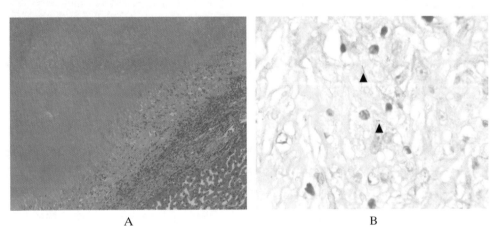

图 7‑33　抗酸染色在肝脏结核中的诊断应用

A. HE 染色显示肝脏肉芽肿性病变伴彻底的凝固性坏死;B. 抗酸染色可见红色杆菌,提示肝脏结核可能。

9. 刚果红染色(Congo red staining)　肝脏是原发性或反应性淀粉样变常累及的器官,虽然有文献认为原发性淀粉样变(primary systemic amyloidosis,AL)通常是肝窦沉积,而反应性淀粉样变(AA)通常是血管受累,但仍然不能根据淀粉样物质分布的区域来区分两者。AL 型淀粉样物质经高锰酸钾预处理后依然刚果红染色阳性,而 AA 型淀粉样物质则相反。淀粉样物质在普通光学显微镜下呈现橘红色或砖红色,而在偏振光下呈现特征性的苹果绿色(图7-34)。

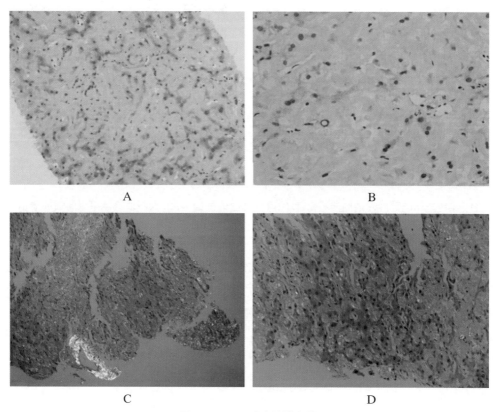

图7-34 肝脏淀粉样变性

A.肝窦周围细胞外可见嗜伊红物质沉积,肝细胞板萎缩,肝窦变窄(HE染色);B.刚果红染色呈橘(砖)红色;C、D.偏振光下血管壁和肝窦可见淀粉样物质沉积,呈苹果绿色。

10. 铁染色(Perls stain,普鲁士蓝染色) 组织内沉积的铁主要以含铁血黄素的形式存在,HE染色表现为细胞内黄褐色颗粒。正常肝细胞内可有少量以铁蛋白形式存在的铁,铁染色为阴性;当较多铁沉积时,铁染色阳性,是肝细胞内铁增多的证据。铁染色可将铁颗粒染成蓝色,用于辅助诊断血色病、含铁血黄素沉积症和酒精性肝病等(图7-35)。

11. 铜染色 新生儿的肝脏富含铜是正常的,但铜在正常成人肝组织中含量极少,用免疫组织化学的方法无法证实。但肝细胞内铜增加时,用敏感的铜染色法可以显示细胞质的着色。罗丹宁染色可将铜颗粒染成棕褐色,维多利亚蓝可将铜蓝蛋白染成蓝色,红氨酸法中红氨酸和铜盐反应使得铜盐沉淀呈黑绿色。铜染色可用于辅助诊断Wilson病(肝豆状核变性)、印度儿童肝硬化、原发性胆汁性肝硬化、原发性硬化性胆管炎、酒精性肝病及药物性淤胆等(图7-36)。

三 肝脏疾病诊断中常用的免疫组化方法

如图7-37、7-38所示。

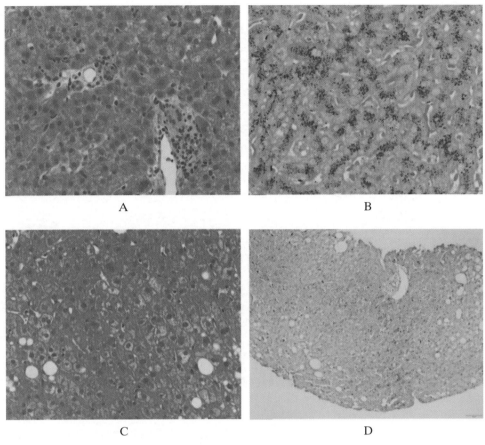

图 7‑35 肝脏铁沉积

A.遗传性血色病患者,肝细胞内较多黄褐色颗粒沉积;B.铁染色示遗传性血色病患者肝细胞内铁沉积,呈蓝色;C、D.Gilbert 综合征患者,患者检测 *UGT1A1* 基因突变,同时合并慢性溶血性疾病,HE 染色(C)可见肝细胞内少量黄褐色颗粒,同时铁染色(D)显示肝细胞内较多铁沉积。

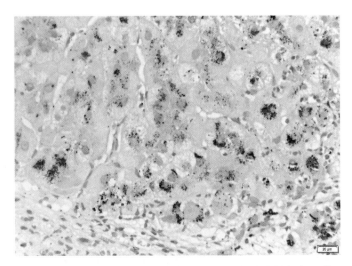

图 7‑36 肝脏铜沉积 Wilson 病患者肝脏铜染色可见肝细胞内棕褐色颗粒(罗丹宁染色)

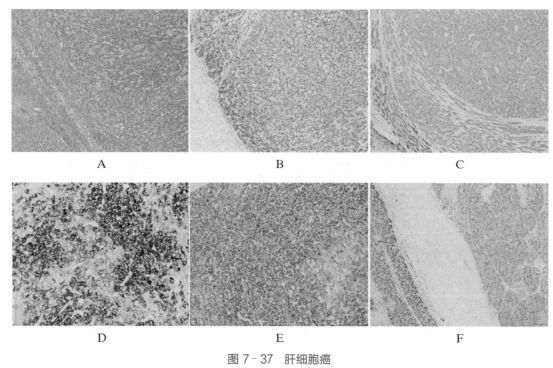

图 7‑37　肝细胞癌

A.肝细胞癌肿瘤细胞呈细梁状和假腺样排列;B.肝细胞癌肿瘤细胞 GPC3 弥漫阳性;C.肝细胞癌肿瘤细胞 GS 弥漫阳性;D.肝细胞癌中 AFP 通常呈强弱不等的胞质着色;E、F.肝细胞癌 HepPar1 和 ARG‑1 弥漫阳性。

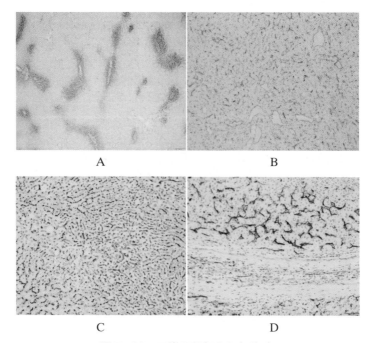

图 7‑38　正常肝组织和肝细胞癌

A.正常肝组织中 GS 为中央静脉周围肝细胞阳性;B.肝细胞癌中 CD34 显示肿瘤组织内血窦丰富,是肝细胞癌特异性的血窦模式;C.正常肝组织 CD10 呈毛细胆管阳性;D.肝细胞癌中 CD10 呈毛细胆管阳性,是肝细胞癌特异性的表现,但敏感性不如 CD34。

1. HepPar1（hepatocyte paraffin 1） 与肝细胞线粒体膜相关，表达于正常肝细胞和肝细胞肿瘤中，但在胆管癌、肝样腺癌或其他消化道的腺癌均有不同程度的表达，特异性较差。

2. 精氨酸酶1（arginase1，ARG1） ARG1 作为尿素循环中的关键酶，在正常肝细胞和肝细胞肿瘤性增生中均表达，具有很高的特异性，用于鉴别诊断肝细胞起源或分化的肿瘤时，其特异性优于 HepPar1 和 glypican3。

3. 甲胎蛋白（alpha-fetoprotein，AFP） AFP 主要由胎儿肝脏和卵黄囊合成，肝细胞癌患者血清学 AFP 通常升高。免疫组化标记 AFP 是肝细胞癌特异性的诊断标记，但敏感性较低。

4. 细胞角蛋白7（cytokeratin 7，CK7）和细胞角蛋白 19（cytokeratin 19，CK19） 是正常胆管和胆管癌的常用标记，可以辅助诊断胆管炎或胆管减少/消失的疾病，如原发性胆汁性肝硬化（PBC），也可以用于鉴别肝内胆管癌和肝细胞癌。需要注意的是，部分肝细胞癌也表达 CK7 和 CK19。

5. 谷氨酰胺合成酶（glutamine synthetase，GS） 在肝脏中催化谷氨酸向谷氨酰胺转化，GS 正常情况下表达于中央静脉周围的肝细胞。在肝细胞癌诊断中和 GPC3 联合使用，在 β-联蛋白（catenin）活化型肝细胞腺瘤中肿瘤细胞通常特征性的弥漫强阳性。

6. 磷脂酰肌醇蛋白聚糖3（glypican3，GPC3） 是一种硫酸肝素蛋白多糖，同时也是一种癌胚蛋白，是诊断肝细胞癌特异性较高的标记。一般情况下，肝细胞腺瘤和肝内胆管癌不表达 GPC3。

7. CD10 在肝脏中是毛细胆管的标志物，通常呈特征性小管状或分枝状阳性，这种特殊的着色方式可以用于鉴别肝细胞癌和其他类型的癌。

8. CD34 肝血窦内皮毛细血管化时 CD34 阳性。CD34 主要用于辅助诊断肝细胞肿瘤性增生。比如，局灶性结节状增生、肝细胞腺瘤和肝细胞癌中，CD34 阳性比例都较周围正常肝组织明显增加。

9. CD56 和 S100P 2019 年第 5 版消化系统肿瘤 WHO 分类将肝内胆管癌分为大胆管型和小胆管型，两个类型的胆管癌形态学、分子改变和生物学行为都有不同；CD56 和 S100P 可以辅助分型，通常情况下，小胆管型胆管癌 CD56 阳性，而大胆管型胆管癌 S100P 强阳性（图 7-39）。

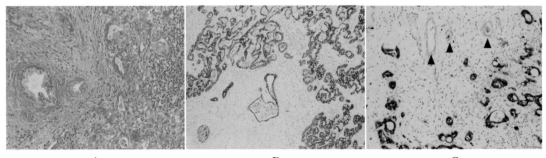

A B C

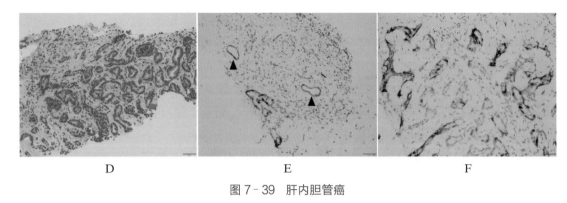

D   E   F

图 7-39　肝内胆管癌

A~C.大胆管型胆管癌,癌细胞胞质内黏液丰富,CK19(B)弥漫阳性,S100P 肿瘤细胞弥漫阳性,而正常的胆管(黑色三角)阴性;D~F.小胆管型胆管癌,肿瘤细胞呈小腺体结构,胞质较少,缺乏黏液,肿瘤组织通常 CD56 弥漫或部分阳性(E、F),但正常胆管 CD56 阴性(图 E 黑色三角)。

10. 乙型肝炎表面抗原（HBsAg）　可以用于检测慢性乙型病毒性肝炎感染时肝组织的表达情况,通常为细胞膜和细胞质着色,需要注意的是,目前大部分研究认为 HBsAg 表达强度与血清 HBV DNA 定量、肝组织 HBV DNA 定量及肝组织炎症和纤维化之间均无相关性(图 7-40)。

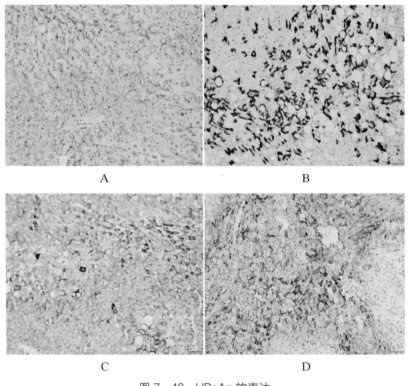

A   B

C   D

图 7-40　HBsAg 的表达

A~C.正常肝组织中 HBsAg 的不同表达模式,可见细胞膜或细胞质颗粒状着色;D.肝细胞癌中肿瘤细胞 HBsAg 阳性。

11. C反应蛋白（C-reaction protein，CRP）和血清淀粉样蛋白（serum amyloid A，SAA） 在肝脏疾病中主要用于炎症型肝腺瘤的诊断，通常炎症型肝腺瘤细胞弥漫表达 CRP和SAA，而正常肝脏为阴性（图7-41）。

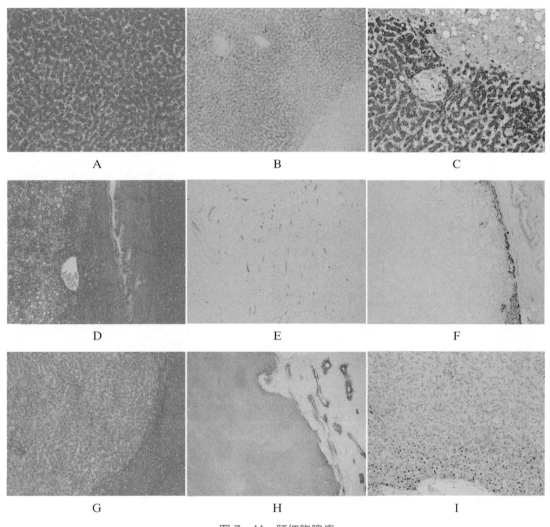

图7-41 肝细胞腺瘤

A~C.炎症型肝细胞腺瘤。A.肿瘤内血窦扩张伴炎症细胞浸润（HE染色）；B.肿瘤细胞 SAA弥漫阳性；C.肿瘤细胞 CRP弥漫阳性。D~F.HNF1α失活型肝细胞腺瘤。D.肿瘤显著脂肪变性是本型的特征；E.CD34显示肿瘤内血窦丰富；F.肿瘤组织 LFABP失表达，正常肝细胞阳性。G~I.β-联蛋白（catenin）活化型肝细胞腺瘤。G.肿瘤细胞丰富，部分呈假腺样结构。H.肿瘤组织 GS弥漫阳性，与之对照周围肝组织中央静脉周围肝细胞阳性。I.部分肿瘤细胞 β-联蛋白核阳性。

12. 肝脂肪酸结合蛋白（liver fatty acid binding protein，LFABP） 主要在正常肝脏、小肠和肾脏中表达，是存在于细胞质的小分子蛋白，相对分子量为$(14～15)×10^3$，是人体表达最多的脂肪酸结合蛋白，占细胞质蛋白总量的3%~5%，主要用于 HNF1α失活型肝细胞腺瘤的诊断，在该类型肝细胞腺瘤中肿瘤细胞 LFABP失表达而正常肝脏为强阳性。

13. β-联蛋白（β-catenin）　为 Wnt 信号通路的重要调节蛋白。在静止细胞中与 E-钙黏着蛋白（cadherin）的胞内部分结合，以稳定细胞间黏附；在 Wnt 信号激活的细胞中由胞质进入胞核成为转录激活因子。在 β-联蛋白（catenin）活化型肝细胞腺瘤中，部分肿瘤细胞质或细胞核阳性，对诊断具有提示意义。

（高名士　汪　寅　刘　颖　刘学光　罗荣奎）

第八章　免疫组织化学染色技术及应用

　　免疫组化染色是引入附有标志物的外源性抗体,使之锚定于组织或细胞标本中相应的抗原部位,标志物经呈色反应而显示待检抗原的一种染色方法。

　　免疫组化按标志物种类不同,可分为免疫荧光法、免疫酶法、免疫金银法及放射免疫自显影法等。按步骤方法不同,可分为一步法(又称直接法)、二步法(包括间接法、夹心法及补体法)和多步法(包括桥连法)等。一般来说,一步法染色步骤简单,特异性强,但敏感性较差,且标记抗体适用范围窄;二步法及多步法经抗体放大,敏感性明显提高,标记抗体可一标多用,但染色步骤多、耗时,特异性降低。下面按标志物种类不同,分别阐述免疫组化染色的基本原理和方法。

第一节　组织切片前处理

一　规范化组织处理

　　组织固定、脱水、透明及浸蜡规范化对于保证免疫组织化学的染色效果至关重要。

二　防脱切片的使用

　　用于免疫化学染色的切片需要经历多个步骤的清洗、孵育及染色步骤,甚至需要酶性消化或高温高压的抗原修复步骤。因此,载玻片需要用组织黏附剂处理。常用的方法包括以下。

　　1. 三-氨丙基-3-氧基硅烷(3-aminopropyl-triethoxy silane, APES)　切片经酸洗,水洗,烘干后,在通风橱中浸入 APES-丙酮工作液中(APES 1 ml,丙酮 50 ml 混合)处理 20 s,用丙酮漂洗 2 步后用大功率吹风机吹干密封备用。

　　2. 多聚赖氨酸(poly-L-lysine)　切片经酸洗,水洗,烘干后,在通风橱中 0.01% 多聚赖氨酸工作液浸泡后经烘烤或室温干燥后备用。

三 烤片

目的是使组织平展,与载玻片充分黏合防止脱片,可 60℃ 烤箱中烘烤 4～12 小时或者 70℃ 烤箱烘烤 1 小时。如果要检测的抗原性较弱,组织切片烤片温度可以降低。

四 石蜡组织切片的抗原性修复

冷冻切片能很好地保存组织中的抗原性,完全适合免疫组化和杂交组化染色,但其组织形态的清晰度或分辨率远不如石蜡切片。如果没有很好的冷冻组织库,也无法进行回顾性研究。有些含病原体(如 HIV、HBV 等)的冷冻组织会污染设备,对技术人员造成潜在的危害。因此,在实际工作中,尤其是临床病理,大量的免疫组化染色是在石蜡切片上进行的。经过常规福尔马林固定、石蜡包埋处理的组织,其中的蛋白大分子发生分子内或分子间的交联(cross-links),从而屏蔽了抗原决定簇或使其三维结构的构象发生改变。其他固定剂也有类似的抗原屏蔽作用。如果不做特殊的预处理,石蜡切片中的抗原大部分不能被检出,出现假阴性结果。因此,石蜡组织切片免疫组化染色是否成功很大程度上取决于组织中抗原性修复(antigen retrieval)的好坏。早在 1976 年,加拿大籍华人黄少南就首先采用胰蛋白酶来消化石蜡切片以改善免疫荧光染色,取得很好的效果。之后,不断出现抗原性修复的新方法。除了蛋白酶消化外,1991 年,Shi 首次采用微波炉进行石蜡切片抗原性的修复。在其启发下,通过加热进行抗原性修复的方法层出不穷:同年,Shin 报道用蒸汽式高压消毒锅,1994 年,Norton 采用家用高压锅、Kawai 用水浴加热法。综上,抗原性修复的方法有 2 类,即蛋白酶消化法和热修复法。究竟采取何种方法,应根据固定剂、固定时间长短及所检抗原的不同来决定。

1. 蛋白酶消化修复　用于抗原性修复的蛋白酶已有多种,最常用的是胰蛋白酶、胰糜蛋白酶、链霉蛋白酶、蛋白酶 K 及胃蛋白酶等。有些抗原需用特殊的酶进行消化,如 IgE 要用蛋白酶 XXIV 消化才能获得满意的免疫组化染色结果。蛋白酶消化修复抗原性的机制尚不完全清楚。大多数学者认为蛋白酶消化可能通过切断蛋白分子间的交联来暴露抗原决定簇。为了达到预期的目的,除了选用最合适的蛋白酶外,还应注意酶的工作浓度、辅酶的使用、pH 值及最适反应温度。常用蛋白酶的工作浓度如下:胰蛋白酶(含 0.1% $CaCl_2$)为 0.05%～0.1%;链霉蛋白酶为 0.002 5%;胃蛋白酶为 0.1%。消化时间与固定时间有关,固定时间久者应适当延长消化时间。有时蛋白酶会因生产厂家不同,或虽同一厂家但批号不同而影响抗原性的修复。在没有现成资料可做参考时,应通过预实验摸索出效果最佳的酶及其工作参数。蛋白酶消化虽可修复抗原性,但使用不当也无法达到目的。如消化不足,因抗原决定簇未充分暴露,免疫组化阳性染色会很淡或根本不显示。消化过度,组织形态结构破坏并可引起脱片。也有报道,不合适的蛋白酶消化还可能出现假阳性或假阴性结果。

2. 热修复(heat-mediated antigen retrieval)　1991 年,Shi 在将石蜡切片放入经微

波炉沸腾的重金属溶液中加热一段时间后,原来无法用免疫组化显示的抗原显示了很好的阳性染色,并且形态结构也能保存完好。这一发现奠定了抗原性热修复的实验基础。至于热修复的原理众说纷纭,其中两种观点有一定说服力,一种观点认为,福尔马林固定主要通过甲烯桥形成的共价键和雪夫碱(Schiff base)形成的弱分子引力使蛋白分子发生交联,加热后,虽对共价键没有影响,但可消除雪夫碱引力。此时,蛋白分子的构象处于固定与未固定的中间状态,不同程度地恢复了抗原分子的自然构象。另一种观点认为,加热可削弱或打断由钙离子介导的化学键,从而减弱或消除蛋白分子的交联,恢复抗原性。一些事实支持后一种观点,如热修复常用的柠檬酸缓冲液和乙二胺四乙酸二钠(EDTA)都有一定的化学螯合作用,有清除钙离子的功效。相反,加入钙以后则可抑制抗原性的修复。与蛋白酶消化相比,热修复不仅可增加免疫组化染色阳性细胞数及阳性强度,而且热修复所需的时间与固定时间关系不大。但对固定时间过长的组织,加热的时间也应适当延长。热修复的方法很多,常用的有微波照射、加压加热及热水浴等。

(1) 微波照射:最常用的溶液是 pH 6.0 的 0.01 mol/L 柠檬酸缓冲液和 pH 8.0 的 0.1 mmol/L 的 EDTA 溶液。也可将这两种溶液混合使用。微波照射时所用输出功率一般在 750～1 000 W。一般当微波炉输出功率在 950 W,介质溶液体积为 400 ml,切片数量为 25 张时,可将照射时间设为 10 分钟。在第 7.5 分钟时,溶液开始沸腾。对大多数抗原而言,保持沸腾 2.5 分钟左右即可获得良好的抗原性修复效果。但对某些抗原,尤其是核抗原,照射时间应适当延长或多次照射。微波照射加热的缺点是受热不均匀,当切片过多、介质溶液体积过大时更为明显。

(2) 高压加热法:为了克服微波照射受热不匀的缺点,Norton 首次报道采用厨用高压锅对组织切片抗原性进行修复。高压锅的压力可达 103 kPa,温度约 120℃,加热 2～15 分钟即可使抗原性修复,尤其是核抗原如雌、雄激素受体,增殖细胞核抗原(PCNA)和 Ki-67 等的修复,当其他方法失败时,该法往往可获成功。

(3) 水浴加热法(water bath heating):有人认为水温在沸点以下(95～98℃)对抗原性的修复更为有效。这种方法不需要专用设备,经济实用,但加热所需时间较长是其缺点。具体做时可将盛有介质溶液的容器(如大烧杯)放在水溶锅内加热到 95～98℃,并维持这一温度勿使其沸腾,然后将组织切片放入溶液,继续加热 30 min,室温冷却后即可。

3. 微波照射与蛋白酶消化联合应用　先用微波照射后用胰蛋白酶消化可以使某些抗原(如 κ 和 λ 轻链)抗原性的恢复更有效。由于微波照射大大增加组织对胰蛋白酶的敏感性,因而消化的时间可大大缩短。相反,如先进行蛋白酶消化,后用微波照射,也可缩短微波照射的所需时间。联合应用微波照射与蛋白酶消化对显示某些淋巴细胞的标志如 CD3、CD8、CD30 及 CD75 等常可取得意想不到的良好效果。

第二节 免疫荧光标记

一 基本原理

此项技术采用的标志物是小分子的荧光素。荧光素经特定波长的光照射激发后,能发射出一种比激发光波长更长而能量较低的荧光,借此可做定位观察或示踪。因而,免疫荧光技术必须使用特殊的荧光显微镜来观察结果。

二 常用荧光素

用于免疫荧光法的常用荧光素有:①异硫氰酸荧光黄(FITC);②四甲基异硫氰酸罗达明(tetramethyl rhodamin isothiocyanate, TRITC);③四乙基罗达明 B200 (tetraethylrodamine B200,RB200)。此外,还可以用荧光素(propidium iodide,PI)或 4′, 6-二脒基-2-苯基吲哚(4′,6-diamidino-2-phenylindole,DAPI)染细胞核作为对比染色。采用上述荧光素时应与相应的滤片搭配使用(表 8-1)。

表 8-1 常用的荧光素与相应的滤片

荧光素	激发滤片(nm)	阻断滤片(nm)	显示颜色
FITC	450～490	515	翠绿色
TRITC	530～560	580	红色
RB200	570	596～600	橘红色
PI	515	590	红色
DAPI	358	461	蓝色

三 常用方法

免疫荧光法目前多用于:①检测组织内免疫球蛋白或免疫复合物,如肾炎之肾穿刺标本、红斑狼疮之皮肤组织等;②检查血液内自身抗体,此时常以小鼠的组织标本作为抗原,滴加患者血清后,用带有荧光素的抗人免疫球蛋白抗体做间接免疫荧光法;③细胞表面抗原检定,适用于肿瘤细胞、淋巴细胞等,可在管内悬浮状态标记染色后转移至玻片上观察,或用流式细胞仪(flow cytometer,FCM)进行分类、定量计数;④荧光示踪研究,以荧光标记抗体注入动物血管内,再采取组织标本,观察其沉积情况。

组织切片的免疫荧光以新鲜未固定组织制作的冷冻切片为好。染色后必须用不含荧光的水、缓冲液、甘油、液状石蜡或 DPX 等封裱,对阳性结果应尽早摄影记录。常用免疫荧光技术有直接法和间接法两种。

（一）直接法

这是荧光抗体技术中最基本的方法,其优点是方法简单,用时短,特异性高,而缺点是敏感性较差。

（二）间接法

用对应于标本中某抗原的特异性抗体反应后,再用荧光素标记的二抗与之作用。由于荧光标记的抗体并非直接与标本中的抗原发生反应,故称为间接法。其优点在于检测的敏感性比直接法高,缺点是因为参与反应的因子多,受干扰而产生的非特性的染色机会也多,且用时较长。

四 免疫荧光标记的问题及对策

1. 自发荧光和诱发荧光　　自发荧光是指组织未经荧光素染色,在紫外光或短光波照射下呈现的荧光,较为常见的如胶原纤维和弹力纤维呈蓝绿色,软骨和角蛋白呈黄绿色,脂褐素呈棕黄色。自发荧光除结缔组织外,一般较弱,可依据其形态及部位做出判别。诱发荧光是指某些本身并不发生荧光的物质,经简单的化学处理后转变为发荧光的物质,如甲醛固定后的去甲肾上腺素、肾上腺素、多巴胺呈黄绿色荧光,5－羟色胺呈黄色荧光。为避免诱发荧光,应尽可能采用不固定的新鲜组织作冷冻切片,也可用 0.02% 硼氢化钾消除醛类固定剂所引发的非特异荧光。对于自发或诱发荧光,也可在染色后以 0.01% 伊文思蓝遮盖之,以提高特异性荧光与背景的反差。

2. 荧光素产生的干扰　　荧光素本身质量差或已降解、变质,不仅影响标记率,F/P 值过低,使特异性染色减弱,且能与组织内蛋白非特异吸附,造成背景着色;而标记过高($F/P>2$)或游离荧光素存在,也会因非特异吸附加重背景染色。因而应选用高质量的、标记恰当的荧光抗体(F/P 为 1～2),并经过组织粉吸收。染色前还可将待用荧光抗体通过葡聚糖 G25 小柱去除其中可能存留的游离荧光素。

第三节　免疫标记的基本原理

一 免疫酶标记法

（一）基本原理

以酶作为标志物与外加的底物作用产生不溶性色素,沉积于抗原抗体反应部位。免疫酶法与免疫荧光法相比具有以下优点:①普通显微镜即能观察,无须特殊显微镜;②显色反应后可作衬染,组织结构显示良好,使免疫定位准确;③染色后切片能保持较长时间;④有些酶反应沉积物具有电子密度,可用于免疫电镜。因此,免疫酶法是当今应用最广的免疫组化技术。

（二）常用的标记酶及其底物呈色反应

1. 辣根过氧化物酶（horseradish peroxidase，HRP） 是最常用的酶，其底物是 H_2O_2。当酶与底物反应时，使同时加入的无色还原型染料（供氢体，DH_2）转化为有色的氧化型染料（D）沉积于局部，被检物得以标识。

常用的供氢体以二氨基联苯胺（$3'3'$-diamino-benzidine，DAB）最为常用，反应产物呈棕色，不溶于水，不易褪色，电子密度高；其次为氨基乙基卡巴唑（3-amino-9-ethylcarbazol，AEC），反应产物橘红色，呈色后用水溶性封固剂；还有 4-氯-1-萘酚（4-chloro-1-naphthol，CN），反应产物灰蓝色，也需用水溶性封固剂。

2. 碱性磷酸酶（alkaline phosphatase，AP） 为磷酸酯的水解酶，可通过 2 种反应显色。偶氮偶联反应：底物 α-萘酚磷酸盐（α-naphthol phosphate）经水解得到 α-萘酚，与重氮化合物如固蓝（fast blue）或固红（fast red）形成不溶性沉淀，分别呈蓝色或红色；靛蓝-四唑反应：溴氯羟吲哚磷酸盐（5-bromo-4-chloro-3-indodyl phosphate，BCIP）经酶水解并氧化形成靛蓝，而氮蓝四唑（nitro blue tetrazolium，NBT）在此氧化过程中被还原成不溶性紫蓝色沉淀。

3. 其他标记酶 还有葡萄糖氧化酶（glucose oxidase，GO）、β-半乳糖酶等，前者底物为葡萄糖，配以 NBT 和吩嗪硫酸甲酯（phenazine methasulfate，PMS），呈蓝色沉淀。

（三）常用方法及其应用

1. 免疫抗体的酶标记法 以酶标记抗体作直接法或间接法，继之以相应的呈色反应。

2. 非标记免疫酶法 以酶免疫动物得到抗酶抗体。最初采用酶桥法，是将抗体序贯上片。以检测 HBs 抗原为例，依次滴加兔抗 HBs（一抗）→羊抗兔 IgG（桥抗体）→兔抗 HRP→HRP，最后为呈色反应。现在多采用酶复合物法，就是先将抗 HRP 抗体与 HRP 在体外制成免疫复合物 PAP（peroxidase-anti-peroxidase complex）。此种方法含酶量多，敏感性提高，染色步骤简单；且 HRP 结合紧密，不会因洗涤而脱落；PAP 复合物可保存较长时间，使用更为便利。

二 亲和免疫组化

（一）基本原理

在组织学研究中，利用两种物质之间的高度亲和能力及其可标记性，以显示其中一种物质的方式称亲和组织（细胞）化学。这些亲和物质如葡萄球菌蛋白 A（staphylococcus protein A，SPA）与免疫球蛋白（IgG）、生物素（biotin）与卵白素（avidin）、植物凝集素（lectin）与糖分子、受体与配体，荧光素、酶、同位素等都可作为标志物而与之结合。亲和组化与免疫组化相结合，即为亲和免疫组织（细胞）化学。

（二）常用的亲和免疫组化

1. SPA 与 IgG SPA 是单链多肽，具有与 IgG 分子中 Fc 段结合的特性，并能与各种标志物相结合，故可代替抗 IgG 抗体用于免疫组化。SPA 不受 IgG 动物品种（羊 IgG 除外）的限制，适用性广，它与 IgG 的亲和力强，所用试剂可高度稀释，染色背景淡、效果好，且因其相对分子质量小（42×10^3）、穿透性好，可用于免疫电镜。

2. 生物素与卵白素　生物素为水溶性维生素 H,分子量仅 244,可与抗体交联,也能与酶标志物结合。卵白素可与生物素或荧光素、酶等偶联。生物素与卵白素结合后很稳定,对 pH 的变化及多种蛋白酶都有耐受力。

(1) 标记式:生物素和免疫球蛋白(或植物凝集素等)偶联,荧光素或酶与卵白素结合,在标本片上先后加入上述两种结合物。

(2) 桥式:以卵白素为桥,使生物素偶联的抗体与生物素化的酶相连,染色时可序贯上片;也可预先使卵白素与生物素化的酶按一定比例混合,组成卵白素-生物素-酶复合物,其中有较多酶分子,大大提高酶染色的灵敏度,这种方法称为 ABC 法。

近年来,自链霉菌中提取到链霉卵白素(streptavidin, SA),可取代卵白素用于 ABC 法,也可用于标记法,即 LSAB(labeled streptavidin biotin)法。SA 的相对分子质量较小(60×10^3),穿透性更好,且与生物素化的抗体结合位点更多,故敏感性与一般的 ABC 法相比可提高 + ～ + +,而背景更淡。

3. 凝集素与受体　凝集素是一类糖蛋白或结合糖的蛋白质,通过与细胞表面糖分子间的非共价键结合,使细胞相互凝集。它与其细胞表面受体(糖分子)结合具有专一性,其结合能力还因受体(糖链)的空间结构、结合位点而异;凝集素可被荧光素、酶、生物素、铁蛋白等物质标记而引用于亲和组化或亲和免疫组化。以凝集素为工具,可研究细胞的凝集素受体在胚胎的不同发育阶段、细胞成熟过程或代谢改变乃至恶性转化时的改变,包括数量、分布或专一性的变化。凝集素可以被酶、生物素标记,也连接抗凝集素抗体,采用标记式或桥式等方法使用。

4. 受体与配体　受体是细胞膜上或胞质、胞核内的一些生物大分子,能特异性识别、结合某特殊的化学信号分子(即配体),受体与配体一旦结合即经信号转导引起细胞效应,改变靶细胞的基因调控和生化反应,调节细胞功能。激素、神经介质、免疫受体等均借此发挥其生理效应。受体在细胞中的位置、数量及它们与配体的结合能力等与靶细胞的生理状态、分化程度都有关。细胞受体的定位检测可采用带有标志物的配体或抗受体的抗体作直接法、间接法,或结合 ABC、PAP 等法进行。

5. 葡聚糖聚合物技术(textran technique)　该技术是 20 世纪 90 年代中期发展的新技术。其原理是以具有惰性的多聚化合物如葡聚糖为脊,与大量酶分子和抗体分子形成水溶性聚合物,而不影响酶及抗体分子的反应活性。每 1 mol 的复合物中约含 70 mol 的 HRP 和 10 mol 的抗体 IgG。由于复合物中 HRP 的绝对数量高于其他复合物如 ABC 和 LSAB,故其敏感性大大提高。若结合在葡聚糖脊的 IgG 为特异性一抗,即为 EPOS 法(enhanced polymer one-step stain);若 IgG 为二抗,为二步法,亦称 ELPS 法(enhanced labelled polymer system)或 EnVision 法,适用性更广。由于该方法不但敏感性高,染色步骤减少,又无内源性生物素干扰,因此在免疫组化技术中,有日益取代 ABC 和 LSAB 的趋势。

三　免疫组化染色中的非特异着色及对照的设置

理想的免疫组化染色结果应该是特异性好、定位准确、阳性反应与阴性背景对比清晰。

然而,由于免疫组化染色过程涉及许多环节,多种因素可影响染色结果,最终可能出现非正常的假阴性或假阳性现象,干扰对染色结果的判断。

1. 非特异着色及其消除方法 非特异着色是指免疫组化染色过程中产生的非靶抗原(或抗体)的着色结果,属假阳性,又称背景着色。常出现在组织边缘、胶原纤维及血浆渗出处,坏死组织及固定不良的组织中心处。表现为弥漫性,均匀性的背景染色,也可以是随机分布的阳性反应产物点、团或块状。它的存在干扰着对特异性靶抗原显色结果的判断。因此,染色过程中除注意提高特异性染色效果外,还应尽量减少或消除背景着色。

造成非特异着色的原因是多方面的,涉及免疫组化的各个环节,常见的有以下几种:

(1)组织内源性成分的干扰。

1)辣根过氧化物酶:与荧光素相似,酶自身质量也影响着标记率和背景着色,故用作标记的酶纯度要求为 $RZ \geqslant 3.0$。必要时酶标抗体也可采取适当方法去除游离物。

2)内源性酶:白细胞及组织内的过氧化物(氢)酶可使染色中外源性 H_2O_2 和 DH_2 呈色。红细胞的血红蛋白也可产生假过氧化物酶反应,干扰酶的显色结果。因此,当采用 HRP 的免疫酶法时,需在染色前(或使用含酶试剂前)以 $0.3\% \sim 0.5\%$ H_2O_2 处理切片,消除内源性过氧化物酶活性。用于免疫组化的商品化的碱性磷酸酶取自小牛肠组织,与一般组织内的非肠型 AP 不会产生交叉反应,但当采用 AP 定位肠胃上皮中的抗原时,需用 10 mmol/L 左旋咪唑加入孵育液,抑制组织内的内源性肠型 AP,消除染色干扰。

3)内源性生物素:肝、胰、肾等实质细胞内含有内源性生物素或生物素样物质,在新鲜未固定组织中尤为丰富。因此,在采用生物素–卵白素法对上述组织作免疫组化染色时,应避免用未固定冷冻切片,或在染色前序贯用卵白素(25 μg/ml)和饱和生物素使内源性生物素结合点遮蔽,然后再做 ABC 染色。

(2)标志物产生的干扰:由于卵白素为含糖基的碱性蛋白,能与组织中糖蛋白和细胞的负电荷发生非特异结合,引起背景着色。但链霉卵白素等电点为中性,不含糖基,不会产生非特异结合,故现今应用更广。

(3)抗体引起的干扰。

1)抗体蛋白与组织的非特异吸附:主要是物理吸附造成的。单克隆抗体往往特异性较高,非特异性背景浅。而在用来源于兔、山羊血清的未纯化的多克隆抗血清进行免疫标记时,容易发生非特异性背景,并且孵育液的成分如盐的浓度、pH 值可影响这种吸附,抗血清中凝聚的蛋白也易与组织非特异结合。消除的措施有:①对抗体工作浓度进行测试,往往采用梯度稀释,以选取最佳、最经济的抗体工作浓度。②染片前先以正常血清孵育切片,通常选用与桥抗体(或二抗)同源的动物血清。③在抗体稀释液内加入 0.1% 牛血清白蛋白(BSA)或人血清白蛋白(HSA)。④抗血清使用前经高速离心去除凝聚的蛋白。

2)免疫原问题:如用作免疫原的抗原提取不纯或与某些组织成分具有共同抗原,由此而生成的抗体会造成非期待的"特异性"结合。因而,宜采用制备电泳法纯化抗原,并以单克隆抗体为好。对多克隆抗体,则应经组织粉吸收或亲和层析法纯化抗体,同时采用高敏感的染色方法,提高抗体稀释倍数,减少背景染色。

3）IgG 与其受体间的反应：IgG 的 Fc 受体广泛存在于组织内，它与 IgG 的 Fc 段结合不受种属限制。近交系动物之间，尤其是未固定的材料中更易出现这种非期望的交叉反应。应用 F(ab)₂ 片段代替完整抗体可以防止这种结合；还可采用正常血清孵育切片、稀释液中含 BSA 或 HSA、提高抗体稀释度等方法减低因此而产生的背景着色。

4）天然抗体：动物血清中常存在多种天然抗体，它们没有种属特异性。如兔及羊的血清中都有一种抗纤维组织的抗体，能与各种动物包括人的纤维组织起反应，造成非期望的着色。

（4）组织处理不当。

1）血清或分泌性抗原的干扰：若血清或分泌物中含有待检抗原，可能污染细胞，造成假阳性结果。因此，在检测分泌性抗原时，所取组织应在缓冲液中充分漂洗。若系动物实验，可在器官离体前作血管内灌洗。

2）组织固定不及时：抗原弥散，使定位不确切，或因组织自溶，增强了抗体蛋白或抗血清成分与组织的非特异吸附。切片太厚时，亦可出现假阳性结果。

3）组织过干或洗涤不充分：同时染太多切片，容易出现切片过干而导致背景着色。染色时需注意试剂充分覆盖组织，超出组织边缘 2 mm。染片过程中，各步骤之间的洗涤不充分也是造成非特异着色的一个因素。因此，每一步骤之后均应经过 2~3 次换液洗涤，必要时应搅拌或振荡洗涤。

2. 假阴性结果　造成假阴性结果可能来自三方面：①组织处理不当，抗原损失过多或被遮蔽：切片脱蜡不净或脱蜡后的切片搁置时间过长则可能呈假阴性结果；②抗体（包括特异性一抗、标记抗体、或桥抗体）失活、效价过低或稀释度不合适；③染色步骤中的差错或其他试剂的问题，如修复方法选择不当或时间不够，温度较低，溶液 pH 值不准，切片倾斜致抗体流失，切片干燥或切片周围水分太多，使抗体加入后被稀释则大多导致假阴性结果；显色剂、缓冲液的离子强度及 pH 值等没有调整好。假阳性结果系多种因素造成的非特异着色，包括组织自发的、人为产生的及非期望的"特异性"染色。

3. 对照设置　为了正确判断染色结果，在染色过程中应分别设置阳性和阴性对照试验，没有对照的免疫组化染色结果是不可信的。

（1）阳性对照。

1）阳性组织内对照：待检测组织的正常组织可以表达目的抗原，将其作为阳性对照，即组织内对照。

2）阳性组织对照：即用单一阳性组织作为阳性对照。

（2）阴性对照。

1）阴性组织对照：以确知不含有靶抗原的组织（或细胞）标本片与待检标本片同时染色，结果应为阴性，以除外假阳性情况。

2）阴性试剂对照：为空白对照或替代对照。以缓冲液（如 PBS）或与第一抗体同源的正常动物血清（若为小鼠单克隆抗体，则可用正常小鼠血清或与本实验无关的单抗）取代第一抗体，其他各步不变，结果应为阴性。必要时也可分别对第二抗体、桥抗体作相应的空白或替代对照试验。

3）吸收试验：特异性第一抗体经用相应的纯化抗原（过量）中和吸收，使其结合点全部被外源性抗原结合，不能再与组织内的靶抗原反应，用这种吸收后的第一抗体作免疫组化染色，结果应为阴性。

4）抑制试验：待检标本因与未标记的特异性抗体反应而影响了与标记的特异性抗体结合，使染色结果明显减弱或转阴。该试验适用于直接法。

（3）自身对照：在同一标本片上，靶抗原的阳性反应与其他无关结构或成分的阴性结果形成鲜明对照。事实上，自身对照出现于每一次实验、每一份标本上，无需另加步骤或试剂。

四 双重或多重免疫组化

双重或多重免疫组化的标记染色（以下简称双标或多标）是在同一标本片上同时或先后显示两种或两种以上抗原，以观察这些抗原相互间的关系，对于显示同一细胞内的不同抗原尤为适用。

双标或多标记法是几种单标记染色相加而成的，其成败关键在于设计恰当的配伍方案，以避免前后标记染色之间的交叉反应或颜色混淆而影响准确定位。配伍时尽可能选用不同方法、不同标志物及不同种属动物的抗体。在确认相互间无交叉反应的情况下，可作同时定位标记，否则需按先后分别标记定位。

双标或多标记染色的注意事项：①实验前做出合理、周密的设计，确保前后无交叉反应。②双标染色应以单标染色为基础，即首先在连续切片上分别以拟用于双标染色的两套程序定位相应的抗原，获得明确结果，并掌握各自的最佳条件。③前一标记过程，特别是加用分步固定或解离洗脱处理者，可能使后一标记染色的靶抗原减弱。因而抗原性较不稳定者应先做标记染色，而后已标记的第一抗体浓度应较单标记时有所提高。④首标宜选用结果稳定而色彩鲜艳的呈色反应，如 HRP 显色时先用 DAB（棕黄、稳定），后用 CN（蓝色，醇溶性）。封固时，应顾及较浅的一种，勿使褪色。⑤双标荧光法搭配时，宜先用 RB200，后用 FITC，因 FITC 更易褪色，尤其是在行分步固定时。

新近有报道推荐微波用于双重或多重染色，即在第一重抗原显色后，经微波照射以使上一重染色过程中可能残留的各种抗体蛋白分子解离，并使标记酶灭活，此后再作第二重染色时，便不会出现与前次染色之间的交叉反应。

第四节 常见免疫标记的操作步骤

一 免疫荧光直接法

以肾穿刺标本免疫复合物沉积检测为例。

1. 标本 肾穿刺活检标本,冷冻切片,厚 5 μm。

2. 抗体和试剂

(1) 荧光标记抗体:兔抗人 IgG‐FITC、兔抗人 IgA‐FITC、兔抗人 IgM‐FITC 和兔抗人 C3‐FITC,工作浓度均为 1∶30。

(2) 0.01 mol/L pH7.4 PBS。

(3) 缓冲甘油:1 份 0.1 mol/L pH8.0 磷酸缓冲液(PB)与 9 份甘油混匀。

3. 染色步骤

(1) 肾穿刺活检标本冷冻切片室温下用丙酮固定 10 分钟,晾干后再以 PBS 洗 5 分钟,3 次。

(2) 置切片于湿盒内分别滴加兔抗人 IgG‐FITC、兔抗人 IgA‐FITC、兔抗人 IgM‐FITC 及兔抗人 C3‐FITC,37℃,30 分钟,用 PBS 洗切片 5 分钟×3 次。

(3) 用缓冲甘油封片。

(4) 荧光显微镜下观察结果,并照相记录。

4. 结果 肾小球特异性染色部位呈翠绿色。

二 免疫荧光间接法

以肾穿刺标本 PLA2R1 检测为例。

1. 标本 肾穿刺活检标本,冷冻切片,厚 5 μm。

2. 试剂

(1) 第一抗体:兔抗人 PLA2R1(磷酸酯酶 2 受体 1),工作浓度均为 1∶60。

(2) 第二抗体:山羊抗兔 IgG-Alexa Fluor 488,工作浓度 1∶200。

(3) 0.01 mol/L pH7.4 PBS。

(4) 缓冲甘油(配法同直接法)。

3. 染色步骤

(1) 肾穿刺活检标本冷冻切片室温下丙酮固定 10 分钟,PBS 洗 5 分钟,3 次。

(2) 置切片于湿盒内,滴加兔抗人 PLA2R1 抗血清,37℃,60 分钟,以 PBS 洗切片 5 分钟,3 次。

(3) 滴加山羊抗兔 IgG-Alexa Fluor 488,37℃,45 分钟,以 PBS 洗切片 5 分钟,3 次。

(4) 缓冲甘油封片,荧光显微镜下观察结果,并照相记录。

4. 结果 肾小球特异性荧光染色呈翠绿色。

三 ABC 法标记

ABC 法标记淋巴瘤组织淋巴细胞共同抗原(LCA)。

1. 组织 淋巴瘤组织石蜡切片,厚 3 μm。

2. 试剂 ①小鼠抗 LCA 单克隆抗体,工作浓度 1∶100;②生物素化山羊抗小鼠 IgG9(b‐GAMG),工作浓度 1∶100;③ABC 试剂(至少在用前半小时配制),工作浓度 1∶100;

④正常羊血清,工作浓度 1:20;⑤0.3% H_2O_2 -甲醇溶液;⑥0.1%胰蛋白酶消化液;⑦DAB 显色液;⑧0.01 mol/L pH7.4 PBS;⑨Harry's 苏木素。

3. 染色步骤

(1) 石蜡切片常规脱蜡后,用自来水洗,再用蒸馏水洗。

(2) 切片入 0.3% H_2O_2 -甲醇溶液,37℃,30 分钟,以消除组织内源性过氧化物酶活性。

(3) 切片经水洗、蒸馏水洗,入已预热的 0.1%胰蛋白酶消化液,37℃,30 分钟。

(4) 切片经蒸馏水洗,再用 PBS 洗 5 分钟,3 次。

(5) 擦去组织周围 PBS,滴加 1:20 正常羊血清,置切片于湿盒内,37℃,20 分钟。

(6) 倾去正常羊血清,滴加 1:100 小鼠抗 LCA 单克隆抗体,37℃,1 小时,移至 4℃冰箱过夜,切片用 PBS 洗 5 分钟,3 次。

(7) 滴加 1:100 b - GAMG,37℃,1 小时,切片用 PBS 洗 5 分钟,3 次。

(8) 滴加 1:100 ABC 试剂,37℃,30~45 分钟,切片用 PBS 洗 5 分钟,3 次。

(9) 滴加 DAB 显色液,显色时间为 5~10 分钟(显微镜下控制显色程度)。

(10) 切片经蒸馏水洗,入 Harry 苏木素复染细胞核。

(11) 切片脱水、透明、封固、镜下观察。

4. 结果　阳性的淋巴细胞膜和胞质为棕褐色,胞核为淡蓝色。

(四) Envision 法

以乳腺癌孕激素受体(PR)检测为例,介绍 Envision 法的主要步骤。

1. 标本　乳腺癌组织石蜡切片,厚 4 μm。

2. 试剂　①小鼠抗人孕激素受体(PR)单抗,工作浓度为 1:100;②含有多个羊抗小鼠 IgG 分子和 HRP 分子的葡萄糖聚合物;③0.6% H_2O_2 -甲醇溶液(同 ABC 法);④0.01 mol/L pH 6.0 的柠檬酸缓冲液;⑤0.01 mol/L pH 7.4 的 PBS;⑥DAB 显色液(同 ABC 法);⑦Harry's 苏木素。

3. 染色步骤

(1) 石蜡切片常规脱蜡,经高至低梯度乙醇水化。

(2) 切片入 0.6% H_2O_2 -甲醇溶液,37℃,30 分钟,以消除组织内源性过氧化物酶活性。

(3) 切片经水洗,蒸馏水洗后,置于 0.01 mol/L pH 6.0 的柠檬酸缓冲液,进微波炉处理 15 分钟,室温冷却 30 分钟。

(4) 切片经蒸馏水洗,再用 PBS 洗 5 分钟,3 次。

(5) 擦去组织周围的 PBS,滴加 1:100 小鼠抗人孕激素受体单抗(PR),37℃孵育 1 小时,切片用 PBS 洗 5 分钟,3 次。

(6) 滴加含羊抗小鼠 IgG 和 HRP 的聚合物,37℃,45 分钟,切片用 PBS 洗 5 分钟,3 次。

(7) 滴加 DAB 显色液,显色时间为 5~10 分钟(显微镜下控制显色程度)。

(8) 切片入 Harry 苏木素复染,脱水,封片。

4. 结果　阳性的细胞核为棕褐色和淡蓝色共染,阴性胞核为淡蓝色。

五 免疫组织化学染色的自动化

随着临床病理学诊断及鉴别诊断需要的抗体日益增加,且高质量染色标准的要求,免疫组织化自动化仪在临床病理工作中得以应用。其进行组织免疫染色的原理与人工操作一致,使用时根据不同的仪器型号及染色指标进行调整。

采用仪器进行免疫组织化学染色的优点是试剂及操作步骤的标准化,通量大,且实验结果重复性好,最大程度地避免了人工操作的误差,然而,由于设备昂贵及试剂消耗量大,因此限制了其使用的普遍性。使用时注意工作液的更换、补充;仪器运行时的监管及使用后仪器的清理与保养。

第五节　免疫组化显色控制及染色结果的评价

酶免疫组化及亲和免疫组化呈色需要依靠酶与底物的反应完成,最常用的 DAB($3,3'$-对二氨基联苯)底物溶液是用 6 mg DAB 溶解于 10 ml 0.05 mol/L(pH 7.6)的 PBS 缓冲液中,加入 0.1 ml 0.3% H_2O_2 混合,滴加于组织切片孵育 3~10 分钟。显色过程中需要在显微镜下观察控制时间,力求最佳的染色结果及最淡的染色背景的平衡。如果显色迅速且背景深染,说明一抗浓度过高,反之则说明一抗浓度低或者抗原修复不足。

染色完成后,流水冲洗切片,采用苏木素衬染细胞核,以帮助组织结构的判断及对免疫染色结果的判定。苏木素的核衬染同样需要在显微镜下控制,需要达到着色且分化良好(即细胞核染色清楚,而胞质及组织间质不染色)以衬托组化染色效果。

免疫组化染色结果的判断,一般要遵循以下原则:①必须有对照染色,应结合对照试验准确判断阳性和阴性结果,排除假阳性和假阴性结果,且应多次重复实验,以得出科学结论。②抗原的表达必须在特定部位,对免疫组化标记结果的意义不能绝对化。③阴性结果不能视为抗原不表达。④尽量避开出血、坏死、切片刀痕和截面边缘的细胞。边缘效应是免疫组化染色中常见的问题,表现为边缘着色深,导致假阳性结果,不能作为判断指征。边缘效应的产生主要有两点:①组织边缘与玻片粘贴不牢,松脱飘浮于液体中,使组织下面试剂不易洗尽。应对策略为制备优质切片,切片尽量薄,不厚于 4 μm,并避免坏死组织。②手工染色时液体只覆盖组织,而组织边缘试剂变干。这种情况在免疫组化机染色中较少见,因为机染时试剂一般覆盖整张切片。应对策略为手工染色时增加试剂用量和覆盖面。

免疫组化染色应确定特异性染色的强度和分布部位,必要时做半定量分析。阳性染色可表达于细胞不同部位,常见的有浆阳性、膜阳性、核阳性和可同时定位于细胞不同部位的复合型表达。根据免疫组化染色分布特点可进行半定量分析。例如,计算免疫染色阳性细胞,于中倍镜下随机选取 10 个视野,计数每个视野中的阳性细胞数与总细胞数的百分比,取其平均值,同组至少观察 3 个样品后行统计学分析;或结合染色强度和阳性检出率进行半定量分析。

第六节　免疫标志物在病理学诊断中的应用

在临床病理学诊断中,随着免疫组织化学技术的发展和各种特异性抗体的出现,使许多疑难病例特别是肿瘤得到了明确诊断。从 20 世纪 70 年代开始,免疫组化技术就应用于病理学诊断,对肿瘤的诊断、分类和预后的判断产生了巨大的影响,同时也扩展了人们对于各种疾病及肿瘤形成过程的认识,提高了病理学诊断的准确性。据统计,在常规肿瘤病理学诊断中,有 5%～10% 的病例单靠 HE 染色难以做出明确诊断,免疫组化在肿瘤诊断和鉴别诊断中的实用价值受到了普遍认可,在低分化或未分化肿瘤的鉴别诊断中准确率可达50%～75%。

免疫组织化学的临床应用主要包括以下几个方面:①恶性肿瘤的诊断与鉴别诊断;②转移性肿瘤原发部位的确定;③对肿瘤进行病理学分型;④发现微小转移灶,帮助确定临床治疗方案,包括手术的范围;⑤临床治疗方案选择的依据。由于免疫组化具有特异性强、灵敏度高及定位准确等特点,且能将形态研究与功能研究有机地结合在一起,这门技术也被广泛地应用于生物学和医学研究的许多领域。在免疫组化技术出现以前,对肿瘤的诊断和分类还局限于细胞水平。免疫组化技术使研究的深度提高到了生物化学水平和分子水平。近年来,随着基因探针研究而兴起的核酸分子原位杂交技术迅速发展,两者相得益彰,将研究进一步推进到了基因水平。

一　上皮组织常用的免疫组化标志物

主要为细胞角蛋白(cytokeratin,CK):阳性部位为细胞质,相对分子质量为$(40\sim60)\times10^3$。是一种中间丝蛋白,通常被认为是上皮分化的基本分子标志物。其组成可反映不同的细胞类型或不同分化状态。根据细胞角蛋白分子量不同,分为 20 余种,并粗略划分为高分子CK(HCK)和低分子 CK(LCK),按照分子量由大到小的顺序排列,序号越大,则分子量越小。其他上皮标志物还有,绒毛蛋白、肠上皮细胞特异性转录因子 CDX2 和上皮膜抗原等。

1. 广谱细胞角蛋白 PCK、AE1/AE3　标记所有单层上皮、复层上皮及移行上皮细胞,各种上皮细胞来源的良恶性肿瘤、滑膜瘤和间皮瘤等少部分间叶源性肿瘤小可阳性。

2. 高分子角蛋白 HCK、HMW、$34\beta E12$　标记复层鳞状上皮及鳞状细胞癌,常用于标记前列腺基底细胞,观察基底细胞存在与否有助于前列腺癌的诊断。

3. 低分子细胞角蛋白(LCK)　主要存在于单层上皮及腺上皮细胞。因此,LCK 主要用于内脏腺上皮肿瘤的诊断与鉴别诊断。

4. 细胞角蛋白 7(CK 7)　相对分子质量为 54 000。主要标记腺上皮和移行上皮细胞,卵巢、肺和乳腺上皮为 CK7 阳性,而结肠、前列腺和胃肠道上皮为 CD7 阴性。因此,可用于卵巢癌(CD7⁺)和结肠癌(CK7⁻)的鉴别。

5. 细胞角蛋白 8(CK8)　相对分子质量为 52 500,主要标记非鳞状上皮。因此,主要用于腺癌和导管癌的诊断,鳞癌一般不表达 CK8。有报道肝细胞癌主要表达 CK8 和 CK18。

6. 细胞角蛋白 10(CK10)　相对分子质量为 56 500。主要标记上皮的基底上层和颗粒细胞层,同时 CK10 表达与细胞的分化程度成正比,高分化者常阳性,主要用于鳞癌的诊断。

7. 细胞角蛋白 13(CK13)　相对分子质量为 53 000。标记所有的复层上皮,包括角化和非角化上皮。主要用于高分化鳞状细胞癌的诊断。

8. 细胞角蛋白 18(CK18)　相对分子质量为 45 000,属于低分子量 A 型细胞角蛋白。主要标记各种单层上皮,包括腺上皮,而复层鳞状上皮常为阴性,主要用于腺癌的诊断。

9. 细胞角蛋白 19(CK19)　相对分子质量为 40 000,分布于各种单层上皮包括腺上皮,主要用于腺癌的诊断。肝细胞不表达 CK19,因此可用于肝癌和转移性腺癌的鉴别。

10. 细胞角蛋白 20(CK20)　相对分子质量为 46 000,主要标记胃肠道上皮、尿道上皮和 Merkel 细胞。主要用于胃肠道腺癌、卵巢黏液性肿瘤和 Merkel 细胞癌的诊断。鳞癌、乳腺癌、肺癌、子宫内膜癌和卵巢非黏液性肿瘤均不表达 CK20。

11. CAM5.2　阳性部位细胞质是一种低分子量角蛋白,对腺上皮和各种腺癌均呈强阳性。在腺上皮表达强于复层鳞状上皮,而在鳞状上皮和尿路上皮不表达或低表达,是胃肠道腺癌的最常用标志物。

12. 绒毛蛋白(villin)　阳性部位为细胞质/膜及刷状缘,是一种相对分子质量 95 000 的细胞骨架蛋白,正常分布于肠上皮和肾近曲小管上皮,可用于肠上皮来源肿瘤与非肠上皮肿瘤的鉴别诊断,亦可作为胃肠道神经内分泌肿瘤诊断的参考指标。

13. 肠上皮细胞特异性转录因子 CDX2　阳性部位为细胞核,是一种肠上皮细胞特异性核转录因子,正常胃黏膜组织不表达 CDX2,而肠化生、异型增生和胃癌组织中存在 CDX2 异位表达。

14. 上皮膜抗原(epithelial membrane antigen,EMA)　阳性部位为细胞膜,是一组糖蛋白,广泛分布在各种正常上皮细胞膜及其肿瘤细胞中,分布范围与细胞角蛋白相似,但对内脏腺上皮的表达优于细胞角蛋白。对上皮源性肿瘤,尤其是低分化腺癌,最好与细胞角蛋白联合应用,可提高阳性率。

15. 黏蛋白(mucin,MUC)　阳性部位为细胞质,广泛分布于机体各组织黏膜上皮表面,对黏膜起润滑、保护的作用。MUC 的分布有组织、器官和细胞特异性。分泌型 MUC 主要存在于呼吸道、消化道上皮表面及实质性脏器的管道如肝脏、胰腺及肾脏,并形成凝胶样物,起保护黏膜的作用,同时还参与构成保护性的细胞外 MUC 凝胶。胃普通型腺癌,如管状腺癌、乳头状腺癌、黏液腺癌、低黏附性癌或者上述组织学类型的混合性腺癌,常出现肠上皮(表达 MUC2、CDX2 和 CD10 等)或小凹上皮(表达 MUC1、MUC5AC 和 MUC6 等)表型特征,它们的诊断通常无须借助免疫组化方法。然而,一些特殊类型的胃癌,如低分化神经内分泌癌、肝样腺癌/产生 α-AFP 的腺癌、胃癌伴淋巴样间质（多与 EBV 感染有关）及绒毛膜癌等，常需借助免疫组化标记协助确诊。

二 间叶组织常用的免疫组化标志物

1. vim 波形蛋白（vimentin），阳性部位为细胞质，间叶组织阳性表达。

2. S-100 阳性部位为细胞核/质，标记神经胶质细胞与施万细胞、黑色素细胞及脂肪细胞等。

3. 平滑肌肌动蛋白（SMA） 阳性部位为细胞质，标记平滑肌。

4. CD56 阳性部位为细胞膜，为神经细胞黏附分子，主要分布于大多数神经外胚层来源细胞，常用于神经内分泌肿瘤诊断。

5. 结蛋白（desmin，Des） 阳性部位为细胞质，广泛分布于平滑肌、心肌、骨骼肌细胞和肌上皮细胞，高分化高表达、低分化低表达。

6. 肌特异性肌动蛋白（MSA） 阳性部位为细胞质，广泛分布于几乎所有肌型细胞中。

7. CD68 阳性部位为细胞质，存在于骨髓和各组织的巨噬细胞中，用于粒细胞、各种单核细胞来源肿瘤、包括恶性纤维组织细胞瘤诊断。

8. CD34 阳性部位为细胞质/膜，表达于早期淋巴造血干细胞、祖细胞、内皮细胞、胚胎成纤维细胞和某些神经组织细胞，多用于标记血管内皮细胞，血管原性肿瘤的诊断，GIST $80\% \sim 90\%$，CD31 也标记血管内皮。

9. CD117 阳性部位为细胞质/膜，CD117 是 $c\text{-}kit$ 原癌基因蛋白，是一种干细胞或肥大细胞生长因子的跨膜受体，具有内源性酪氨酸激酶成分，为 $c\text{-}kit$ 受体酪氨酸激酶标志物。GIST 表达 CD117 阳性者达到 95% 以上。消化道中的平滑肌瘤、平滑肌肉瘤及神经鞘瘤 CD117 阴性，以此为鉴别依据。关于 CD117 阳性表达除 GIST 外，还可见于 Ewing 肉瘤、黑色素瘤、血管肉瘤、施万细胞瘤和软骨肉瘤等。

10. DOG1 阳性部位为细胞质/膜，是一种功能未知的蛋白质，选择性表达于胃肠道间质肿瘤。

三 细胞增殖标志物

1. Ki-67 是一种细胞核抗原，阳性部位为细胞核，非 G_0 和 G_1 期细胞均可表达，常用于评价细胞的增殖活性。Ki-67 是针对增生性细胞核抗原的抗体，识别抗原存在于除 G_0 期外的其余各期细胞核中。近年研究发现，它与测定增生活性的其他方法具有非常显著的相关性，是研究增生活性的有效工具之一。目前，Ki-67 的研究多用于判断肿瘤的良恶性程度、探讨细胞的增殖活性、细胞周期与肿瘤的生长方式、浸润方式、复发及转移等生物学行为与预后的关系。

2. PCNA 是一个相对分子质量 36 000 的酸性非组蛋白核蛋白，其基因定位于 20 号染色体。是 DNA 多聚酶 δ 的辅助蛋白，存在于细胞核中，与 DNA 复制和细胞分裂增殖功能相关，对 DNA 合成起重要作用。作为细胞周期调控蛋白，无论是在正常细胞还是转化细胞中，

PCNA 在细胞的静止期表达很低,当细胞进入 G_1 后期和 S 期时,表达显著增高,是 S 期发展的关卡(check point)。它出现在细胞增殖周期中,其表达与细胞增殖活性有关。一般而言,在免疫组化检测中,PCNA 标记指数越高,意味着 S 期的细胞越多,亦即意味着染色体排列紊乱的危险性越高。在核内表达的增加预示该系统进入 S 期或 G_1 晚期,可作为细胞增殖状态的一个重要指标。

目前,Ki-67 已成为继 PCNA 之后应用最广泛的增殖细胞标记。早期的 Ki-67 免疫组化检测多局限在新鲜组织和冷冻切片的研究中,如今,Ki-67 抗体已经能识别甲醛固定和石蜡包埋组织切片中微波修复后的 Ki-67 抗原。Ki-67 的测定结果常用 Ki-67 标记指数来表示。

3. 磷酸化组蛋白 H3(phosphohistone H3,PHH3) 组蛋白 H3 苏氨酸位点(H3Y3,H3T1)及丝氨酸位点(H3S10,H3S28)在有丝分裂过程中可发生磷酸化修饰,是一种特异性的核分裂标志物。

四 细胞外基质标志物

细胞外基质(extracellular matrix,ECM)是指存在于细胞间的大分子物质,由细胞分泌,存在于机体的所有器官和组织中,虽然在数量和形态结构上各不相同,但基本上都由具有特定形态结构的纤维和无定形的凝胶样基质组成,其生化性质为蛋白质与碳水化合物组成的复合性生物大分子。主要包括以下。

1. 胶原蛋白(collagen) 现已发现的胶原分子有 19 种,根据结构、功能、分布特点,可分为五大类:①纤维形成胶原,主要有 Ⅰ、Ⅱ、Ⅲ、Ⅴ 及 Ⅺ 型胶原。各型胶原分子高度有序排列,组成不同类型的间质胶原纤维。其中 Ⅰ 型胶原在电镜下呈现明显的横纹周期,主要分布于皮下等结缔组织,具有较强的抗拉性能。Ⅲ 型胶原较细,常与 Ⅰ 型胶原相伴存在,Ⅲ 型胶原还以网状纤维形式分布于实质细胞和毛细血管周围。Ⅴ 型胶原则多围绕细胞存在,参与了上皮细胞与其他胶原的连接。②基膜型胶原,主要是 Ⅳ 型胶原,这型胶原分子的三肽螺旋区含有若干个非螺旋的间断区,使 Ⅳ 型胶原聚合成网格状结构,并维持了基膜柔顺易弯曲的特性。③间断 3 股螺旋纤维结合胶原,包括 Ⅸ、Ⅻ、ⅩⅣ、ⅩⅥ 及 ⅩⅨ 型胶原,参与纤维骨架的形成。④多股螺旋胶原,即 ⅩⅤ 和 ⅩⅧ 型胶原,主要分布于基膜。⑤未分类胶原,包括 Ⅵ、Ⅶ、Ⅷ、Ⅹ、ⅩⅢ 和 ⅩⅦ 型胶原,其中 Ⅶ 型胶原参与了基膜锚定纤维(anchoring fibrils)的形成,ⅩⅦ 型胶原参与了上皮细胞半桥粒(hemidesmosome)的组成。

2. 弹性蛋白 在电镜下由中央无定形的弹性蛋白(elastin)和周边细丝状的微原纤维(microfibrils)构成。主要分布于皮肤、肺脏、韧带和大动脉中,使这些器官或组织既具有一定的抗拉力,又具有丰富的弹性。

3. 连接糖蛋白 已知的连接糖蛋白如下。

(1)纤连蛋白(fibronectin):纤连蛋白有多种异构体,如可溶性的血浆纤连蛋白、高度不溶性的细胞表面纤连蛋白和细胞外基质纤连蛋白。

(2)层粘连蛋白(laminin):层粘连蛋白是基膜中主要的非胶原糖蛋白,促进细胞与基膜

Ⅳ型胶原的黏附作用,维持基膜的正常结构和功能。

(3) 其他连接糖蛋白:包括巢蛋白(entactin,Et/nidogen,Nd),为高度硫酸化的糖蛋白,存在于基膜中。玻连蛋白(vitronectin,Vn),与层粘连蛋白有类似性,亦分为血浆型和组织型,参与启动凝血过程、调节免疫系统、介导血小板与血管壁相互作用。腱生蛋白(tenascin,Tn),又称 cytotactin 或 hexabrachio,与层粘连蛋白活性有关,能调节白细胞的黏附性,在胚胎间叶及浸润性肿瘤的侵袭部高度表达。波状蛋白(undulin,Ud),主要存在于分化性结缔组织中,与Ⅰ、Ⅲ、Ⅴ、Ⅵ型胶原有亲和性,可能与维持胶原纤维的正常结构有关。血小板反应蛋白(thrombospondin,Ts),又称血栓黏合素,与血小板的凝聚有密切关系,能与纤连蛋白、层粘连蛋白、Ⅴ型胶原和纤维蛋白原相互反应,正常组织中表达量少,细胞分裂时增多,可能有防止细胞分散的作用。软骨粘连蛋白(chondronectin,Cn),可使软骨细胞附着于Ⅱ型胶原纤维上。

4. 蛋白聚糖(proteoglycan)和糖胺聚糖(glycosaminoglycan) 在 ECM 中富含着组织液和由细胞分泌或由血管滤过的许多生物活性物质。因此,ECM 不仅仅是细胞间的填充,器官或组织的支架,其通过细胞膜上的 ECM 受体与细胞相联系,对细胞的分化、增殖、迁移及细胞间信号的传递都起着重要作用。蛋白聚糖是由糖胺聚糖(又称氨基多糖,glycosaminoglycan,GAG)与少量蛋白质核心组成的糖肽复合物。GAG 过去曾称为黏多糖(mucopolysaccharide),根据其糖残基的性质、连接方式、硫酸基的数量及存在部位,GAG 可分为透明质酸(hyaluronan)、硫酸软骨素(chondroitin sulfate)和硫酸皮肤素(dermatan sulfate)、硫酸类肝素(heparan sulfate)和肝素(heparin)及硫酸角质素(keratan sulfate)4 类。

5. ECM 的降解 正常组织内的 ECM 处于不断更新的动态平衡状态,即一方面细胞不断地产生新的 ECM,同时 ECM 也以一定的速度降解、蜕变。ECM 的降解实质上就是一系列酶解的过程。ECM 降解的酶系至少有六大类:①脯肽酶(prolinase),以脯氨酸和羟脯氨酸为酶切位点;②丝氨酸蛋白酶,其活性中心含有丝氨酸残基,包括胰蛋白酶(trypsin)、糜蛋白酶(chymotrypsin)、凝血酶(thrombin)、纤溶酶(plasmin)、弹性蛋白酶(elastase)和纤溶酶原激活因子(包括 uPA、tPA)等。此类酶能降解蛋白聚糖和糖蛋白,而 α_1 -抗胰蛋白酶、卵白蛋白、抗凝血酶及血小板活化抑制因子等丝氨酸蛋白酶抑制剂(serine proteinase inhibitors)对丝氨酸蛋白酶具有抑制作用;③半胱氨酸蛋白酶,其酶活性中心含有半胱氨酸残基,如组织蛋白酶(cathepsin B,D,L),也能降解糖蛋白和蛋白聚糖;④天冬酰胺蛋白酶;⑤糖苷酶,如透明质酸酶、肝素酶等,能降解 ECM 中的糖胺多糖;⑥基质金属蛋白酶(matrix metalloproteinases,MMPs)。其对 ECM 具有广泛的降解作用。在组织中许多产生 MMPs 的细胞同时也可以合成 MMP 的特异性组织抑制因子(TIMPs)。TIMPs 能特异地与 MMPs 催化活性中心的锌离子结合,封闭其催化活性。在 ECM 代谢调节中,TIMPs 是与 MMPs 对应的负调节剂。

病原生物体的检测

现代组织化学从发展开始即与组织内病原体及相关产物的检测紧密相连。现在用免疫组化、原位分子杂交、原位 PCR 和液相 PCR 技术用于检测感染患者的脱落细胞、血液和其他体液、组织刮片、切片或压印片等标本进行病原微生物包括病毒、细菌检测，并且在探讨一些疾病尤其是肿瘤的病因和发病机制方面做出重要贡献。

第七节　各系统肿瘤常见免疫组化标志物

一　肺癌

呼吸系统疾病中最常见和危害最大的是肺癌。2020 年，WHO 国际癌症研究机构（IARC）对 185 个国家和地区的 36 种主要恶性肿瘤的流行病学统计表明，在世界范围内肺癌引起死亡的病例数位居第 1；在中国，无论是恶性肿瘤新发病例数，还是引起死亡的病例数，肺癌均位于第 1 位。肺癌可分为小细胞肺癌（small cell lung carcinoma，SCLC）和非小细胞肺癌（non-small cell lung carcinoma，NSCLC）两大类。其中 NSCLC 占所有肺癌的 80%，可以分为不同的组织学类型，主要包括腺癌（≥40%）和鳞状细胞癌（30%），以及较为少见的大细胞癌（large cell carcinoma，LCC）（10%）。免疫标志物的重要性不仅体现在 NSCLC 不同组织学类型之间的诊断和鉴别诊断，肺原发癌与诸多类型转移癌之间的鉴别诊断，还在于明确特征性的分子学改变（如 *EGFR* 基因突变、*EML4 - ALK* 融合基因表达），用于满足 NSCLC 个体化治疗和预后判断的需要。

1. 非小细胞肺癌常用的免疫标志物

（1）甲状腺转录因子 1（thyroid transcription factor-1，TTF‐1）：TTF‐1 是肺腺癌最常用的免疫标志物之一，5%～85% 的肺腺癌表达 TTF‐1。TTF‐1 也表达于肺神经内分泌肿瘤。通常认为肺鳞癌不表达 TTF‐1。TTF‐1 主要用于肺腺癌和鳞癌的鉴别，不能鉴别肺腺癌和肺神经内分泌肿瘤。

（2）Napsin A：0～90% 的肺腺癌表达 Napsin A，敏感度和特异度均优于 TTF‐1。TTF‐1 和 Napsin A 是目前诊断肺腺癌最优秀的抗体组合之一。肺神经内分泌肿瘤不表达 Napsin A。因此，可以用于肺腺癌和肺神经内分泌肿瘤的鉴别诊断。

（3）肺泡表面糖蛋白（SP‐A、SP‐B）：SP‐A、SP‐B 主要表达于分化程度较高的具有 Ⅱ型肺泡上皮细胞/Calar 细胞分化特征的腺癌，在约一半的肺腺癌中有表达。

（4）角蛋白 7（cytokeratin 7，CK7）：CK7 是肺腺癌诊断和鉴别诊断最常用的抗体之一，是鉴别肺原发性腺癌和胃肠转移性腺癌的首选抗体，几乎 100% 的肺腺癌均表达 CK7。但 CK7 还在非肺源性腺癌中广泛表达。例如，乳腺、胃、卵巢、胰腺、子宫、尿路上皮等多种器官和组织发生的腺癌。

（5）p63 和 p40：是肺鳞癌最常用的免疫标志物，高于 90% 的肺鳞癌 p63、p40 呈阳性。但 p63 特异度低于 p40。

（6）CK5/6：是肺鳞癌最常用的免疫标志物，部分肺腺癌也常呈局灶性低水平表达。CK5/6 在多数胸膜上皮样恶性间皮瘤中也有表达，需联合应用其他标志物鉴别。

（7）桥粒芯糖蛋白（desmoglein3，DSG3）：多数肺鳞癌表达 DSG3，但只有少于 2% 的肺腺癌表达 DSG3。

2. 小细胞肺癌（SCLC）常用的免疫标志物　嗜铬素 CgA、突触素 Syn 和 CD56 是最常用的神经内分泌标志物组合，其中 CgA 的特异性最强。CgA 和 Syn 阳性部位均为细胞质，用于神经内分泌肿瘤的标记。Ki-67 增殖指数对肺神经内分泌肿瘤具有诊断和分级双重意义：典型类癌的 Ki-67 增殖指数≤5%，是低级别神经内分泌肿瘤；非典型类癌为 5%～20%，为中级别神经内分泌肿瘤；大细胞神经内分泌癌通常≥60%，为高级别神经内分泌肿瘤。

3. 免疫标志物在肺癌鉴别诊断中的应用　如表 8-1、8-2 所示。

表 8-1　肺腺癌和肺鳞癌的免疫组化鉴别诊断

标志物	应　　用
腺癌	
TTF-1	非常有用，70%～80% 腺癌表达，但仅 70% 的低分化实体性腺癌表达；约 3% 鳞癌呈灶性表达
Napsin A	非常有用，70%～90% 腺癌表达，<3% 鳞癌表达
CK7	有用，几乎 100% 的肺腺癌表达，30%～60% 的肺鳞癌表达
SP-A/B	作用有限，约 50% 的肺腺癌表达，但差分化腺癌几乎不表达，鳞癌不表达
Cam5.2	作用有限，几乎 100% 的肺腺癌表达，约 35% 的肺鳞癌表达
鳞癌	
CK5/6	非常有用，75%～100% 的肺鳞癌表达，2%～20% 的肺腺癌表达
P40	非常有用，>95% 鳞癌强烈表达，约 3% 的腺癌呈局灶性表达
P63	非常有用，>90% 肺鳞癌呈强烈核表达，约 10% 腺癌呈局灶性低表达
DSG3	非常有用，85%～90% 的鳞癌表达，<2% 的腺癌表达
CK34βE12	无用，几乎 100% 的肺鳞癌表达，但高达 89% 的腺癌也表达

表 8-2　肺原发腺癌与转移性腺癌的免疫组化鉴别诊断

肿瘤类型	免疫组化标志物
肺原发腺癌	TTF-1 阳性，Napsin A 阳性，Pax-8 阴性
结肠腺癌	CK7 阴性，CK20 阳性，CDX2 阳性

肿瘤类型	免疫组化标志物
乳腺癌	ER、PR、GCDFP 均可阳性
甲状腺癌	TTF－1 阳性,TG 阳性
肾细胞癌	CD10、AE1/AE3、CK7 弱阳性,波形蛋白(vimentin)强阳性
卵巢癌	CA125、vimentin、钙黏蛋白、抑制素阳性,CEA 阴性
前列腺癌	PSA 阳性,P504S 阳性

二　消化系统

1. 胃肠道腺癌常用的免疫组化标志物

(1) HER2:阳性部位为细胞膜。2010 年,ToGA 临床试验结果显示,对于 HER2 阳性胃癌患者,与单纯化疗[顺铂＋氟尿嘧啶(5FU)或卡培他滨]相比,曲妥珠单抗联合化疗可显著改善患者总生存期、无病生存期及客观缓解率。因此,HER2 状态的精准检测对胃癌患者的个体化治疗是非常关键的,推荐胃癌 HER2 检测方法和评判标准要严格按照中国《胃癌 HER2 检测指南》进行。

(2) 血管内皮生长因子受体 2(vascular endothelial growth factor receptor 2, VEGFR2):阳性部位为细胞质,主要作用是介导肿瘤血管形成信号通路。雷莫芦单抗(ramucirumab)是一种全人源化的 IgG1 单克隆抗体药物,靶点是 VEGFR2 的胞外区,阻滞 VEGF 配体的相互作用,抑制受体激活。因此,对 VEGFR2 过表达的检测,很可能成为 ramucirumab 靶向治疗胃癌的重要前提。

(3) 表皮生长因子受体(epidermal growth factor receptor,EGFR):阳性部位为细胞膜,是人类表皮生长因子受体家族成员之一,是跨膜酪氨酸激酶受体。胃癌中 *EGFR* 基因突变罕见,而常表现为基因扩增或蛋白过表达。最近,有研究发现 EGFR 免疫组化 ＋＋/＋＋＋的胃癌患者很可能是会从 EGFR 靶向单克隆抗体(尼妥珠单抗)药物治疗中获益的胃癌患者。因此,对胃癌组织 EGFR 的免疫组化检测具有重要的临床应用价值。*EGFR* 过表达胃癌患者的预后较差。

(4) 肝样腺癌/产生 AFP 的腺癌:大多数病例类似于肝细胞癌,可见胆汁或胞质内嗜酸性小球;局灶区域可见典型胃癌形态。少数病例呈高分化乳头状、管状腺癌,细胞质透亮,易误诊为普通型胃癌,并且当胃和肝脏同时出现肿瘤时,鉴别诊断比较困难。需应用免疫标志物如 HepPar－1、甲胎蛋白(AFP)、CK19 和 CDX－2 等进行鉴别,上述 4 种标志物在胃肝样腺癌中常呈不同程度阳性表达,而肝细胞癌常不表达 CK19 和 CDX－2。

2. 肝脏肿瘤常用的免疫组化标志物　免疫组化标志物为肝细胞癌的诊断和鉴别诊断提供重要的临床病理学依据。免疫组化是诊断肝细胞癌的重要组织病理技术,特别是对难以确诊的高分化肝细胞癌(well-differentiated hepatocellular carcinoma,WD－HCC)具有重要的辅助诊断作用。肝细胞癌常用的免疫组化标志物有肝细胞石蜡抗原-1（hepato cyte paraffin antigen 1，HepPar-1）、磷脂酰胺醇蛋白聚糖 3（GPC3）、热休克蛋白 70（HSP70）和谷氨酰胺合成酶（GS）。临床研究表明，HSP70、GPC3 和 GS 三者均是肝细胞癌早期重要的诊断标志物。

（1）HepPar-1：阳性部位为细胞质，其抗原决定簇作为肝细胞线粒体膜的成分之一，对肝脏肿瘤细胞的特异性较高，100% 表达于分化较好的肝细胞癌，而分化差的 HCC 只有＜5% 的瘤细胞表达阳性。此外，HepPar1 还在 50% 的胃腺癌、胃和胆囊的肝样腺癌、内胚窦及肝母细胞瘤中呈灶状阳性，在结肠、肺、宫颈、胰腺和膀胱腺癌中也可局灶阳性。这表明 HepPar1 对 HCC 的诊断并无绝对特异性。

（2）多克隆癌胚抗原（pCEA）：阳性部位为细胞质/膜，CEA 是从结肠癌中分离出一种肿瘤相关抗原，因其在胎儿的肠道表达非常高，故将其命名为癌胚抗原（CEA）；其可分为多克隆和单克隆，且因为抗原决定簇的不同呈不同形式的表达。单克隆 CEA（mCEA）染色位于细胞质，仅 0～11% 在 HCC 中呈阳性表达，且在胆管中不表达，在肝内胆管癌（ICC）或黏液性腺癌（MAC）中仅 60%～75% 呈阳性表达；多克隆性 CEA（pCEA）呈细胆管型染色，特异性地与细胆管上的胆管糖蛋白起反应。但 70%～88.9% 的 HCC 呈 pCEA 染色阳性，分化较好的 HCC 阳性率较高，分化差的 HCC 阳性率为 50%。胆管上皮癌和腺癌均小管染色阴性。

（3）甲胎蛋白：AFP 阳性部位为细胞质，是胎儿时期血清中分泌的一种高分子量的球蛋白，主要在胚胎干细胞内合成。胎儿出生后，AFP 的表达逐渐下降，在成人正常肝细胞中的表达率极低，但在肝细胞肝癌中却有较高的表达。文献中免疫组化颜色标记的 AFP 在 HCC 组织中阳性率为 15%～82%。一直以来，作为肝癌重要的诊断标志物的 AFP，对原发性肝癌的诊断及治疗具有重要指导作用。当 AFP 升高时，肝癌肿瘤体积已经较大，且生存时间明显缩减，预后较差。AFP 也常常阳性表达于胃肠道、胆道的肝样腺癌及生殖细胞肿瘤；另外，一些良性肝病患者血清 AFP 也有升高现象，使单独应用 AFP 诊断 HCC 有一定的局限性。

（4）热休克蛋白 HSP70：阳性部位为细胞核/质。在肝细胞癌早期，HSP70 表达水平上调，表达含量与癌前病变、非癌组织差异有显著性，是诊断早期肝细胞癌较为敏感的指标之一。最新研究发现，慢性肝炎、肝硬化及肝细胞癌患者血清 HSP70 水平呈现连续性、渐进性升高特点，且肝细胞癌患者 HSP70 水平显著高于正常人群和其他肝脏疾病患者，进一步肯定了 HSP70 作为肝细胞癌诊断标志物的价值。

（5）磷脂酰肌醇蛋白聚糖 3（GPC3）：阳性部位为细胞质，是硫酸乙酰肝素蛋白多糖家族成员，属于癌胚抗原。GPC3 在局灶性结节增生等肝脏良性肿瘤结节中呈阴性，在肝细胞癌结节中呈阳性；若在异型增生结节中呈阳性，特别是高度异型增生结节，提示该结节已处于肝细胞癌癌前病变晚期阶段，具有向肝细胞癌转变的高风险倾向。血清 GPC3 水平能显著提高血清 AFP 阴性患者肝硬化结节的肝细胞癌的确诊率，但其是否能代替 AFP 作为肝细胞癌新的诊断标志物，仍需大量临床实践论证。

（6）谷氨酰胺合成酶（glutamine synthesis，GS）：阳性部位为细胞质，是哺乳动物体内催化谷氨酰胺合成的关键酶。该酶在肝脏特别是在肝小叶中央静脉周围活化的肝母细胞

(activated hepatocyte progenitor cells)中高表达,其终产物谷氨酰胺是肿瘤细胞新陈代谢的重要能源物质。GS 在肝硬化结节、异型增生结节和肝细胞癌结节等多种肝脏结节性病变中异常表达。

3. **胰腺肿瘤常用的免疫组化标志物** Smad4,DPC4 阳性部位为细胞核/质,是肿瘤抑制基因。作为肿瘤抑制基因,最初在 40%～50% 的胰腺癌中发现有缺失和突变。近期的研究发现,其突变更多地局限于胰腺癌、结肠癌及胆道肿瘤,在胃癌、卵巢癌及肝癌等部位的突变率小于 10%。突变类型以点突变为主,包括错义突变、无义突变及静止突变等。突变 SMAD4 蛋白其调节靶基因转录的功能受损,可能有 3 个方面的原因:①MH1 区的突变使其不能与 DNA 的 SBE 结合;②MH2 区的突变阻止 SMAD4 的核移位;③MH2 区断裂突变削弱其转录调节功能。

4. **神经内分泌肿瘤常用的免疫组化标志物** 2011 年,业内形成共识推荐必需检测的项目为突触素(synaptophysin,Syn)和嗜铬素 A(chromogranin A,CgA),摒弃了 CD56。这是由于 CD56 在淋巴瘤、横纹肌肉瘤及滑膜肉瘤等肿瘤中均可表达,特异性差。Syn 和 CgA 主要用于确定分化差的癌是否有内分泌分化,在神经内分泌肿瘤诊断中起重要作用。

小细胞癌的组织学特征显著,并不要求 Syn 和 CgA 一定阳性。小细胞癌的免疫组化主要用于排除其他小圆细胞肿瘤,包括淋巴瘤、Ewing/PNET、促结缔组织增生性小圆细胞肿瘤,基底细胞样鳞癌。而非小细胞型神经内分泌癌则要求必须有免疫组化证实有内分泌分化。

(1) Syn:阳性部位为细胞质,相对分子质量为 38 000 的跨膜糖蛋白,位于突触前囊泡。绝大多数 NEN 瘤细胞弥漫表达 Syn。由于所有神经元细胞都参与 Syn 的呈递,因此神经元细胞和部分神经细胞也表达 Syn 阳性。此外,部分非 NEN 瘤细胞(如胰腺实性假乳头状肿瘤)也可以显示阳性。

(2) CgA:阳性部位为细胞质。嗜铬素 A 和 B 是神经内分泌颗粒中的酸性糖蛋白,位于神经元和神经内分泌细胞的分泌囊泡内。不是所有神经内分泌细胞均含此类分泌囊泡,不同神经内分泌细胞所含囊泡数量也不同,阳性程度取决于致密核心颗粒的数量。因此,CgA 在不同部位、不同分化的神经内分泌肿瘤中的表达有所不同。

(3) 绒毛蛋白(villin):通常为胞膜阳性。类癌和胰腺的胰岛细胞肿瘤具有相似的形态学特征,因此仅在形态学上区分这两种肿瘤几乎是不可能的。villin 在这种情况下特别有用,因为据文献报道,在 85% 的胃肠道类癌病例中有 villin 的表达,但在胰岛细胞肿瘤上未见阳性表达报道。另外有一些证据表明,villin 在胃和下消化道的小细胞癌上的表达率比在其他部位的小细胞癌上要高。

其他可用标记如 NSE、S - 100、Ki - 67 等。源于神经内分泌细胞上皮的标记有 PanCK、EMA、CK8、CK7 及 CK19 等。胺及肽类激素标记:ACTH、GH、5 - HT、VIP、胃泌素(gastrin)、生长抑素(somatostatiri)、胰多肽(PP)、降钙素及 TG 等。

5. **胃肠道梭形细胞肿瘤的免疫组化标志物**

(1) 胃肠道间质瘤(gastrointestinal stromal tumors,GIST):是最常见的胃肠道间叶性肿瘤。近年来,随着对 GIST 的广泛认识,在临床工作中极易将其他一些形态学特征性不明显的胃肠道间叶性肿瘤过诊或误诊为 GIST。事实上，除 GIST 外，平滑肌瘤和平滑肌肉瘤、神经鞘瘤、炎性纤维性息肉、腹腔和肠系膜纤维瘤病、胃肠道血管周上皮样细胞肿瘤及腹腔内滤泡树突细胞肉瘤等也可发生于消化道。此外，国外文献最近相继报道了一些形态学特殊的胃肠道间叶性肿瘤的新病种，如胃肠道透明细胞肉瘤、胃肠道恶性神经外胚层肿瘤、微囊/网状型神经鞘瘤及上皮样炎性肌成纤维细胞肉瘤等。绝大多数 GIST 特征性表达 CD117 和 DOG1，部分病例表达 CD34，很少或仅局灶性表达 S‑100。对于组织学形态符合典型 GIST、CD117 和 DOG1 弥漫阳性的病例，可做出 GIST 的诊断；对于组织学形态考虑为 GIST，但是 CD117＋、DOG1－或 CD117－、DOG1＋的病例，在排除其他类型肿瘤后可做出 GIST 的诊断；必要时进一步行分子病理学检测以确定是否存在 *c‑kit* 或 *PDGFRA* 基因突变；对于组织学形态符合典型 GIST，但是 CD117 和 DOG1 均为阴性的病例，在排除其他类型肿瘤（如平滑肌肿瘤、神经鞘瘤和纤维瘤病等）后，需要进一步行 *c‑kit* 基因和/或 *PDGFRA* 基因的检测。如有 *c‑kit* 基因或 *PDGFRA* 基因突变，可诊断为 GIST，如无 *c‑kit* 基因或 *PDGFRA* 基因突变，也可做出野生型 GIST 的诊断。

（2）胃平滑肌瘤：SMA、MSA、结蛋白(desmin)和钙调蛋白(calmodulin)均阳性。

（3）炎性肌成纤维细胞瘤(inflammatory myofibroblastic tumor，IMT)：瘤细胞除表达平滑肌肌动蛋白(SMA)、结蛋白(desmin)外，常可表达活化素样激酶(ALK)1。

（4）上皮样炎性肌成纤维细胞肉瘤：肿瘤细胞表达 desmin、CD30 和 ALK，部分病例表达 SMA，ALK 阳性模式主要为细胞核膜着色，有时可表现为胞质着色伴核周空晕，而在 IMT 主要为胞质着色。

（5）胃肠道神经鞘瘤：肿瘤细胞表达 S‑100，可资鉴别。

（6）上皮样恶性周围神经鞘膜瘤(malignant peripheral nerve sheath tumor，MPNST)：肿瘤细胞多表达 MBP、S‑100、NSE、vimentin，也可表达 CK、EMA 等上皮性标志物。免疫组化结合 FISH 检测 *EWSR1* 融合基因有助于鉴别。

（7）纤维瘤病：瘤细胞除表达 vimentin、SMA、MSA 和 desmin 外，β‑联蛋白(catenin)核阳性，可资鉴别。

（8）炎性纤维性息肉：细胞表达 CD34 和 PDGFRα 有助于与 PAMT 鉴别。

（9）胃肠道透明细胞肉瘤：肿瘤细胞 S‑100 呈弥漫阳性，HMB‑45、Melan‑A 及其他间叶源性、上皮源性标志物均为阴性。

（10）胃肠道 PEComa：肿瘤细胞常表达 TFE3、HMB‑45、Melan‑A、desmin 及 SMA，不表达 S‑100。

（11）胃肠道恶性神经外胚层肿瘤：肿瘤细胞表达 S‑100，部分病例 GFAP、CD34 和 CD56 呈不同程度表达，CKpan、EMA、Syn、CgA、SMA、desmin、CD117、HMB‑45、CD68、CD10 和 p63 等均阴性。

（12）胃丛状血管黏液样肌成纤维细胞瘤：梭形肿瘤细胞免疫表型 SMA、MSA 和 vimentin 均阳性，部分瘤细胞 h-caldesmon 阳性，CD117、CD34 和 DOG1 均阴性。

三 泌尿系统

1. 膀胱病变常用的免疫组化标志物 如表 8-3 所示。

表 8-3 膀胱病变的免疫标志物

分类	UPⅢ	TM	HCK	CK20
低度恶性潜能	86%	86%	93%（基底细胞）	43%
低级别	75%	100%	63%（基底细胞）	50%
高级别	81%	75%	69%（全层）	75%
浸润性癌	39%	61%	88%（全层）	50%
转移性癌	52%	60%	96%（全层）	40%

（1）CK7/CK20：CK7 在许多种上皮中表达，包括肺、宫颈和乳腺的柱状和腺上皮、胆管、肾集合管、尿路上皮及间皮细胞。但在大多数胃肠道上皮，肝细胞，肾的近、远曲小管及鳞状上皮中不表达。而 CK20 表达谱相对较窄，在胃肠道上皮、表皮的梅克尔（Merkel）细胞及尿路上皮中表达。CK7 在大多数尿路上皮癌中表达，CK20 在尿路上皮癌中的表达率为 15%～97%。大多数尿路上皮癌同时表达 CK7 和 CK20，这在与转移性肿瘤的鉴别中非常有帮助。CK20 表达的不同模式可以帮助鉴别扁平型的尿路上皮原位癌和反应性尿路上皮增生。在反应性非肿瘤性病变中 CK20 表达仅局限于表面的伞细胞，而在尿路上皮异型增生和原位癌中至少有局灶性的全层尿路上皮阳性。结合 CK20、Ki-67 及 P53 的表达情况可以鉴别尿路上皮的反应性不典型增生和原位癌。

（2）uroplakin（UP）：UPs 是在终末分化的表面尿路上皮中表达的尿路上皮特异性跨膜蛋白。因此，UPs 的表达随着肿瘤的进展而降低，在大多数非浸润性尿路上皮癌和 2/3 的浸润性和转移性尿路上皮癌中，有 UPⅢ 的表达，UPⅢ 表达的消失和不良预后相关。UPⅢ 还在卵巢的良性 Brenner 肿瘤中表达，但在恶性 Brenner 肿瘤和原发性卵巢尿路上皮癌中只有少量表达。

（3）凝血调节蛋白（thrombomodulin，TM）：TM 即 CD141，是一种内皮细胞相关性 C 蛋白激活辅助因子。在 69% 以上的尿路上皮癌中表达，细胞膜着色。TM 在高级别的前列腺腺癌、肾细胞癌、结肠腺癌和子宫内膜中不表达。因此，可以鉴别这些肿瘤累及膀胱和膀胱尿路上皮癌，但是 TM 在血管原性肿瘤、间皮瘤及鳞癌中有表达。

（4）P63：在正常尿路上皮中，超过 90% 的细胞核呈阳性表达，大多数的尿路上皮癌也表达 P63，除了在高级别的浸润性尿路上皮癌中部分细胞表达缺失。联合 P63 和前列腺的特异性标记能有效鉴别尿路上皮癌和侵犯膀胱的高级别前列腺腺癌。

（5）HCK：单克隆抗体 34βE12 能特异性地与高分子量角蛋白 CK1、CK5、CK10 和 CK12 结合，是尿路上皮最敏感的标志之一，等同于 P63，超过 TM 和 UPⅢ。HCK 在尿路上皮癌和前列腺癌的鉴别中非常有用,前者阳性表达、后者不表达。但是在前列腺癌治疗后的鳞化上皮中也是阳性表达。HCK 也用于尿路上皮不典型增生和扁平型尿路上皮原位癌的鉴别,前者只在基底层有表达,后者全层表达。在低级别乳头状尿路上皮癌中,HCK 弥漫表达高度提示肿瘤复发。

(6) ALK:是一种表达在间变大细胞淋巴瘤细胞膜的酪氨酸激酶受体。ALK 在 2/3 的泌尿道炎性肌成纤维细胞瘤(也称手术后梭形细胞结节、炎性假瘤和假肉瘤样纤维黏液肿瘤)中有表达。ALK 在炎性肌成纤维细胞瘤和恶性梭形细胞性膀胱肿瘤的鉴别中起着关键作用(后者不表达 ALK),从而避免不必要的过度治疗。

(7) P53:肿瘤抑制因子 P53 通过调节细胞周期控制因子而对转录进行调控。*P53* 突变是人类恶性肿瘤中最常见的基因改变。突变 *P53* 翻译的蛋白半衰期明显长于野生型,所以通过免疫组化检测到的 P53 蛋白都是突变型的。在 40%～60% 的膀胱癌中有 *P53* 的突变,并且和不良预后相关。但是,P53 阳性表达的膀胱癌对 DNA 损伤类的化疗药敏感。P53 对尿路上皮原位癌和反应性尿路上皮增生的鉴别有帮助,前者超过 50% 的细胞 P53 强阳性,后者阴性或仅有少量的 P53 弱阳性。

2. **膀胱腺癌** 膀胱腺癌类型包括:印戒细胞癌、脐尿管腺癌、黏液癌和肠型腺癌,需要和结直肠癌和前列腺癌累及膀胱相鉴别。

(1) 结直肠癌累及膀胱:结直肠癌表达 CDX2,β-联蛋白,绒毛蛋白(villin),CK7⁻/CK20⁺。原发性尿路上皮癌表达 UPⅢ、TM、HCK、P63 及 CK7⁺/CK20⁺。但是要注意膀胱原发性肠型腺癌和转移性腺癌表达是有重叠的,而且尿路上皮标记在不同级别和分期的尿路上皮癌中的表达不一。

(2) 前列腺腺癌累及膀胱:前列腺特异性抗原(PSA)和前列腺特异性酸性磷酸酶(PSAP)是确认前列腺原性的很好的标志物,但是在低分化的前列腺癌中其敏感性会降低。联合前列腺癌其他标记如 P501S、PSMA、proPSA 和 NKX3.1,以及尿路上皮源性标记如 TM 和 UPⅢ基本能鉴别所有的膀胱癌和累及膀胱的前列腺癌。P501S 在部分膀胱肠型腺癌和黏液癌呈中等强度弥漫胞质着色,而在前列腺癌中,P501S 呈核周颗粒状染色。在膀胱腺癌如印戒细胞癌、脐尿管癌、黏液癌和肠型腺癌中,PSMA 呈弥漫胞质或包膜着色,但所有的膀胱腺癌都不表达 PSA 和 PSAP。

3. **膀胱小细胞癌** 膀胱小细胞癌可以作为单一的肿瘤形态存在,也可以伴随原位癌、浸润性尿路上皮癌、鳞癌和腺癌出现。当小细胞作为单一形态时,需要与淋巴瘤鉴别,可采用广谱 CK(AE1/AE3,CAM5.2)和神经内分泌标记 synaptophysin,嗜铬粒蛋白(chromogranin)、CD56 而确诊。

4. **特殊类型膀胱肿瘤常用的免疫组化标志物**

(1) 肉瘤样癌和发生于膀胱的肉瘤的鉴别。发生于膀胱的肉瘤包括:平滑肌瘤、横纹肌肉瘤和骨肉瘤等。能表达下列标记之一的支持肉瘤样癌诊断:AE1/AE3、CAM5.2、EMA、HCK、P63 及 CK7/CK20。特别要注意的是,肉瘤样癌也会表达肌动蛋白(actin),所以不能因 actin 阳性就诊断为平滑肌肉瘤。

（2）易与膀胱癌混淆的良性病变。

1）肾原性腺瘤（nephrogenic adenoma，NA）。典型的 NA 表现为单层立方形上皮细胞覆盖的管状乳头状结构，无分裂活性，易于诊断。不典型者，单个含有细胞内腺腔的浸润性细胞不易与膀胱的印戒细胞癌鉴别；纤维黏液样型 NA 易与膀胱的黏液腺癌混淆。无论哪种类型的 NA 都表达 PAX2 和 PAX8，不表达 HCK 和 P63。需要注意的是，膀胱的透明细胞腺癌和 NA 的表达谱是一致的，但前者有明显的细胞异形和高分裂活性，可以通过 Ki-67 指数证实。

2）炎性肌成纤维细胞瘤（inflammatory myofibroblastic tumor，IMT）：膀胱的 IMT 可以是自发的，也可继发于先前的器械操作。IMT 是由单一的肌成纤维细胞增生及其炎症性背景构成的，可有明显的分裂活性，但不会出现不典型核分裂。2/3 的 IMTs 有 ALK 重排，表现为 ALK 蛋白表达。IMTs 常常表达广谱 CK（CAM5.2），平滑肌肌动蛋白（smooth muscle actin）和结蛋白（desmin），一般不表达 CD34、S-100 和 CD117。

5. 肾脏肿瘤常用的免疫组化标志物

（1）肾细胞癌（renal cell carcinoma，RCC）抗体：RCC 和肾近曲小管及肾癌细胞中的相对分子质量 200 000 的糖蛋白结合。RCC 在透明细胞型和乳头状型肾癌细胞中表达，在透明细胞肾癌中的表达率为 85%，在乳头状肾癌中几乎全部强表达。而在嫌色细胞癌和嗜酸细胞瘤中不表达。

（2）CD10：表达在正常肾小管上皮的刷状缘。在 94% 的透明细胞肾癌和几乎全部的乳头状肾癌中表达，在嫌色细胞肾癌中无表达，在 1/3 的嗜酸细胞瘤中有表达。

（3）PAX2/PAX8：PAX2/PAX8 表达在中肾管（Wolffian）管和中肾旁（Mullerian）管，也表达于源自这两者的肿瘤中，包括肾细胞和卵巢肿瘤。PAX2 在透明细胞肾癌、乳头状肾癌、嫌色细胞肾癌、集合管癌及黏液性管状和梭形细胞癌中均有表达。PAX2 在 85% 的转移性透明细胞肾癌中核呈阳性表达，但 PAX2 非肾癌特异性标记，在形态类似于透明细胞肾癌的肿瘤，如甲状旁腺癌和卵巢透明细胞癌中也表达 PAX2。另外，在浆液性卵巢癌、子宫内膜样癌和附睾肿瘤中也有表达。PAX2 是肾原性腺瘤可靠的标记。PAX8 除了在肾肿瘤中和 PAX2 有着一致的表达谱外，还在下尿道的透明细胞腺癌中表达。

（4）上皮黏附分子（epithelial cell adhesion molecule，EpCAM）：也称为 KSA、KS1/4 和 17-1 抗原，作为嗜同种钙非依赖性上皮细胞间黏附分子在上皮癌变过程中发挥作用。近年来，因其在上皮性恶性肿瘤中的广泛表达及作用治疗靶点而被关注。EpCAM 在正常肾的远端肾单位中恒定表达，在透明细胞肾癌中很少表达，半数乳头状肾癌中有表达，在嫌色细胞癌和集合管癌中强表达，在嗜酸细胞瘤中仅 1/3 病例有单个或小簇细胞表达。

（5）肾特异性钙黏着素（kidney-specific cadherin，Ks-CADHERIN）：也称 cadherin-16，只在成年人正常肾脏的上皮细胞中，在肾癌中几无表达。

（6）碳酸酐酶Ⅸ（carbonic anhydrase Ⅸ，CAⅨ）：CAⅨ 是一种维持细胞内外 pH 稳定的酶。CAⅨ 在细胞增生、肿瘤发生和肿瘤进展中起着调节作用。常用的 CAⅨ 克隆号为 M75，在透明细胞肾癌中表达，在不超过半数的乳头状肾癌中表达，在正常肾上皮中无表达。低表达 CAⅨ 的透明细胞肾癌提示不良预后和对干扰素治疗的低反应性。CAⅨ 在正常的胃黏膜和胆管系统中也有表达,在鉴别转移性透明细胞肾癌时要注意。

（7）谷胱甘肽转移酶-α(glutathione-transferase alpha，GST－α)：通过催化对外源性生物和致癌物的解毒作用而保护细胞。近年来的研究表明,GST－α 对肾肿瘤的诊断也有帮助,GST－α 在透明细胞肾癌中有高达 90% 的表达,而在嫌色细胞癌和嗜酸细胞瘤中没有表达,在乳头状肾癌中偶有表达。

四 男性生殖系统

（一）前列腺疾病

1. 前列腺疾病常用的免疫组化标志物

（1）前列腺特异性抗原(PSA)：是一种相对分子量为 34 000,含 237 个氨基酸的单链糖蛋白,几乎全部由前列腺上皮细胞产生。在正常和增生性前列腺组织中,PSA 均匀地分布于腺上皮的顶部,在低分化腺癌组织中,PSA 的染色强度降低。在前列腺外组织和肿瘤中会有片状和较弱的阳性表达。

（2）前列腺特异性膜抗原(PSMA)：PSMA 是一种膜结合抗原,对于良性和恶性前列腺上皮细胞具有高度特异性。在对患者的预测中,PSMA 比 PSA 更有优势。从良性上皮组织到高级别前列腺上皮内瘤形成(PIN)及前列腺腺癌的发展过程中,阳性反应细胞的数量不断增加。高级别 PIN 表现为中度免疫组化阳性,表明在高级别 PIN 中这只是一部分而非全部肿瘤的表型特征。而在 Gleason 4 或 5 级的肿瘤中,几乎每个细胞均呈阳性反应。PSMA 和肿瘤分化的关联性明显高于 PSA。PSMA 在前列腺组织外的表达是非常有限的,主要在十二指肠黏膜、部分近端肾小管、部分结肠隐窝神经内分泌细胞、泌乳的乳腺及涎腺中有表达。非前列腺原性的肿瘤 PSMA 通常为阴性。

（3）前列腺癌相关蛋白 Prostein(P501S)：P501S 是一种由 553 个氨基酸组成的蛋白质,定位于高尔基复合体。在良性前列腺组织和前列腺癌中均有表达。典型的 P501S 阳性表现为核旁胞质点状阳性,在低分化和转移性前列腺癌中恒定表达,尽管有时这些肿瘤 PSA 阴性。到目前为止,还没发现在前列腺以外的癌中有表达。因此,在鉴别转移性癌的起源中具有重要作用。

（4）α-甲基脂酰辅酶 A 消旋酶(AMACR)/P504S：P504S(AMACR)是一种和侧链脂肪酸 β-氧化有关的酶。P504S 在前列腺癌和高级别的 PIN 中恒定表达,不管是未经治疗的转移性前列腺癌,还是激素抵抗性前列腺癌,均有强的 P504S 表达。P504S 对前列腺癌总的敏感性和特异性分别为 97% 和 92%。肿瘤细胞 P504S 染色加上基底细胞标记(P63 和 HCK)阳性对细针穿刺中前列腺癌的诊断起着双保险的作用。但是 P504S 也能在高级别 PIN 及一些和前列腺癌相混淆的前列腺良性疾病如腺体萎缩、部分萎缩和腺病中表达。因此,P504S 不能单独用于前列腺癌的诊断。只有在 P504S 阳性,而 HCK 和 P63 阴性的情况下才能确诊为前列腺癌。

（5）高分子量角蛋白(HCK,克隆号 34βE－12)：HCK 在显示不典型增生的前列腺腺体中是否有基底细胞的存在中有重要作用,克隆号为 34 β E–12 的 HCK 当前被广泛单独使用或作为鸡尾酒成分之一。CK5/6 可作为 34 β E–12 的替代物,所有正常前列腺组织基底细胞的 HCK 染色均呈阳性,在大多数情况下,基底细胞层能够形成完整的阳性反应条带,分泌细胞和基质细胞呈阴性。PIN 级别的提高与基底细胞层断裂现象的增加有关,在 56% 的高级别 PIN 中可见基底细胞层的断裂。除了 PIN 和恶性肿瘤之外,基底细胞层的断裂或缺失还见于炎性腺泡、非典型腺瘤样增生及萎缩后增生。另外,Cowper 腺体的基底细胞也不表达 HCK。

(6)P63:在许多上皮性器官的基底细胞或肌上皮细胞中表达。在前列腺中,P63 只表达于基底细胞,分泌细胞和神经内分泌细胞均不表达。P63 在基底细胞中表达的敏感性要强于 HCK,两者的联合使用可降低单独使用时出现的假阳性和假阴性结果的概率。另外,需要引起注意的是移行部的良性前列腺腺体有时会缺乏基底细胞,还有极个别的前列腺癌细胞会表达 P63。遇到这些极端病例时,结合组化结果和形态学特点进行判别非常重要。

2. 特殊前列腺病变的免疫组化标记

(1)小灶性前列腺不典型腺泡的诊断:用免疫组化来帮助明确小灶性不典型腺泡的性质是临床病理学经常面临的问题。联合使用 HCK、P63 和 P504S 就能解决绝大多数的病例。三者的联合使用还能鉴别毗邻高级别 PIN 的小灶性浸润性癌和高级别 PIN 的膨出腺体,因为这两者 P504S 均有阳性表达,但前者缺乏基底细胞,而后者有不连续的基底细胞。前列腺癌的形态特征如:小腺泡结构、单层细胞、僵硬的腔缘、嗜碱性的胞质、异形增大的细胞核、明显的核仁、蓝染的黏液性内容物、浓稠的嗜酸性分泌物、癌性结晶物及黏液性胶原小结对免疫组化结果不理想时小灶性癌的确诊有重要帮助。在形态和免疫组化都不典型时,可以采用"灶性不典型腺体,高度疑癌",并建议随访和重新活检。

(2)前列腺萎缩:部分萎缩(PTAT)和前列腺增生后萎缩(PAH)是两类最容易与前列腺腺癌相混淆的形态。在前列腺穿刺中,PTAT 为紊乱的腺泡结构,胞质苍白、核增大、核仁可见,特别容易和萎缩型前列腺癌混淆。HCK、P63 和 CK5/6 可显示至少有部分腺泡存在不连续的基底细胞,对那些无基底细胞的腺泡不要轻易诊断为前列腺癌。因为这些腺泡和那些有基底细胞的腺泡形态是一致的,因而也是良性腺泡。另外,要注意有些 PTAT 腺泡也表达 P504S。PAH 和单纯性萎缩都有着连续的基底细胞,也不表达 P504S。

(3)腺病:是由小腺泡增生形成的结节。在结节中有大的伸长的腺体伴乳头状内折和分枝的腔隙,也有更像癌的小腺体,但两者的细胞核和胞质是一致的。而在前列腺癌中,癌性腺泡和背景中的良性腺体有着显著的差别。更重要的是,经 HCK、P63 染色可发现腺病中存在基底细胞,尽管不连续,甚至有的腺泡基底细胞缺乏。根据腺体细胞的一致性及基底细胞的存在,可以鉴别腺病和腺癌。需要注意的是,P504S 在约 10% 的腺病中有局灶性表达。

(4)硬化性腺病:是由完整的腺泡和单个的上皮细胞增生而成的境界清楚的病变,背景为致密的梭形细胞增生。上皮缺乏异形,基底细胞在 HE 中就能观察到。如果出现异形特征,比如棒状结晶、分裂象和明显的核仁时,则需要做免疫组化确定基底细胞的存在,才能诊断硬化性腺病。梭形细胞表达 CK 和 MSA。

（5）黄色瘤：前列腺的黄色瘤在镜下表现为境界清楚的实性小结节，有的可表现为浸润性条索状或单细胞结构。黄色瘤细胞形态一致、有大量泡沫样胞质和温和的细胞核、无分裂象。黄色瘤细胞表达组织细胞标记 CD68 和溶菌酶（lysozyme），不表达上皮性标记。

3. 前列腺癌治疗后改变

（1）抗雄激素治疗后改变：经去势治疗后，肿瘤性腺泡萎缩，类似于良性萎缩性腺体。有些前列腺癌经治疗后细胞核呈固缩状，伴大量黄色瘤样胞质而类似于泡沫细胞。在这些病例中，PSA 或广谱 CK 染色能显示其上皮属性。内分泌治疗后，PSA、P501S、PSMA 和 PSAP 表达会下降，呈片状阳性，联合应用 PSA，PSMA 和 P501S 会增加敏感性。特别要注意的是，前列腺的鳞癌和复发或转移的前列腺腺鳞癌低表达前列腺原性标记如 PSA、PSMA、P501S 和 PSAP，却弥漫表达 HCK。

（2）放射治疗：经放疗后，非肿瘤性前列腺腺体发生萎缩，鳞状化生及明显的细胞异形变，容易和前列腺癌相混淆。HCK 和 P63 能显示基底细胞的存在，从而与前列腺癌相区别。另一种情形是低分化前列腺癌放疗后呈泡沫样组织细胞。此时，广谱 CK 和 CD68 标记能有效地确定其癌的本质。前列腺癌经放疗后仍能表达 PSA、PSAP 和 P504S。经放射治疗的前列腺癌复发或转移病灶会出现肉瘤样变、鳞化。这些肿瘤细胞在表达前列腺上皮标记的同时也表达 HCK。

4. 前列腺导管癌　为高柱状肿瘤细胞呈乳头状或筛孔状结构，须与由扁平或立方形细胞组成的腺泡癌相鉴别。前列腺导管腺癌可以独立出现，但更多的是伴发于腺泡癌。关键的一点是导管腺癌可出现残留的基底细胞，故 HCK 和 P63 会有表达。浸润性的导管腺癌有时和直肠癌的前列腺侵犯难以鉴别。除了前者可以在多部位的前列腺穿刺组织中发现肿瘤外，还表达 PSA 和 P501S，而后者表达 β-联蛋白，CDX2 和绒毛蛋白。靠近尿道前列腺部的导管腺癌还要与尿路上皮癌相鉴别，前者表达 PSA、PSAP 及 P501S，后者表达 P63、凝血调节蛋白（thrombomodulin）及 uroplakin。

5. 前列腺的神经内分泌肿瘤

（1）类癌：前列腺癌的类癌极其罕见，据已报道的案例显示，前列腺类癌的 PSA 和 PSAP 阴性。这些患者的血清 PSA 也不升高，也没有类癌综合征。这些肿瘤显示典型的类癌形态和免疫表型。也有报道在腺癌中存在局灶性的类癌样结构，但这些区域 PSA 和 PSAP 阳性表达，无特殊的临床意义，可表述为"前列腺腺癌伴有神经内分泌分化"。

（2）小细胞癌：前列腺中的小细胞癌的形态特点类似肺小细胞癌。约有一半的小细胞癌伴发于腺癌。这些肿瘤的 Gleason 评分根据腺癌的分化程度，小细胞癌成分不做 Gleason 分级。小细胞癌表达神经内分泌标记的一个或多个（NSE，synaptophysin，chromogranin，CD56），极少部分表达前列腺标记，还有少数表达 HCK 和 P63。前列腺小细胞癌与肺小细胞癌一样也表达 TTF-1。因此，TTF-1 在鉴别前列腺原发或肺转移性小细胞癌中不起作用。

（3）大细胞神经内分泌癌（LCNEC）：LCNEC 在前列腺中极其罕见，而且大多数是从腺泡癌经内分泌治疗转化而来的。LCNES 成分强表达 CD56、CD57、嗜铬粒蛋白（chromogranin）A，突触小泡蛋白（synaptophysin），局灶性或不表达前列腺标记。

6. 前列腺中的尿路上皮癌　源自膀胱的尿路上皮癌累及前列腺和原发于尿道前列腺部的尿路上皮。前列腺中的尿路上皮癌如果分化良好,通过光镜就能辨认,但如果分化差的肿瘤同时累及前列腺和膀胱,就需要通过免疫组化来区分其起源于前列腺上皮或尿道上皮。约 95% 的低分化前列腺腺癌表达 PSA 和 PSAP;前列腺特异性标记在低分化前列腺癌中阴性的比例为 15%(PSA)、12%(PSMA)、17%(P501S)及 5%(NKX3.1);约 5% 的前列腺癌上述 4 种标记皆阴性。特别要引起注意的是 PSA 和 PSAP 在尿道旁腺体、腺性膀胱炎和囊性膀胱炎中有表达;PSA、PSMA 在男性的肛门腺中有表达。尚无 PSA 和 PSAP 在尿路上皮癌中表达的报道,尿路上皮癌强表达 CK7,CK20,HCK,P63,uroplakin 和凝血调节蛋白(thrombomodulin)。

7. 结直肠癌累及前列腺　结直肠癌累及前列腺和前列腺导管癌有时容易混淆,鉴别要点是前者表达 CDX2、β-联蛋白(细胞核)和 CK20,不表达前列腺相关性标记。

(二)睾丸肿瘤常用的免疫组化标志物

(1) OCT4:也称 OCT3/4、OTF3 和 POU5F1。OCT4 是干细胞的转录因子,在维持胚胎干细胞和生殖细胞的多潜能特点中起关键作用。研究表明,OCT4 是精原细胞瘤和胚胎性癌既敏感又特异的标记,呈弥漫的细胞核阳性。所有睾丸的体细胞癌都不表达 OCT4。

(2) CD117:即 c-Kit 受体,是一种由 *c-Kit* 原癌基因编码的跨膜酪氨酸激酶受体。经 *c-Kit* 转导的完整信息在生殖细胞、造血干细胞、黑色素细胞、肥大细胞和 Cajal 细胞的发育和存活中起着关键作用,因而成为靶向治疗的热点。CD117 在 77% 的精原细胞瘤和 50% 的畸胎瘤中阳性表达,呈包膜和/或胞质着色。

(3) Podoplanin:是一种表达在胚胎生殖细胞和睾丸生殖细胞肿瘤中的癌胚跨膜黏蛋白。Podoplanin 的单克隆抗体 D2-40 阳性呈包膜着色表达,在原位的精原细胞和转移性精原细胞瘤中均呈弥漫阳性。D2-40 在非精原细胞的生殖细胞肿瘤中低表达,还能在淋巴管、血管内皮和上皮样的间皮瘤中表达。

(4) 激活蛋白-2γ(Ap-2γ):是一种参与胚胎形态发育的核转录因子,和 c-Kit,PLAP 表达的功能相关。在导管内未分类型生殖细胞瘤(IGCNU)和精原细胞瘤高表达,在细胞核着色。也在体细胞恶性肿瘤如恶性黑色素瘤、乳腺癌及卵巢癌中表达。

(5) 胎盘样碱性磷酸酶(PLAP):人类碱性磷酸酶活性来自 3 种主要的同工酶,分别由肝组织、骨组织和胎盘组织产生。胎盘来源的碱性磷酸酶是一种膜结合的相对分子质量为 120 000 的酶。正常情况下,由合体滋养层细胞合成,在怀孕第 12 周时释放入母体血循环。PLAP 也可由许多肿瘤组织合成,所以是一种肿瘤标志物。在生殖细胞肿瘤中,98% 的精原细胞瘤和小管内生殖细胞肿瘤,97% 的胚胎性癌及 85% 的卵黄囊瘤中 PLAP 阳性表达。大约一半的绒毛膜癌和畸胎瘤呈阳性表达。PLAP 的免疫反应定位在细胞膜和细胞质,正常生精小管缺乏 PLAP 表达。

(6) α-胎球蛋白(α-fetoprotein,AFP):由胎儿卵黄囊、肝脏和消化道上皮产生。AFP 在非精原细胞瘤型生殖细胞瘤患者中含量上升 75%。组织免疫组化显示 AFP 在胚胎性癌和卵黄囊瘤中表达,单纯类型的精原细胞瘤不产生 AFP。

（7）人绒毛膜促性腺激素（human chorionic gonadotropin，hCG）：是一种相对分子质量37 000的糖蛋白，包含一个α亚基和一个β亚基。β-hCG由良性及恶性绒毛膜组织中的合体滋养层细胞合成。作为有活性的滋养层组织的标志物，β-hCG的血清检测在妊娠滋养层疾病和睾丸肿瘤的诊断、分期、治疗监控及患者随访中都有重要作用。在组织免疫组化中，β-hCG定位于精原细胞瘤、胚胎性癌及卵黄囊瘤的合体滋养层巨细胞中。

（8）人胎盘催乳素（human placental lactogen，HPL）：是一种相对分子质量为22 000的蛋白质，与生长激素部分同源。HPL由绒毛膜癌和发生在睾丸的一种滋养层细胞肿瘤变型（与子宫胎盘的滋养层细胞肿瘤相似）分泌。

（9）抑制素（inhibin）：是一种相对分子质量32 000的二聚体糖蛋白，包含一个α亚基和一个β亚基。主要由卵巢颗粒细胞和睾丸支持细胞（sertoli）产生，少量由间质细胞（leydig）产生。它能够抑制卵泡刺激素从垂体释放，从而抑制卵泡的生成。抑制素-α是卵巢和睾丸性索-间质肿瘤敏感的免疫组化标志物，90%的leydig细胞瘤和66%的sertoli细胞瘤中呈明显的胞质阳性表达。需要注意的是，尽管在精原细胞瘤中不表达，但是其中伴随的合体滋养细胞是阳性的。

五 女性生殖系统疾病

（一）乳腺疾病

1. 常用的免疫组化标志物

（1）肌上皮标志物：calponin阳性部位为胞质。calponin是一种肌动蛋白结合蛋白，相对分子质量34 000，可以调节平滑肌收缩单位中肌纤凝蛋白ATP酶的活性，是平滑肌细胞特有的成分，主要用于平滑肌肿瘤和乳腺等组织中的肌上皮细胞分布的研究。对肌上皮细胞有较高的敏感性，对肌成纤维细胞有轻度的交叉反应，极少数浸润性癌的病例可有灶性阳性。

（2）平滑肌肌球蛋白重链（smooth muscle myosin heavy chain，SMMHC）抗体：阳性部位为胞质。SMMHC相对分子质量200 000，是平滑肌细胞质内的结构蛋白。在平滑肌早期发育阶段即有表达，具有对平滑肌发育的特异性，有助于间叶肿瘤的诊断和分类，亦可用于乳腺肌上皮细胞的检测，区别原位癌和浸润癌。对肌上皮细胞的敏感性与SMA和calponin相比基本相同，几乎不与成纤维细胞发生反应，其敏感性和特异性都较好。

（3）P63：阳性部位为细胞核。P63在乳腺组织中对肌上皮有较高的敏感性和特异性，阳性的肌上皮细胞在良性腺体和原位癌周围呈现不连续的点状线性排列。在肌成纤维细胞和血管中不表达。在基底细胞样癌和有鳞癌分化的癌中常表达P63。

（4）细胞角蛋白5（cytokeratin 5，CK5）：阳性部位为胞质。CK5在正常组织中可表达于鳞状上皮和导管上皮的基底细胞，以及部分鳞状上皮生发层细胞、肌上皮细胞和间皮细胞，而绝大多数腺上皮细胞几乎不表达。因此，可用于鳞癌和腺癌、间皮瘤和腺癌的鉴别诊断。亦可用于乳腺、涎腺、前列腺上皮来源肿瘤良、恶性的鉴别诊断。

（5）细胞角蛋白5/6（cytokeratin5/6，CK5/6）：阳性部位为胞质。细胞角蛋白5/6为高分子量细胞角蛋白（相对分子质量 58 000 和 56 000），能够特异地表达于上皮细胞基底层，临床上主要应用于肿瘤的鉴别诊断及乳腺癌的分子分型。研究表明，乳腺癌中 CK5/6 的表达可能与临床预后密切相关。CK5/6 在 ER、PR 阴性乳腺癌患者中的表达明显增高；CK5/6 在 HER2 强阳性乳腺癌患者中的表达明显高于 HER2 阴性患者，可能与乳腺癌侵袭、转移和预后存在关联性；CK5/6 在三阴性乳腺癌中的阳性表达率明显高于非三阴性乳腺癌，可以较准确地进行分子分型，更好地指导临床治疗及预测预后。

（6）细胞角蛋白 14（cytokeratin 14，CK14）：阳性部位为胞质。CK14 相对分子质量为 50 000，主要标记鳞状上皮，主要用于复层鳞状上皮和单层上皮的区别及鳞癌的诊断。研究显示，高分子 CK 可以作为肌上皮细胞标志物，尤其是 CK5、CK14 和 CK17 能在肌上皮中表达，且具有较高的敏感性。但是它们在干细胞、中间腺细胞和中间肌细胞中亦表达。因此，乳腺上皮、增生的导管上皮和乳腺基底细胞样癌也可有不同程度的表达。

（7）肌动蛋白 actin（smooth muscle）：阳性部位为胞质。是一种标记平滑肌的肌动蛋白，可以与平滑肌肌动蛋白 α 异构体反应，但与骨骼肌、心肌的肌动蛋白无交叉反应。用于标记平滑肌及其来源的肿瘤。也可以标记肌上皮细胞及其来源的肿瘤。在判断乳腺、唾液腺及汗腺恶性病变时观察肌上皮的分布和存在与否，可作为以上疾病诊断的重要参考。

（8）CD10：阳性部位为胞质/胞膜。CD10 即共同急性淋巴母细胞性白血病抗原，是一种相对分子质量为 100 000 的糖蛋白，为滤泡中心细胞的标志物。乳腺组织中的肌上皮细胞也可表达 CD10，主要表达在细胞膜上。肌成纤维细胞亦可表达 CD10，但程度比 SMA 弱。

（9）S-100 蛋白：阳性部位为胞核/胞质。主要存在神经组织、垂体、颈动脉体、肾上腺髓质、唾液腺及少数间叶组织，主要用于星形细胞少突胶质瘤、室管膜瘤、神经母细胞瘤、神经鞘瘤、恶黑及脂肪肉瘤的诊断与鉴别诊断。以前认为 S-100 蛋白是识别乳腺肌上皮细胞最实用的标记，但许多文献相继报道认为蛋白鉴别肌上皮细胞并不可靠，因它在正常乳腺上皮及癌细胞中均可表达。对于标记肌上皮细胞的敏感性和特异性均较差，且结果不稳定。

2. 基底膜物质标志物

（1）层粘连蛋白（laminin）：相对分子量 1 000 000，是基底膜的重要成分，起到桥连作用，将 Ⅳ 型胶原和外周基质相连接。在乳腺导管、平滑肌、神经和血管基底膜中呈连续均匀排列，在原位癌与浸润性癌的鉴别诊断中有一定作用。

（2）Ⅳ 型胶原：相对分子量 550 000，是基底膜中最主要的成分，Ⅳ 型胶原不形成纤维束，呈螺旋状结构，包绕正常乳腺和增生的良性腺体周围。但在与浸润性癌的鉴别中意义不大。导管原位癌和放射状瘢痕周围的 Ⅳ 型胶原是不连续的，不连续的 Ⅳ 型胶原并不意味着是微浸润的病变。

3. 腺上皮细胞标志物

（1）大囊肿性疾病液体蛋白-15（GCDFP-15）：阳性部位为胞质。GCDFP-15 是乳腺囊肿液的组成蛋白，可在任何具有大汗腺特征的细胞中表达。有 62%～77% 的乳腺癌及涎腺和皮肤附属器肿瘤表达 GCDFP-15，其他类型的肿瘤很少表达，可用于乳腺癌、唾液导管癌和顶分泌上皮的判断。除了涎腺、皮肤附属器和前列腺癌，GCDFP-15 在乳腺中的阳性表达特异性达 98%～99%，因此可用于乳腺癌与其他肿瘤的鉴别诊断。

（2）乳腺球蛋白（mammaglobin）：阳性部位为胞质。乳腺球蛋白属于上皮细胞分泌蛋白中的子宫球蛋白家族，定位于 11q13，编码与乳腺上皮有关的糖蛋白，是一种乳腺特异性蛋白，仅在绝大部分良、恶性乳腺肿瘤组织和正常乳腺组织中表达，比 GCDFP－15 的敏感性高。肺癌呈可靠的完全阴性，可作为原发乳腺癌和乳腺癌转移诊断的重要工具。

（3）GATA3：阳性部位为胞核。在肿瘤组织中，GATA3 排他性地主要在乳腺癌和泌尿道上皮癌表达，肌上皮细胞不表达。敏感性高，小叶癌 100% 表达，导管癌 91% 表达，ER 阴性乳腺癌 69% 表达。有报道 GATA3 在乳腺癌的表达与 ER，PR 和 HER2 有相关性，ER 阳性并接受他莫昔芬（三苯氧胺）治疗的乳腺癌患者中 GATA3 表达阳性者，预后均较好。也有研究显示 GATA3 与乳腺癌的分化水平、转移能力相关，并且 GATA3 可作为乳腺癌预后的一个判断指标，GATA3 阳性表达者 5 年总生存率高于 GATA3 阴性表达者。

（4）细胞角蛋白：阳性部位为胞质。CK5/6 可在乳腺定向干细胞及其向腺上皮分化和向肌上皮分化的中间型细胞表达；普通导管上皮增生表达；非典型性导管上皮增生、导管原位癌和小叶原位癌不表达。因此，可作为普通导管上皮增生、非典型性导管上皮增生、导管原位癌和小叶原位癌的鉴别诊断。HCK（34βE12）可在乳腺定向干细胞及其向腺上皮分化和向肌上皮分化的中间型细胞、基底膜细胞表达；90%～100% 的普通导管上皮增生表达；正常乳腺肌上皮细胞和腺上皮细胞也可表达。CK7 可在腺腔上皮细胞弥漫阳性表达；绝大多数导管癌及小叶癌 CK7 阳性。CK8 在 DCIS 和浸润性导管癌中的表达呈胞质弥漫着色。与此相反，在小叶原位癌（LCIS）和浸润性小叶癌中呈核周着色。这种不同的表达模式甚至可见于那些没有特征性组织学形态的癌（即实性或多形性小叶癌）。

4. 激素受体

（1）estrogen receptor（ER）：阳性部位为胞核。ER 有两个亚单位，ERα 和 ERβ。在乳腺癌中 ER 阳性主要是 ERα 表达增加，ERβ 可以在 ER 阴性的肿瘤中检测到。ER 水平与总生存期（OS）、无病生存期（DFS）、无复发生存期（RFS）、5 年生存率、治疗失败时间（TTF）、内分泌治疗反应和复发时间呈正相关，因此，ER/PR 是乳腺癌患者的常规检查项目之一。研究资料表明，ER（sp1）在乳腺癌中的敏感性、特异性及表达定位优于 1D5 和 6F11。ER 阳性患者可采用激素替代疗法。

（2）progesterone receptor（PR）：阳性部位为胞核。其功能是作为配体活化后转录因子存在于正常子宫内膜及乳腺上皮细胞中，调节乳腺上皮细胞的生长。PR 的合成受 ER 的调控，ER 阳性者 PR 一般也为阳性。PR 水平与 OS、TTF、内分泌治疗反应和复发时间呈正相关。近来，对乳腺癌的大量研究表明，ER 和 PR 阳性的肿瘤大多数内分泌治疗有效，且缓解率高，复发率低，预后好，即使 ER 和 PR 中只有一种阳性的患者，其预后也好于两种全阴性的患者。因此，PR 已作为乳腺癌患者的常规检查项目之一。资料表明 SP2 在乳腺癌中的敏感性、特异性及表达定位均优于鼠单克隆抗体 PR。

5. 导管癌和小叶癌的鉴别诊断

（1）E-钙粘着蛋白（E-cadherin）：阳性部位为胞膜/胞质。主要介导同型细胞间的黏附作用,在调节器官组织形态发育和维持组织结构的完整性中有重要作用。其功能的丧失可引起细胞-细胞连接的破坏。目前,主要用于各种恶性肿瘤细胞侵袭和转移方面的研究。E-cadherin 是区分导管癌和小叶癌有价值的标志物。几乎所有的导管癌(原位和浸润)在肿瘤细胞膜上呈线性表达;反之,小叶癌(原位和浸润)通常不表达。

(2) P120 联蛋白(catenin):阳性部位为胞质/胞膜。p120 联蛋白在细胞膜旁的细胞质内同 E-cadherin 相链接,形成复合物,这种复合物稳定紧密连接。在正常乳腺、乳腺增生和导管癌时细胞都表达 E-cadherin,p120 联蛋白被结合固定在细胞膜上表达。在不典型小叶增生和小叶癌中,缺乏 E-cadherin 会导致细胞质内 p120 联蛋白蓄积。因此,p120 联蛋白在细胞质中表达。

(3) 细胞角蛋白(高分子量)(CK－H):阳性部位为胞质。表达于鳞状上皮、导管上皮和其他复层上皮。在乳腺肿瘤中可用于鉴别乳腺导管及小叶上皮来源的肿瘤。但是要注意,相当一部分浸润性导管癌可明显表达 $34\beta E12$。因此,它不能作为浸润性导管癌和浸润性小叶癌的鉴别诊断。

6. 其他　与乳腺癌治疗和预后评估有关的免疫组化检测。

(1) 激素受体:内容见前文。

(2) C－erbB－2:阳性部位为胞膜。是乳腺癌预后判断因子,是影响乳腺癌生长与转移的最重要因素之一(抑制凋亡,促进增殖;增加肿瘤细胞的侵袭力;促进肿瘤血管新生和淋巴管新生)。C－erbB－2 在 20%～30% 浸润性乳腺癌中高表达,导管原位癌的阳性率达 40%～70%。过表达与 DFS 的缩短及 OS 的下降息息相关。C－erbB－2 的状态也可预测乳腺癌的药物治疗效果,包括对靶向治疗曲妥珠单抗(herceptin,商品名赫赛汀)的反应;对紫杉醇及蒽环类药物治疗的反应;对他莫昔芬(三苯氧胺)的耐药性。研究表明,对 ER/PR 和 C－erbB－2 三者同时阳性表达的患者进行他莫昔芬治疗无意义。

(3) 表皮生长因子受体(EGFR):阳性部位为胞膜/胞质,是上皮生长、细胞增殖和信号传导的受体,属于酪氨酸激酶型受体。是一种糖蛋白,相对分子量为 170 000,位于 7p13－p12 染色体上。在许多实体性肿瘤中存在 EGFR 高表达,其与肿瘤细胞的增殖、血管生成、肿瘤侵袭、转移及细胞凋亡的抑制有关。EGFR 表达与乳腺癌恶性程度高有关,高表达提示内分泌治疗差,预后不佳。

(4) Ki－67:阳性部位为胞核。主要用于判断细胞的增殖活性,表达在所有活动的细胞周期(G_1、S、G_2 和有丝分裂期)中,而在 G_0 期不表达。Ki－67 增殖指数高低与许多肿瘤的分化程度、浸润转移及预后密切相关,是目前多种恶性肿瘤尤其是乳腺癌研究中的热门生物学指标,也是乳腺癌预后的重要参考指标之一。SP6 与 MIB－1 均为优良克隆。

(5) 细胞周期蛋白 D1(cyclin D1):阳性部位为胞核。cyclin D1 为细胞周期中 G_1 期进入 S 期的一个重要调控因子,通过激活 CdK4 或 CdK6 等作用,促进 DNA 合成,加速细胞增殖,主要用于 B 细胞淋巴瘤、乳腺癌、头颈部鳞癌、食管癌、肝癌和肺癌等恶性肿瘤的研究。克隆号 SP4 在石蜡切片上的表达优于 DCS－6。大约 20% 乳腺癌有 cyclin D1 基因扩增,40%～80% 有蛋白的过表达。有研究发现,乳腺正常组织-普通增生-非典型增生-原位癌-浸润性癌中,cyclinD1 过表达有意义地逐渐增生。

(6) D2-40:阳性部位为胞质/胞膜。D2-40 存在于睾丸生精细胞表面、生殖细胞肿瘤、淋巴管内皮细胞和间皮细胞。乳腺癌中用于区域淋巴管浸润的检测,在淋巴管的染色模式内皮细胞包膜呈细线状的清晰的阳性反应,淋巴管侵犯可预测远处复发和生存时间的缩短。

(7) P53:阳性部位为胞核。野生型 *P53* 基因能抑制细胞转化,并能抑制癌基因活动,而突变型 *P53* 基因可引起细胞的转化和癌变,使细胞无限增殖。*P53* 基因突变可以上调促进血管增生的内皮因子,成为调控血管生长的重要因素,并且与淋巴结转移有相关性。突变型比野生型半衰期长,免疫组化通常能检测到。在乳腺癌中 P53 蛋白的阳性率为 20%～60%。P53 阳性的浸润性癌与高级别分级、ER 阴性、C-erbB-2 过表达和 EGFR 表达有关,阳性者预后差。

(8) bcl-2:阳性部位为胞质/胞膜。bcl-2 是细胞凋亡蛋白家族成员之一,被认为起抑制凋亡,延长细胞存活作用,主要用于标记滤泡性淋巴瘤、毛细胞性白血病及细胞凋亡的研究。正常乳腺上皮、少数正常乳腺小叶周围间质细胞表达 bcl-2,乳腺血管瘤样间质增生强阳性表达,乳腺原位癌和浸润性癌均可表达该蛋白。肺和胃肠道罕见阳性,可用于鉴别诊断。乳腺癌表达 bcl-2 与显示相对预后好的病理形态(低组织学分级、无肿瘤坏死等)相关。

(9) 磷酸化组蛋白 H3(PPH3):阳性部位为胞核。PHH3 是标记细胞有丝分裂的特异性标志物,可用于鉴别细胞凋亡体和核碎片。用于中枢神经系统肿瘤、黑色素瘤、软组织肿瘤及乳腺癌等,提供细胞有丝分裂信息,用于辅助指导肿瘤病理分级、预后判断等。

(10) Nm23:阳性部位为胞质。*nm23* 是一种转移抑制基因,主要用于胃肠道癌、乳腺癌及肺癌的多种恶性肿瘤的研究。大多数研究结果表明,nm23 阳性表达与肿瘤转移负相关,与患者的预后正相关,但少数研究报道与转移或预后无相关性,说明其结论仍有争议。

(二) 子宫内膜癌常用的免疫组化标志物

(1) p53:其表达强度、范围及表达率与内膜癌的类型及 FIGO 分级相关。p53 弥漫强阳性通常意味着 *p53* 基因突变,是内膜浆液性癌(ESC)的重要特征,可应用于与其他类型子宫内膜癌的鉴别诊断。在以 50% 作为阳性判断界值时,p53 可以作为内膜癌尤其是 EEC 的重要预后指标。p53 对形态与分型不明确的内膜癌病例的预后判断及治疗选择也有重要价值。内膜上皮内癌(EIC)及内膜腺体异型增生(EmGD)被认为是 ESC 及 ECCC 的癌前病变形式,*p53* 在 EIC、EmGD 中的表达率与评分介于正常内膜与相应内膜癌之间,有助于这些癌前病变的识别。此外,p53 还可用于内膜癌与反应性改变之间的鉴别。

(2) p16:在 HPV 相关宫颈癌中,p16 免疫组化呈弥漫强阳性,因而在妇科病理中,p16 可作为高危型 HPV 感染的间接检测手段。另外,也可作为判断肿瘤是否为宫颈来源的重要辅助指标,用于内膜癌与宫颈癌的鉴别诊断。大多数 ESC 中 p16 呈弥漫强阳性,而其他类型内膜癌中 p16 阳性率及阳性程度低,故 p16 可以用于 ESC 与其他类型内膜癌之间的鉴别诊断。

(3) PTEN:75%的 EEC 中存在着因基因失活导致的 PTEN 表达缺失,而 ESC 一般存在 PTEN 表达,因而 PTEN 可用作两者间的鉴别诊断。PTEN 与内膜癌的预后有关,在接受术后化疗的进展期内膜癌病例中,PTEN 阳性提示预后较好。

（4）CEA：在女性生殖道、卵巢及宫颈的原发性黏液腺癌中,CEA 通常呈阳性。CEA 在内膜癌中的应用主要是内膜癌与宫颈腺癌两者间的鉴别诊断。抗体类型对 CEA 阳性率、阳性程度及表达形式有显著影响,应用单克隆 CEA 抗体时宫颈腺癌的 CEA 阳性率更高。另外,多克隆 CEA 在约 25% 内膜癌病例中亦呈阳性。因而,在内膜癌与宫颈腺癌的鉴别诊断中推荐采用单克隆 CEA 抗体。

（5）IMP3：浆液性内膜癌中 IMP3 通常呈弥漫强阳性,而非浆液性恶性肿瘤及正常内膜中的 IMP3 通常为局灶弱至中等阳性。IMP3 在 ESC 和 ECCC 的癌前病变（EmGD 与 EIC）中也有不同程度的阳性,而在 EIN 或内膜不典型增生中均为阴性,有助于 Ⅱ 型癌前病变的识别。EEC 中的 IMP3 表达与肿瘤细胞核及结构、级别较高有关。IMP3 在部分癌肉瘤及未分化癌（尤其是呈浆液性分化的肿瘤细胞）中可呈强阳性,此外,绒癌、蜕膜间质及早期绒毛 IMP3 均可呈弥漫强阳性。

（6）β-联蛋白（catenin）：部分 EEC 病例存在 β-catenin 的核表达,ESC 中 β-catenin 呈正常的膜表达。子宫与卵巢同时存在的子宫内膜样癌中 β-catenin 核表达与 CTNNB1 基因突变,高度提示两者为独立原发。

（7）E-cadherin：57.8% 的内膜癌中 E-cadherin 表达下调,NEEC 的 E-cadherin 表达下调率明显高于 EEC,87.1% 的 NEEC（包括 ESC 及 ECCC）存在 E-cadherin 表达下调。另外,分期较晚、组织学级别较高及存在淋巴结转移的内膜病例 E-cadherin 表达下调率更高。有研究表明,内膜癌中 E-cadherin 的表达与 β-catenin 的膜表达呈正相关。此外,EEC（FIGO 3 级）中 E-cadherin 的表达与 β-联蛋白（catenin）的核表达呈负相关。

（三）宫颈癌常用的免疫组化标志物

（1）D2-40：是一类唾液酸糖蛋白,主要是由胎儿生殖细胞肿瘤与睾丸分离得来的。另据研究表明,D2-40 也是机体淋巴管内皮细胞内的特异性标志物,可以将生殖细胞肿瘤的淋巴管内皮组织与肿瘤细胞膜直接表达出来。D2-40 在肿瘤的判断过程中可以有效地辨别脉管性肿瘤与转移途径情况。与此同时,就最新的研究调查显示,D2-40 还可以与一类跨膜糖蛋白（即 podoplanin）形成特异性结合。

（2）p16 基因：p16 基因表达在一定程度上也表示 HPV 病毒的异常表达。并且,由于 p16 基因表达过程中具有十分显著的分层现象,它在低级别的鳞状上皮内部病变阳性细胞主要表现于鳞状上皮下的 1/2 层,然而,对于更高级别的鳞状上皮内部病变阳性细胞往往会超过鳞状上皮 1/2 层。基于此,免疫组化技术可以对高级别鳞状上皮内病变与低级别鳞状上皮内病变情况加以鉴别。所以,p16 基因可以作为临床检测宫颈病变与宫颈癌的标志代表物。

（3）波形蛋白：在细胞中间丝蛋白中属于一类不可或缺的部分。有研究显示,淋巴转阳性者与淋巴转阴性者相比,其波形蛋白阳性表达率更加明显。这在一定程度上也表示波形蛋白与宫颈癌淋巴转移、宫旁浸润等均存在相关性。基于此,对患者体内的波形蛋白进行检测可以实现宫颈癌变的诊断价值。

（4）神经元特异性烯醇化酶（NSE）：腺癌与鳞癌是宫颈癌的主要病理学类型,而不常见的病理学类型有基底细胞癌、子宫颈神经内分泌癌、宫颈转移癌、黏液表皮样癌及基底细胞癌等。子宫颈神经内分泌癌在以上不常见病理学类型中还是相对常见的,具有较高的恶性程度,预后效果不佳。对于以上不特殊、不常见的病理学类型宫颈癌的检测往往采用 NSE、CgA、Syn 及 CD34 等免疫组化标志物进行鉴别。通常于神经内分泌组织及神经元肿瘤细胞中可见,血清 NSE 水平高低通常与患者的生存期长短、肿瘤大小等有一定关联。

(四)卵巢肿瘤常用的免疫组化标志物

(1) WT-1:多数报道显示,WT-1 在卵巢浆液性癌中阳性率大于 90%。卵巢移行细胞癌 WT-1 通常亦呈阳性,而绝大多数卵巢子宫内膜样癌、透明细胞癌和黏液腺癌为阴性。ESC 的 WT-1 阳性表达率在不同的报道中差异较大,从 0~62.5% 不等,但均显示 ESC 中 WT-1 的表达率明显低于卵巢浆液性癌,且阳性表达多为局灶性;ECCC 和 EEC 中 WT-1 均呈阴性。

(2) HNF1β:阳性定位于细胞核,参与调节与子宫及输卵管形成有关的米勒管系统的融合,在妊娠第 8~18 周的米勒管中可检测出 HNF1β mRNA。近年的研究发现,卵巢透明细胞肿瘤(包括良性、交界性及恶性)中的 HNF1β mRNA 及蛋白水平均显著上调,而其他类型卵巢上皮肿瘤(内膜样、浆液性及黏液性等)罕见表达,表明 HNF1β 是非常典型的卵巢透明细胞癌指标,具有极高的特异性与敏感性。HNF1β 在卵巢透明细胞癌中的高表达与 *HNF1β* 基因启动子区域 CpG 岛的低甲基化状态有关。

(3) 胎盘碱性磷酸酶(placental alkaline phosphatase,PLAP):可标记无性细胞瘤、卵黄囊瘤、胚胎性癌及绒毛膜癌,这 4 种肿瘤中 PLAP 的敏感性不同,故表达模式各异。PLAP 着色定位于细胞质和细胞膜,可呈片状分布,也可染色较弱。PLAP 对生殖细胞肿瘤的特异性较局限,因在一些卵巢上皮肿瘤中,如浆液性癌,也可灶状表达 PLAP。PLAP 的唯一优势是其在绒毛膜癌中比 SALL4 更敏感。因此,PLAP 有被 SALL4 逐步取代的趋势。

(4) SALL4:是胚胎干细胞发生和维护多潜能性所需的转录因子。正常卵母细胞及多种恶性生殖细胞肿瘤细胞核中 SALL4 呈阳性表达。曹登峰等研究报道,卵巢无性细胞瘤、胚胎性癌及卵黄囊瘤中 SALL4 的敏感性为 100%,且所有肿瘤细胞均为强的核着色;约 3/4 的未成熟畸胎瘤表达 SALL4,但表达强度不一。SALL4 在卵巢成熟畸胎瘤、类癌和卵巢甲状腺肿中不表达。除具有高灵敏性外,SALL4 特异性也较高。在卵巢间质细胞、粒层细胞和卵泡膜细胞中无表达。SALL4 是诊断无性细胞瘤、卵黄囊瘤、胚胎性癌、未成熟畸胎瘤和性腺母细胞瘤等卵巢肿瘤的非常有价值的一线标志物,但需与非生殖细胞肿瘤类型鉴别时,还应与其他生殖细胞肿瘤标志物,如 NANOG、OCT4 等联合应用。

(5) OCT4:是维持胚胎生殖细胞多潜能性所需的转录因子之一。正常的卵母细胞不表达 OCT4,OCT4 在无性细胞瘤和性腺母细胞瘤中的生殖细胞成分的细胞核中呈弥漫强阳性表达。据报道,除个别卵巢透明细胞癌和少数成人型粒层细胞瘤可局灶表达 OCT4 外,其他上皮性癌、支持-间质细胞瘤和纤维卵泡膜瘤均不表达。因此,OCT4 特异性非常高。

(6) CD117:是 *c-kit* 基因编码的蛋白,正常的卵母细胞和 85% 以上的无性细胞瘤表达

CD117，呈细胞膜强阳性表达。CD117 在无性细胞瘤中阳性表达并不一定表明潜在的 $c-kit$ 基因突变，仅约 1/4 的无性细胞瘤发生突变，但这些突变通常不涉及第 11 外显子。因此，治疗意义待定。

（7）甲胎蛋白（AFP）：大多数卵巢卵黄囊瘤表达 AFP，可能呈片状的细胞质着色。瘤组织中透明小球或腔隙内分泌物也表达 AFP。卵黄囊瘤的各种组织模式中，实性型可能不表达或仅显示弱的、灶性 AFP 阳性。生殖细胞肿瘤中，AFP 对卵黄囊瘤的总体敏感性偏低（阳性率仅有 60%），阳性病例的阳性瘤细胞数可能很低。但 AFP 对卵黄囊瘤的特异性较高，因无性细胞瘤不表达 AFP，胚胎性癌也罕见表达，仅畸胎瘤中肠或肝组织成分可偶有表达。

（8）磷脂酰肌醇（蛋白）聚糖（glypican）- 3：诊断卵黄囊瘤时，glypican - 3 是对 AFP 的一个有效补充。大多数卵黄囊瘤细胞质 glypican - 3 阳性，glypican - 3 对卵黄囊瘤的特异性优于其他类型生殖细胞肿瘤。

六　淋巴造血系统

WHO 关于淋巴造血系统肿瘤的分类主要根据细胞系别的不同，分为髓系（如髓系白血病）、淋巴系（如淋巴系白血病或淋巴瘤）、单核-组织细胞系（组织细胞增生症）、树突状细胞（树突状细胞肿瘤）及肥大细胞系（肥大细胞增生症）。每一类中，综合了形态学、免疫表型、遗传学及临床综合征界定了一些独立的疾病实体。淋巴造血系统的病理学诊断中，形态学是基础，细胞化学简便易行，涂片与细胞化学结合在血液疾病的诊断与治疗中具有重要的实践意义。淋巴造血系统常用的免疫组化标志物见表 8 - 4。

七　内分泌系统

1. 垂体肿瘤常用的免疫组化标志物

（1）生长激素（growth hormone，GH）：阳性部位为细胞质。GH 主要生理功能是促进神经组织以外的所有其他组织生长；促进机体合成代谢和蛋白质合成；促进脂肪分解；对胰岛素有拮抗作用；抑制葡萄糖利用而使血糖升高等作用。血清生长激素测定有助于巨人症、肢端肥大症及遗传性生长激素生成缺陷所致的生长激素缺乏症诊断。GH 与 PRL、TSH、LH、FSH 等激素有微弱的交叉反应。

（2）泌乳素（prolactin，PRL）：阳性部位为细胞质。PRL 是垂体前叶嗜酸性细胞中泌乳素细胞分泌的一种激素，可以促进乳腺发育和乳汁分泌。泌乳素升高，医学上称作高泌乳素血症。这是一种下丘脑-垂体-性腺轴功能失调性疾病，在女性中可导致闭经和溢乳等，在男性中通常的症状是性欲下降，阳痿和精液异常。

（3）促甲状腺激素（thyroid stimulating hormone，TSH）：阳性部位为细胞质。TSH 是垂体前叶嗜碱性细胞分泌的一种相对分子质量为 28 000 的糖蛋白，具有促进甲状腺滤泡上皮细胞增生、甲状腺激素合成和释放的作用。

表 8-4　淋巴造血系统常见免疫指标及意义

抗体名称	概述	IHC 定位	正常反应的成分	肿瘤表达情况	应用评述
ALK	间变性淋巴瘤激酶,t(2;5)易位相关	质、核、膜	无	主要表达于间变大细胞淋巴瘤和少部分肺腺癌	IHC 染色定位与其易位特点相关
Bcl-2	B 细胞白血病/淋巴瘤基因-2,线粒体内膜蛋白	质、膜	非生发中心小 B 细胞,大部分 T 细胞,胸腺髓质;部分造血系统以外成分;参与抑制凋亡	主要用于鉴别滤泡性增生或淋巴瘤(75%～97%不等),大部分 DLBCL 及 MALT 都表达(B 淋巴瘤的总体阳性率超过 85%,T 淋巴瘤表达率近半数)	多种其他肿瘤均有表达;t(14;18)号致与 IgH 易位
Bcl-6	B 细胞白血病/淋巴瘤基因-6,决定生发中心内 B 细胞活化与增殖	核	正常滤泡中心 B 细胞	滤泡性淋巴瘤,Burkitt 淋巴瘤,DLBCL(包括几乎均表达)30%～80%表达,少部分间变大细胞淋巴瘤,结节性淋巴细胞为主型 HL 的 L&H 细胞	多与 CD10 联合应用检测 B 细胞分化阶段;与 IgH 的易位
Bob-1	B 细胞 Oct 结合蛋白 1	核、质	生发中心(与 Oct2 一起强阳)脾脏与外周血中粒细胞	生发中心阶段的 B 细胞淋巴瘤及 L&H 细胞(Bob1 与 Oct2 双阳),少量 T 细胞淋巴瘤	作为共激活因子与 Oct2 一起发挥作用
CD1a		质、膜	Langerhan 和指突状细胞,大部分胸腺 T 细胞	Langerhan 组织细胞增生症,胸腺瘤中 T 细胞,T 淋巴母细胞	多与 S100 联用
CD2	在 CD7 分化以后表达	膜	所有 T 和 NK 细胞	T 细胞淋巴瘤/白血病,NK 淋巴瘤	多与其他 T 细胞标记联合应用
CD3	4 个亚单位,与 TCR 组成复合受体结构	膜	所有 T 和少部分 NK 细胞	T 细胞淋巴瘤/白血病	一般 CD3ε 标记 NK 更好
CD4	MHC-Ⅱ类分子	质、膜	辅助/诱导性 T 细胞,巨噬细胞,Langerhan 细胞	多数 CD4 来源 T 细胞淋巴瘤(皮肤,外周 T 等)	与 CD8 对比应用(正常 2：1)

抗体名称	概述	IHC 定位	正常反应的成分	肿瘤表达情况	应用评述
ALKCD5		膜	活化的 T 细胞	T 淋巴瘤、套细胞淋巴瘤及 B-SLL/CLL、少部分 DL-BCL；胸腺癌	
CD7		膜	所有 T 细胞	T 淋巴瘤（比 CD2、CD5 敏感，但蕈样霉菌病缺失）、NK 淋巴瘤	冷冻比较好
CD8	MHC-I 类分子	质、膜	抑制/毒性 T 细胞	多数 CD8 来源 T 细胞淋巴瘤（皮肤、外周 T 细胞等）、及 NK 淋巴瘤	多与 CD4 联用
CD10	急性淋巴母细胞共同抗原/中性内肽酶	质、膜	部分未成熟 B、T 细胞及少部分粒细胞、子宫内膜间质、肾小管、肌上皮等细胞	部分淋巴母细胞淋巴瘤、AML、AITL、FL、DLBCL 的 GCB 亚型、Burkitt、其他系统肿瘤	多与 Bcl-6 联用
CD11c			髓单核细胞	毛细胞白血病、一些髓系白血病（M4、5）、Langerhan 增生症	对毛细胞白血病敏感
CD15		质、膜	成熟粒细胞	Hodgkin 淋巴瘤的 RS 细胞、慢性粒细胞白血病	
CD16	IgG 的 Fc 受体		NK 细胞、粒细胞	NK 细胞增殖性疾病	
CD19		膜	发育早期及成熟 B 细胞（终末 B 及浆细胞阴性）	绝大多数 B 细胞淋巴瘤或白血病	
CD20	最常用标记，与 B 细胞活化有关	膜	发育中早 B 细胞到浆细胞之前	绝大多数 B 细胞淋巴瘤或白血病	
CD21	补体 C3d 受体	膜	滤泡树突状细胞、部分套区边缘区 B 细胞	树突状细胞肿瘤、多数套区及缘区淋巴瘤	鉴别淋巴增生与肿瘤有意义
CD22		质、膜	未成熟 B 细胞质，成熟 B 细胞包膜阳性	毛细胞白血病、CLL 及其他 B 细胞淋巴瘤	

续表

抗体名称	概述	IHC定位	正常反应的成分	肿瘤表达情况	应用评述
CD23	IgE受体		成熟IgD+ B细胞和滤泡树突细胞	树突状细胞肿瘤,大部分CLL,纵隔大B细胞,部分RS细胞及少部分FL,但套细胞淋巴瘤阴性	多与CD21,CD35联合应用
CD25	白细胞介素-2受体	膜	活化性T细胞,B细胞或巨噬细胞	无特殊性	
CD30	Ki-1抗原/TNF受体家族	质,膜	活化的T和B细胞,粒细胞,浆细胞,以及部分外胚层	RS细胞,T间变性细胞增殖性疾病,T细胞淋巴瘤的间变大细胞淋巴瘤,生殖细胞肿瘤,其他肿瘤	众多软组织肿瘤和癌表达
CD33			早期髓细胞和所有单核细胞	多数髓系白血病	与B和T细胞无反应
CD34			髓和淋巴祖细胞,内皮细胞,干细胞	一些髓系白血病和淋巴母细胞淋巴瘤	
CD35	C3b补体受体		套区,边缘区B细胞,树突滤泡突状细胞,部分吞噬细胞	套,边缘区淋巴瘤,树突状肿瘤	
CD38			淋巴前体细胞,NK细胞,浆细胞	T和B前体细胞淋巴瘤,浆细胞肿瘤	
CD41	整合蛋白α链2b	膜	血小板,巨核细胞,神经外胚层原始细胞	巨核细胞白血病,神经母细胞肿瘤	与CD61协同作用
CD42	一种血小板活化因子	膜	血小板,巨核细胞等	巨核细胞白血病	
CD43		膜	T细胞,髓系和巨噬细胞,部分浆细胞	淋巴母细胞淋巴瘤,部分髓系肿瘤,T细胞淋巴瘤,少部分低级别B细胞淋巴瘤(所有套区少部分MALT和CLL)	反应性B细胞阴性,其他系统也表达(腺样囊性癌100%)
CD45	白细胞共同抗原(有多种异构体亚型),包括RA,RO亚型	质,膜	淋巴,粒,单核巨噬细胞,熟红细胞及巨核细胞	近乎所有淋巴细胞肿瘤和白血病(除成熟红细胞外)	少数淋巴母细胞淋巴瘤及浆细胞肿瘤,ALCL无反应

续 表

抗体名称	概述	IHC定位	正常反应的成分	肿瘤表达情况	应用评述
CD45RA		膜	大多数B细胞，少数未成熟T细胞	绝大多数B细胞淋巴瘤、少数T细胞淋巴瘤	
CD45RO	UCHL1	膜	T细胞、髓系和巨噬组织细胞	T细胞、组织细胞及髓细胞肿瘤	一旦弥漫胞质阳性为非特异性的，特异性不如CD3
CD56	神经细胞黏附分子	膜	NK细胞，少数T细胞，神经外胚叶	NK细胞相关增殖性疾病，部分γT细胞和浆细胞肿瘤	反应性浆细胞几乎阴性，神经外胚叶等众多肿瘤表达
CD57	Leu7 髓鞘相关蛋白	膜	NK细胞，少量T淋巴细胞	大颗粒淋巴细胞白血病	NK淋巴瘤阴性
CD61	整合素β3	膜	血小板、巨核细胞、单核细胞，巨噬细胞和内皮细胞	巨核系、单核系白血病等	与CD41协同作用
CD68	Kp-1或PGM-1	质	巨噬、组织细胞、髓细胞	组织细胞肿瘤、众多髓系白血病（包括粒细胞肿瘤）、肥大细胞病变	特异性不高，许多软组织病变有反应
CD71	转铁蛋白受体	膜	多种表达（合体滋养层、肌肉、肝、红系前体）	在白血病中主要表达在红系	网织红细胞后失去表达
CD79α		膜	部分未成熟B细胞，成熟B细胞	B细胞淋巴瘤（包括B淋巴母细胞淋巴瘤）	浆细胞仅对MB1型的CD79反应
CD99	MIC2	膜	胸腺T细胞，NK细胞	淋巴母细胞淋巴瘤	在Ewing/PNET阳性
CD103	黏膜淋巴细胞抗原	膜	肠上皮内T淋巴细胞	肠病型T淋巴瘤、毛细胞白血病	
CD117	原癌基因c-kit编码的酪氨酸激酶受体	质、膜	肥大细胞、外胚层及实质脏器多有表达	肥大细胞增殖性疾病，部分急性髓系白血病。另外，间质瘤、部分生殖细胞肿瘤类型表达	组织特异性差
CD123	白细胞介素-3受体	膜	浆样单核和树突状细胞	母细胞性NK淋巴瘤、浆样树突细胞肿瘤	

续 表

抗体名称	概述	IHC定位	正常反应的成分	肿瘤表达情况	应用评述
CD138	多聚体蛋白多糖1	膜	浆及浆母细胞,部分免疫母细胞	浆细胞肿瘤,少数DLBCL	部分上皮病变表达阳性
CD163	一种清道夫受体蛋白	质,膜	组织细胞(除外生发中心组织细胞,肉芽肿的类上皮,多核巨细胞)	组织细胞肉瘤、单核细胞白血病	树突状细胞肉瘤、某些纤维组织细胞瘤可阳性
CXCL-13	趋化因子	质	生发中心的辅助T细胞,FDC等	血管免疫母细胞性T细胞淋巴瘤,少数外周T淋巴瘤	多与CD10联合应用
cyclin-D1	B细胞淋巴瘤1基因,又称BCL-1	核	淋巴细胞均阴性(血管内皮,上皮细胞阳性)	绝大多数套细胞淋巴瘤特异性表达	其过表达多是由于t(11;14)所致
EMA	上皮细胞膜抗原,又称MUC1	质,膜	浆细胞,大部分上皮及少量间叶	部分浆细胞肿瘤、ALCL、HL中的RS细胞,少部分其他多种肿瘤	
granzyme B	粒酶B.细胞毒蛋白	质	活化的杀伤性T细胞,NK细胞	细胞毒性T细胞及NK淋巴瘤	
HGAL	丝氨酸蛋白酶抑制剂.GCET2	质	生发中心及肺	生发中心来源的B细胞淋巴瘤(DLBCL、Burkitt等),MCL/SLL/CLL也可阳性	稍优于CD10,BCL-6
免疫球蛋白	IgM、A、D、G、κ、λ	质,核旁,膜	B细胞(随B细胞发育阶段与类型,呈现差异表达)	B细胞淋巴瘤、浆细胞肿瘤	轻链染色有助于确定B细胞增生是否单克隆(限制性表达);IgD有助于鉴别B-CLL/SLL、MCL及边缘区淋巴瘤
kappa	κ轻链	质	B细胞只表达κ和λ其一	作为B细胞限制性表达的标记	
lambda	λ轻链	质	B细胞只表达κ和λ其一	作为B细胞限制性表达的标记	

续 表

抗体名称	概述	IHC 定位	正常反应的成分	肿瘤表达情况	应用评述
LEF-1	淋巴增强因子-1	胞核	前驱 B 淋巴细胞和 T 淋巴细胞	B-CLL/SLL(100%)、滤泡性淋巴瘤 G3(50%)、弥漫大 B 细胞性淋巴瘤(38%)	
LMO2	T 淋巴细胞易位蛋白 2	胞核	生发中心	滤泡性淋巴瘤	
lysozyme	溶菌酶	质	巨噬/组织细胞	巨噬/组织细胞肿瘤	特异性差
MUM-1	干扰素调节因子-4/IRF4	核	部分生发中心 B 细胞、浆细胞、活化的 T 细胞	浆细胞肿瘤、生发中心活化的 DLBCL、经典 RS 细胞、部分外周 T 肿瘤	
c-myc	原癌基因	核、质	正常组织极少表达	部分 Burkitt 淋巴瘤、部分 DLBCL、其他众多恶性肿瘤表达	可与 BCL2/6 形成易位双标记
OCT-2	B 细胞转录因子	核	B 细胞	B 细胞淋巴瘤、霍奇金淋巴瘤	与 BOB.1 协同作用
PAX-2	发育与分化调控因子	核	原始、幼稚及成熟细胞、部分睾丸上皮	B 细胞淋巴瘤、部分髓母、肾母细胞瘤	B 细胞分化中起作用
PAX-8	发育与分化调控因子	核	B 淋巴细胞、甲状腺、肾	部分 B 细胞淋巴瘤、甲状腺及肾癌等	决定甲状腺、肾、米勒系统发育
PD-1	程序性死亡因子	质	活化的淋巴细胞、树突状细胞、单核细胞	血管免疫母细胞性 T 细胞淋巴瘤	
PD-L1	程序性死亡因子配体	膜	多种组织	多种肿瘤	肿瘤过表达与免疫逃逸有关
Perforin	穿孔素	质	毒性 T 细胞和 NK 细胞	毒性 T 细胞和 NK 细胞淋巴瘤	
PU.1	Ets 家族转录因子	核	成熟与未成熟 B 细胞(浆细胞除外)、组织细胞	NLPHL、大部分 B 细胞淋巴瘤	调控 B 细胞发育，影响 CD20 和 CD79 的表达
SOX-11	SRY 基因家族	核	正常组织一般不表达	套细胞淋巴瘤	与胚胎发育有关

续 表

抗体名称	概述	IHC 定位	正常反应的成分	肿瘤表达情况	应用评述
TCRα 或β	α 和 β 链构成的受体	质	胸腺及成熟 T 细胞	前驱 T 和成熟 T 细胞淋巴瘤	约占 T 细胞 95%
TCRγ 或δ	γ 和 δ 链构成的受体	质	固有免疫 T 细胞(分布于黏膜、皮下等)	部分皮肤 T 细胞淋巴瘤、肠病 T 细胞淋巴瘤	约占 T 细胞 5%
TdT	末端脱氧核苷酸转移酶	核	前驱 T 和 B 细胞、骨髓多能干细胞	淋母肿瘤、部分急性单核白血病、Merkel 癌	
TIA-1	毒性蛋白(T 细胞内抗原-1)	质	毒性 T 细胞和 NK 细胞	多数 T 细胞和 NK 细胞淋巴瘤	与粒酶 B、穿孔素等类似
TRAP	抗酒石酸酸性磷酸酶	膜、质		毛细胞白血病、部分边缘区淋巴瘤、肥大细胞增生症	
Zap-70	酪氨酸激酶 Syk 家族	核、质	T 细胞和 B 细胞(核)、组织细胞(质)	多种淋巴瘤	阳性表达预后差

（4）促肾上腺皮质激素（adrenocorticotropin，ACTH）：阳性部位为细胞质。ACTH 是垂体前叶细胞分泌的一种多肽类激素，具有刺激肾上腺皮质发育和功能的作用。主要作用于肾上腺皮质束状带，刺激糖皮质激素的分泌。ACTH 还能通过肾上腺皮质来调节抗体的生成，与生长激素起相反的作用。

（5）卵泡刺激素（follicle-stimulating hormone，FSH）：阳性部位为细胞质。FSH 是垂体前叶细胞分泌的一种激素，调控人体的发育、生长、青春期性成熟，以及生殖相关的一系列生理过程。在女性中，可以促进卵泡的发育、成熟；在男性中，可以促进精子的发生。

（6）黄体生成素（luteinizing hormone，LH）：阳性部位为细胞质。LH 是垂体前叶嗜碱性细胞分泌的一种蛋白质激素，在有卵泡刺激素存在时，与其协同作用，刺激卵巢雌激素分泌，使卵泡成熟与排卵，使破裂卵泡形成黄体并分泌雌激素和孕激素。刺激睾丸间质细胞发育并促进其分泌睾酮，故又称间质细胞促进素。

2. 甲状腺肿瘤常用的免疫组化标志物

（1）甲状腺球蛋白（thyroglobulin，TG）：阳性部位为细胞质。TG 是由甲状腺滤泡上皮细胞合成的一种大分子糖蛋白，是甲状腺滤泡内胶质的主要成分，合成的甲状腺激素以球蛋白形式储存在滤泡腔中。其主要应用于甲状腺原发性和转移癌的诊断。TG 阳性表达于甲状腺滤泡上皮、胶质、滤泡癌、乳头状癌、Hurthle 细胞肿瘤、50%甲状腺间变性和未分化癌及一些甲状腺髓样癌。联合 TTF-1，区分原发性甲状腺和肺肿瘤。那些可能 TTF-1 染色阳性分化好的甲状腺肿瘤，其甲状腺球蛋白染色也可能阳性。

（2）甲状腺转录因子 1（thyroid transcription factor-1，TTF-1）：阳性部位为细胞核。TTF-1 是相对分子质量为 $(38\sim40)\times10^3$ 的核蛋白，是一种甲状腺转录因子，参与胚胎性甲状腺发育调控作用。通常表达于脑部（间脑）、副甲状腺、腺垂体、甲状腺滤泡细胞、肺泡Ⅱ型上皮细胞及细支气管细胞等。其主要应用于肺肿瘤和甲状腺肿瘤的诊断及鉴别诊断。甲状腺肿瘤中，甲状腺滤泡性肿瘤、乳头状癌、低分化甲状腺癌及髓样癌中 TTF-1 阳性，但间变性癌常为阴性表达。

（3）细胞角蛋白 19（CK19）：阳性部位为细胞质。CK19 是一种相对分子质量为 40 000 的细胞角蛋白，分布于各种单层上皮包括腺上皮，主要用于腺癌的诊断。在正常上皮如子宫内膜腺上皮、羊膜上皮和间质为阳性表达；而子宫肌层常常会有细胞质呈点状阳性着色；成人的皮肤、肝细胞和角膜为阴性表达。CK19 可区别乳头状癌和乳头状增生，其在乳头状癌中呈强、中等阳性，而在乳头状增生中为阴性或弱阳性，可作为这两种病变的一种鉴别指标。在甲状腺肿瘤中，甲状腺乳头状癌 CK19 常常阳性，而在其他癌中很少表达，特别是甲状腺滤泡性癌基本阴性表达。

（4）HBME-1：阳性部位为细胞膜/质。是一种间皮细胞及部分上皮细胞的膜抗原，存在于正常间皮细胞、支气管、子宫颈上皮细胞及软骨细胞中。常被应用于恶性间皮瘤与腺癌的鉴别诊断，但特异性较差，两者阳性率分别为 78% 和 49%，但两者在阳性细胞上的表达方式存在差异，恶性间皮瘤呈典型的细胞厚膜阳性，在腺癌中呈薄膜或细胞质阳性。在甲状腺滤泡和乳头状肿瘤中，HBME-1 强阳性表达是支持病变是癌的证据，而病变染色阴性并不能排除癌。

(5) 半乳糖凝集素 3(galectin‐3)：阳性部位为细胞质。galectin‐3 是一种能结合含半乳糖成分的糖结合物的可溶性凝集素，广泛表达于上皮细胞和免疫细胞，参与多种生物学过程如细胞生长、黏附、分化、血管生成和凋亡。在甲状腺癌中 galectin‐3 蛋白的表达较良性甲状腺病变显著增高，特别是对于诊断甲状腺乳头状癌是可靠的，但对鉴别滤泡性癌和滤泡性腺瘤则不是一个很灵敏的标记。

(6) 甲状腺过氧化物酶(thyroid peroxidase，TPO)：阳性部位为细胞质。TPO 是催化甲状腺激素的重要酶。TPO 由甲状腺滤泡细胞合成，它是由 933 个氨基酸残基组成的相对分子质量为 103 000 的 10%糖化的血色素样蛋白质，在滤泡腔面的微绒毛处分布最为丰富。它参与了 TG 酪氨酸残基的碘化和碘化酪氨酸的偶联作用，与自身免疫性甲状腺疾病的发生、发展密切相关。在良性甲状腺结节中，TPO 阳性率为 80%以上，而恶性结节阳性率不足 20%。

(7) 降钙素(calcitonin，CT)：阳性部位为细胞质。CT 是由甲状腺滤泡旁细胞合成的一种肽类激素，相对分子质量为 3 400，由甲状腺旁细胞(C 细胞)分泌。主要功能是降低血钙。但降钙素通常对于调节人体血液中钙离子(Ca^{2+})的恒定并没有很显著的重要性。其主要应用于甲状腺 C 细胞增生、甲状腺髓样癌的诊断，在部分神经内分泌细胞肿瘤中会有阳性表达。

(8) 癌胚抗原(carcino embryonic antigen，CEA)：阳性部位为细胞膜/质。CEA 是一个广谱性肿瘤标志物，它能反映出多种肿瘤的存在，对大肠癌、乳腺癌和肺癌的疗效判断、病情发展、监测和预后估计中是一个较好的肿瘤标志物，但其特异性不强，灵敏度不高，对肿瘤早期诊断作用不明显。甲状腺髓样癌 CEA 经常强且弥漫性阳性，接近 100%的细胞上都有表达。CEA 染色程度一般与肿瘤的分化程度相关，肿瘤细胞分化程度越低，CEA 染色程度越强。

3. 甲状旁腺肿瘤常用的免疫组化标志物

(1) 甲状旁腺激素(parathyroid hormone，PTH)：阳性部位为细胞质。PTH 是甲状旁腺主细胞分泌的碱性单链多肽类激素，由 84 个氨基酸组成，它的主要功能是调节脊椎动物体内钙和磷的代谢，促使血钙水平升高，血磷水平下降。PTH 升高见于原发性或继发性甲状旁腺功能亢进。

(2) 细胞角蛋白 14(CK14)：阳性部位为细胞质。CK14 是一种相对分子质量为 50 000 的细胞角蛋白。在肌上皮及基底细胞 CK14 阳性。其主要应用于鳞状细胞癌(尤其是低分化)(92%＋)与腺癌(7%)的鉴别诊断。在甲状旁腺中，嗜酸性腺瘤阳性率为 92%，嗜酸性癌为阴性表达。文献报道在甲状腺 Hurthle 细胞瘤、唾液腺 Warthin 瘤中 CK14 有免疫反应性。

4. 肾上腺肿瘤常用的免疫组化标志物

(1) 抑制素‐α(inhibin‐α)：阳性部位为细胞质。inhibin‐α 是卵巢颗粒细胞分泌的一种多肽类激素，可选择性地抑制垂体促滤泡激素(FSH)的释放，促进卵巢雌二醇的合成。存在于人睾丸、附睾、卵巢、胎盘、垂体、肾上腺及肾脏等器官,主要在卵巢颗粒细胞及睾丸间质细胞(leydig)呈阳性表达,其次在卵巢黄体细胞、胎盘合体滋养细胞表达。在肾上腺皮质inhibin‐α为阳性表达,对肾上腺肿瘤(inhibin‐α+)与肾癌(inhibin‐α-)的鉴别诊断有帮助。

(2) melan‐A:阳性部位为细胞质。*melan‐A* 基因常被皮肤、视网膜和恶性黑色素瘤的黑色素细胞表达,除黑色素细胞外唯一能表达该基因的细胞存在于血管肌肉脂肪瘤中。表皮内的黑色素细胞、黑色素痣、黑色素瘤、肾上腺皮质、睾丸和卵巢间质、血管肌肉脂肪瘤、透明细胞肿瘤及淋巴血管平滑肌瘤病等 melan‐A+。主要用于转移性黑色素瘤和肾上腺皮质肿瘤的鉴别诊断。

(3) 钙视网膜蛋白(calretinin,CR):阳性部位为细胞核/质。CR 主要存在于神经组织中,是腺癌与间皮瘤的诊断与鉴别诊断的最好标记之一。心脏黏液瘤、肾上腺皮质肿瘤、腺瘤样肿瘤、造釉细胞瘤、肌成纤维细胞瘤、滑膜肉瘤及胸腺乳头状癌中常常 CR 阳性。CR 还普遍表达于鳞状细胞癌,而膀胱移行细胞癌染色阴性。CR 表达与结肠癌的分化程度相关,肿瘤细胞分化程度越低,CR 表达越强。

(4) 酪氨酸羟化酶(tyrosine hydroxylase,TH):阳性部位为细胞质。TH 是单胺递质去甲肾上腺素(norepinephrine,NE)、多巴胺(dopamine,DA)合成的重要酶之一,是儿茶酚胺生物合成的限速酶。TH 在儿茶酚胺的合成中起着催化限速作用,它的功能变化一定程度上可以反映儿茶酚胺的合成和功能。TH 主要分布于神经组织,特别是中枢和外周神经系统中富含多巴胺能、去甲肾上腺素能神经元的区域及肾上腺髓质,是一种组织特异性酶。

(5) 苯氨基乙醇‐N‐甲基转移酶(phenylethanolamine-N-methyltransferase,PNMT):阳性部位为细胞质。PNMT 是儿茶酚胺生物合成的终点酶,能催化去甲肾上腺素(NE)合成肾上腺素(adrenaline,epinephrine,A 或 E)。其活性变化可影响体内 NE 和 E 的水平,从而参与机体的生理活动和病理学过程。PNMT 是肾上腺素能神经元的特异性标志酶。

5. 内分泌胰腺肿瘤常用的免疫组化标志物

(1) 胰岛素(insulin):阳性部位为细胞质。insulin 是由胰岛 β 细胞分泌的一种激素,可以降低血糖浓度,同时促进糖原、脂肪及蛋白质合成。其主要应用于胰腺内分泌肿瘤的分类和多发性内分泌肿瘤的诊断。

(2) 高血糖素(glucagon):阳性部位为细胞质。是由胰岛 α 细胞分泌的一种激素,与 insulin 的作用相反,glucagon 具有促进糖原分解和糖异生作用,使血糖升高。glucagon 还可促进 insulin 和生长抑素(SS)的分泌。其主要应用于胰腺内分泌肿瘤的分类和多发性内分泌肿瘤的诊断。

(3) 生长抑素(somatostatin,SS):阳性部位为细胞质。SS 是一种由下丘脑释放的脑肠肽,可以抑制 GH、TSH、insulin、glucagon 和 gastrin 等的分泌。在胃肠道内,SS 主要由黏膜内的 D 细胞释放,通过旁分泌方式对胃酸分泌产生抑制作用。

(4) 胃泌素(gastrin):阳性部位为细胞质。gastrin 是由胃窦部及十二指肠近端黏膜中 G

细胞分泌的一种胃肠激素,主要刺激壁细胞分泌盐酸,还能刺激胰液和胆汁的分泌,也有刺激主细胞分泌胃蛋白酶原等的作用。

(5) 血管活性肠肽(vasoactive intestinal peptide,VIP):阳性部位为细胞质。VIP 是神经递质的一种,存在于中枢神经和肠神经系统中,也可由胰岛 D1 细胞分泌。能舒张血管、促进糖原分解、抑制胃液分泌、刺激肠液分泌和脂解作用。

(6) 5-羟色胺(5-hydroxytryptamine,5-HT):阳性部位为细胞质。5-HT 广泛存在于哺乳动物组织中,特别是在大脑皮层及神经突触内含量很高,是一种抑制性神经递质。在外周组织中,5-HT 是一种强血管收缩剂和平滑肌收缩刺激剂。

(7) 生长激素释放激素(GHRH):阳性部位为细胞质。GHRH 由下丘脑弓状核神经元合成,释放入垂体门脉系统后,与垂体生长激素细胞表面的生长激素释放激素受体(GHRHR)结合后,活化非选择性离子通道,使细胞膜去极化,促进 Ca^{2+} 内流和 GH 分泌。

(8) 促肾上腺皮质激素释放激素(corticotropin releasing hormone,CRH):阳性部位为细胞质。CRH 为神经垂体及下丘脑含有的能刺激 ACTH 释放的肽类激素,与腺垂体促肾上腺皮质激素细胞膜上的 CRH 受体结合,通过增加细胞内环一磷酸腺苷(cAMP)和 Ca^{2+} 促进 ACTH 的释放。

(9) 甲状旁腺激素相关肽(parathyroid hormone-related peptide,PTHrP):阳性部位为细胞质。PTHrP 是一种肿瘤衍生蛋白,主要存在于恶性体液性高钙血症患者的血液中,通过作用于患者的肾脏和骨骼引发高钙血症,在皮肤、甲状旁腺等多种正常组织中有表达。

(10) 胰多肽(panoreatio polypeptide,PP):阳性部位为细胞质。PP 是由胰腺的 PP 细胞分泌的一种激素,抑制胃肠运动、胰液分泌和胆囊收缩。

(11) PGP9.5:阳性部位为细胞质。PGP9.5 是一种神经纤维中的特异性泛素羧基末端水解酶,广泛分布于中枢与周围神经系统神经元、神经纤维、多种神经内分泌细胞及卵细胞等少数其他细胞中,可特异性地标记神经元和神经纤维。

(12) α_1-抗胰蛋白酶(α_1-antitrypsin,AAT):阳性部位为细胞质。AAT 是存在于正常人血清中的糖蛋白,具有抗蛋白溶解活性,主要由肝细胞合成分泌,也可以标记组织细胞和网状组织细胞。AAT 阳性表达于颗粒细胞瘤、皮肤非典型黄色瘤、胰腺的实性-假乳头肿瘤等。

(13) α_1-抗糜蛋白酶(α_1-antichymotrypsin,ACT):阳性部位为细胞质。ACT 是由肝脏合成的一种糖蛋白,是存在于人血液中的急性期反应物质之一。可抑制多种酶如胰蛋白酶、糜蛋白酶、纤维蛋白溶酶、凝血酶、胶原酶、白细胞蛋白酶及弹力蛋白酶等活性。ACT 为巨噬细胞、组织细胞的标记,肝细胞和星形胶质细胞阳性表达,主要用于纤维组织细胞原性肿瘤和胰腺实性-假乳头肿瘤等诊断与鉴别诊断。

八 神经系统

2016 版 WHO 中枢神经系统肿瘤分类(第四版增补版)对前版的概念和实践进行了大量

增补。新版 WHO 中枢神经系统肿瘤分类在组织学分型基础上增加了分子分型,从而建立了分子时代神经系统(CNS)肿瘤诊断的新概念。因此,许多新的免疫组化指标,不仅用于组织学的鉴别诊断,还用于分子分型的诊断及预后判断。

1. 弥漫性星形细胞源性和少突胶质源性肿瘤

(1) 胶质纤维酸性蛋白(glial fibrillary acidic protein 1,GFAP):一种Ⅲ型中间丝蛋白,主要存在于中枢神经系统的星形胶质细胞,参与细胞骨架的构成并维持其张力强度。主要用于胶质原性肿瘤,包括星形细胞瘤、胶质母细胞瘤、少突细胞瘤、室管膜瘤等胶质细胞起源的中枢神经系统肿瘤的诊断和鉴别诊断。阳性表达于胶质细胞和胶质瘤细胞的胞质和突起部位。但也可表达于神经系统以外少数病变组织中。

(2) olig2:一种与少突胶质细胞发生和成熟有关的转录因子 olig 蛋白家族成员,表达于正常少突胶质细胞核。少突胶质细胞肿瘤细胞核呈弥漫强阳性,星形原性肿瘤亦可呈不同程度地阳性表达。室管膜瘤基本不表达。

(3) P53:研究显示大多数 WHO Ⅱ/Ⅲ级弥漫性星形细胞瘤和继发性胶质母细胞瘤(GBM)中存在 TP53 突变。p53 蛋白免疫组化在细胞核上呈阳性,表示发生 TP53 基因突变。主要有助于将星形细胞瘤及继发性胶质母细胞与少突胶质细胞瘤及原发性 GBMs 相鉴别。

(4) 异柠檬酸脱氢酶(isocitrate dehydrogenase,IDH):是三羧酸循环中一种关键性限速酶,存在 3 种异构酶(IDH1,IDH2 和 IDH3)。目前发现胶质瘤中存在 IDH1/IDH2 在体细胞中的突变,且超过 90% 的突变类型为 IDH1 R132 位点突变。目前,IDH1/2 基因突变是胶质瘤中最常见的基因改变,约 80% 的星形细胞瘤、少突胶质细胞瘤、少突星形细胞瘤及继发性胶质母细胞瘤存在 IDH1/2 基因突变。IDH1/2 基因突变状态对胶质瘤预后的影响被认为优于组织学分级,可以作为一个诊断、预后标志物,发生 IDH1 基因突变的弥漫型星形细胞瘤具有更好的 OS 及 PFS。

(5) ATRX 基因(alpha thalassemia/mental retardation syndrome X-linked):不少胶质瘤病例中发现存在 ATRX 基因突变,在 WHO Ⅱ/Ⅲ级星形细胞瘤(达 90% 左右)中发生最为普遍,其次是少突-星形细胞瘤(25%~77%)和继发性胶质母细胞瘤(GBMs,57%)。ATRX 蛋白抗体免疫组化在正常神经元和胶质细胞的细胞核中呈阳性表达。在毛细胞型星形细胞瘤,少突胶质细胞瘤及原发性 GBMs 中细胞核呈阳性表达,而弥漫型星形细胞瘤(Ⅱ/Ⅲ级)及继发性 GBM 中细胞核通常为阴性。

(6) 06-甲基鸟嘌呤-DNA-甲基转移酶(06-methylguanine-DNA methyltransferase,MGMT):是一种 NDA 修复酶。研究发现,具有 MGMT 启动子甲基化的 GBM 病例接受替莫唑胺(TMZ)方案治疗具有较长 PFS 和 OS,预后较好。利用免疫组化检测 MGMT 抗体,正常未发生甲基化的细胞核呈阳性表达,发生 MGMT 基因甲基化的胶质瘤细胞核呈阴性。但是,MGMT 抗体免疫组化检测缺乏特异性,对有条件的单位应进行 MGMT 启动子甲基化检测(焦磷酸测序)与免疫组化相结合,结果更可靠。

(7) H3K27M:组蛋白 H3.3(基因 H3F3A)和组蛋白 H3.1(基因 HIST1H3B)可发生突

变,其位于第 27 个氨基酸的赖氨酸可被蛋氨酸替换(K27M),与儿童胶质母细胞瘤(pedGBM)的发生关系密切,并与其预后相关。成人脑干胶质母细胞瘤含有 K27M H3.3 病例同样具有较差预后。*H3K27M* 突变型抗体是针对 *H3 K27M* 突变设计的特异性抗体,采用免疫组化染色检测儿童或成人中线部位胶质瘤,有助于弥漫中线型胶质瘤的诊断与预后判断。*H3K27M* 突变抗体在儿童中线胶质瘤的瘤细胞细胞核表达阳性,则可诊断为弥漫型中线胶质瘤(diffuse midline glioma),*H3K27M* 突变,WHO Ⅳ级。

(8) *INA* 基因(the neuronal intermediate filament alpha-internexin):是一种神经元相关基因,广泛存在于中枢和外周神经系统的神经元中。发现在少突胶质细胞瘤中,*INA* 特异性地表达于少突瘤细胞的胞质和包膜上,而不表达在其他类型胶质瘤的胞质中,只表达在周围的神经突起和神经纤维中。INA 的胞质表达阳性与发生染色体 1p/19q 共缺失密切相关。从而具有鉴别少突胶质细胞瘤与其他类型胶质瘤的作用。

(9) nestin:巢蛋白是一个相对分子质量 200 000 第Ⅵ类中间丝蛋白,主要在早期胚胎发生的神经上皮干细胞及肌腱和神经肌肉关节发育过程中表达。起初认为 nestin 在原始神经上皮中表达,在所有的胶质细胞瘤和黑色素瘤(原发和转移)中都可以表达。在胶质瘤基本都有 nestin 表达,但是存在一定的强弱表达,少突胶质瘤中表达较弱,在星形细胞瘤中表达比较强;并且肿瘤级别越高,表达越强。

(10) S‑100:一种可溶性酸性蛋白。有 3 种亚型,即 S‑100ao、S‑100a 和 S‑100b。S‑100 主要存在神经组织、垂体、颈动脉体、肾上腺髓质、唾液腺及少数间叶组织。在神经肿瘤中,S‑100 呈弥漫阳性。

(11) CD34:是一种单链穿膜蛋白,主要标记造血干细胞髓样细胞和血管内皮细胞。可以识别内皮细胞分化,但对识别血管的敏感性与肿瘤分级无关。在多种软组织肿瘤中有不同程度的阳性表达。在中枢神经细胞肿瘤中,特别是在部分低级别的胶质神经元混合性的肿瘤中呈阳性表达,具有一定的鉴别诊断作用。在部分病变的脑皮层中可呈斑片状阳性表达,提示脑皮层发育不良。

(12) BRAF V600E 突变抗体:*BRAF* 基因在多种肿瘤中发生体细胞突变,其中 *BRAF V600E* 突变是最常见的突变位点。在中枢神经系统肿瘤中,特别是在低级别的胶质神经元混合性的肿瘤中发现具有较高的 *BRAF V600E* 基因突变率。采用 BRAFV600E 抗体免疫组化检测发现约 50% 的胚胎发育不良性神经上皮肿瘤(DNTs)、50% 的多形性黄色星形细胞瘤(PXAs)、40% 的室管膜下巨细胞星形细胞瘤(SEGAs)、45% 的节细胞瘤/节细胞胶质瘤(GGs)、15% 的毛细胞型星形细胞瘤(Pas,主要是发生在小脑外的 PAs),以及大部分上皮样胶质母细胞瘤病例。*BRAF V600E* 突变与这些神经肿瘤的预后没有相关性,但具有一定的鉴别诊断作用。

(13) synaptophysin:是一种糖蛋白,存在于神经元突触囊泡膜上,肾上腺髓质细胞和神经内分泌细胞的胞质内。在一些恶性神经上皮肿瘤中和低级别的胶质神经元混合性的肿瘤中呈不同程度的阳性表达。可用来鉴别胶质细胞原性肿瘤和神经细胞原性肿瘤。

(14) NFP:是一种神经元特异性中间丝蛋白,由 3 个不同分子量的亚单位构成的多聚体,以不同比例分布于中枢、外周神经元及肿瘤中。在低级别的胶质神经元混合性的肿瘤中存在一定程度的阳性表达,以及在副神经节瘤、小脑胚胎性肿瘤和外周神经母细胞瘤中呈不同程度的表达。

(15) TTF1:是一种核蛋白,在胎儿肺组织和成人Ⅱ型肺泡上皮中存在。TTF1 在成人组织中主要分布在内胚层分化的甲状腺滤泡细胞、间脑局部和呼吸道上皮中。在中枢神经系统中,发现与间脑部位邻近或相关部位发生的神经上皮肿瘤中,部分肿瘤存在 TTF1 的阳性表达,具有一定诊断和鉴别诊断作用。

2. 室管膜原性肿瘤

(1) GFAP:弥漫阳性表达于室管膜瘤细胞的胞质和突起部位。

(2) Olig2:Olig2 蛋白在室管膜原性肿瘤细胞基本不表达。但会见到在室管膜细胞周围散在的一些小胶质细胞等存在一定的阳性表达。

(3) EMA:是一组糖蛋白,广泛分布在各种正常上皮细胞膜及其起源的肿瘤中。在部分中枢神经系统肿瘤中,EMA 可呈阳性表达。在室管膜原性肿瘤中,EMA 具有特征性的阳性表达发生,多呈核旁点状或圈状阳性,具有一定的诊断和鉴别诊断作用。

(4) L1CAM:L1CAM 室管膜瘤中阳性表达提示发生 *C11orf95 - RELA* 基因融合。儿童的幕上室管膜瘤中,约有 70% 的病例发生 *C11orf95 - RELA* 基因融合。在成人的幕上室管膜瘤中,*RELA* 基因融合发生率较低。发生 *RELA* 基因融合的病例预后相对较差。

(5) nestin:在室管膜肿瘤中有不同程度的阳性表达,肿瘤级别越高,表达越强。

3. 脉络丛肿瘤

(1) CKpan:是一种广谱型细胞角蛋白,联合其他指标可作为上皮性肿瘤与非上皮性肿瘤的鉴别诊断。在脉络丛肿瘤中呈阳性表达。

(2) CK7:主要标记腺上皮和移形上皮。大多数脉络丛肿瘤呈阳性表达。

(3) CK20:主要标记胃肠道上皮,尿道上皮和梅克尔(Merkel)细胞,在脉络丛肿瘤中基本不表达。联合 CKpan、CK7 等指标具有鉴别诊断作用。

(4) GFAP:在脉络丛肿瘤中呈现不同程度的阳性表达。

(5) synaptophysin:在脉络丛肿瘤中呈现不同程度的阳性表达。

(6) EMA:在脉络丛肿瘤中基本不表达,或较弱的灶性表达。如果呈强阳性表达,可能更倾向转移性肿瘤。

4. 神经元肿瘤和胶质神经元混合性肿瘤　一大类神经元起源的肿瘤,或者既有神经元成分,又有胶质成分的一组肿瘤。包括胚胎发育不良性神经上皮肿瘤、节细胞瘤/节细胞胶质瘤、小脑发育不良性神经节细胞瘤、乳头型胶质神经元肿瘤、弥漫性软脑膜胶质神经元肿瘤、中枢神经细胞瘤、脑室外神经细胞瘤、小脑脂肪神经细胞瘤和副神经节瘤。

(1) Synaptophysin:在胶质神经元混合性肿瘤中呈不同程度的阳性表达。在胚胎发育不良性神经上皮肿瘤,节细胞瘤/节细胞胶质瘤,小脑发育不良性神经节细胞瘤和乳头型胶质神经元肿瘤中的散在神经元或发育不良的节细胞中呈阳性表达。在中枢神经细胞瘤、脑室外神经细胞瘤、小脑脂肪神经细胞瘤和副神经节瘤中呈弥漫阳性表达。

（2）NeuN：神经元特异性核蛋白，可以与中枢神经系统多种类型的神经细胞反应，如来自小脑、大脑皮层、海马体、丘脑和脊髓的神经细胞；也可以与外周神经系统的神经元反应，包括来自脊神经节、交感神经节和肠壁神经丛。该抗体染色主要是神经元的核染色，同时伴随着细胞质的浅染。主要表达于成熟的神经元细胞，在多种神经元起源的肿瘤中呈不同程度的表达。在胚胎发育不良性神经上皮肿瘤、节细胞瘤/节细胞胶质瘤和乳头型胶质神经元肿瘤中呈散在阳性表达。在中枢神经细胞瘤、脑室外神经细胞瘤及小脑脂肪神经细胞瘤中呈弥漫阳性表达。

（3）GFAP：在胶质神经元混合性肿瘤中存在一定的阳性表达，但表达较弱。大多胶质神经元混合性肿瘤含有少突样区域，该区域 GFAP 基本不表达，仅在星网状胶质细胞区域有阳性表达。GFAP 在中枢神经系统中也有不同程度表达，表达越强，预后相对越差。

（4）olig2：除了中枢神经细胞瘤、脑室外神经细胞瘤、小脑脂肪神经细胞瘤外，olig2 蛋白在胶质神经元混合性肿瘤中存在一定的阳性表达，特别是在少突样区域表达较好。

（5）BRAF V600E 突变抗体：采用 BRAF V600E 抗体免疫组化检测发现约 50% 的胚胎发育不良性神经上皮肿瘤（DNTs）和 45% 的节细胞瘤/节细胞胶质瘤（GGs）呈阳性表达。

5. 松果体原性肿瘤

（1）synaptophysin：在松果体原性肿瘤中呈不同程度的阳性表达。

（2）神经元特异性烯醇化酶（NSE）：在松果体原性肿瘤中呈不同程度的阳性表达。

（3）NF：在松果体原性肿瘤中呈不同程度的阳性表达。

（4）NeuN：在正常松果体细胞和起源肿瘤细胞均不表达 NeuN。

（5）CK：松果体区乳头状肿瘤可阳性表达 CK、CK18。

6. 胚胎性肿瘤

（1）神经元特异性核蛋白（NeuN）：在髓母细胞瘤细胞中有不同程度的核阳性表达，主要在相对分化成熟的瘤细胞中表达。在促纤维增生/结节型中，特征性地表达于分化成熟的结节中的瘤细胞（苍白岛）。在胚胎性肿瘤分化相对较成熟的神经毡区域阳性表达，但在多层菊形团区域基本不表达，或弱表达。

（2）synaptophsin：该标记在髓母细胞瘤中不同程度地阳性表达。肿瘤分化越成熟的区域，表达越强。在胚胎性肿瘤分化相对较成熟的神经毡区域阳性表达，但在多层菊形团区域基本不表达，或弱表达。

（3）神经元特异性烯醇化酶（NSE）：是一种胞质内蛋白，在哺乳动物中是二聚体，有 3 个亚基，分布于中枢神经系统中的是 γ 亚基，在髓母细胞瘤中可阳性表达，表现为不同程度的弥漫性胞质染色。

（4）β-联蛋白（catenin）：一种细胞骨架蛋白，具有信号转导和细胞黏附两大功能。*CTNNB1* 基因突变可导致 β-catenin 蛋白过表达。WNT 型髓母细胞瘤病例中存在 *CTNNB1* 基因突变。在临床上可通过免疫组化方法检测 β-catenin 在细胞核上阳性表达，提示该病例属于 WNT 型髓母细胞瘤，具有较好的预后。

（5）filamin A：一种肌动蛋白结合蛋白，广泛表达，调节肌动蛋白细胞骨架的重组与

第八章 免疫组织化学染色技术及应用

整合蛋白交互、跨膜受体复合物。filamin A 蛋白在 WNT 型和 SHH 型的髓母细胞瘤中高表达，但在非 WNT/SHH 型中弱表达，对髓母细胞瘤的分子分型具有一定鉴别诊断作用。

（6）GAB1：一种适配器蛋白，参与 FGFR1 信号通路，以及表皮生长因子受体（EGFR）和胰岛素受体信号通路。GAB1 蛋白在 SHH 型髓母细胞瘤中表达，但不表达 WNT 型和非 WNT/SHH 型瘤细胞，对髓母细胞瘤的分子分型具有一定的鉴别诊断作用。

（7）YAP1：一种转录调控蛋白，参与调控器官发育，并且具有抑制细胞增殖和促进细胞凋亡的作用。在 WNT 型和 SHH 型的髓母细胞瘤中高表达，但在非 WNT/SHH 型中弱表达，对髓母细胞瘤的分子分型具有一定鉴别诊断作用。

（8）SFRP1：一种 Wnt 信号通路调控蛋白。在 SHH 型的髓母细胞瘤中高表达，但在 WNT 型和非 WNT/SHH 型中弱表达，对髓母细胞瘤的分子分型具有一定鉴别诊断作用。

（9）NPR3：利钠肽家族成员。在 Group C 型的髓母细胞瘤中高表达，但在类型中弱表达，对髓母细胞瘤的分子分型具有一定鉴别诊断作用。

（10）KCNA1：一种选择性的钾离子通道蛋白。在 Group D 型的髓母细胞瘤中高表达，但在类型中弱表达，对髓母细胞瘤的分子分型具有一定鉴别诊断作用。

（11）LIN28A：一种保守细胞质蛋白，在 ETMRs 中的多层菊形团瘤细胞的胞质表达强阳性，具有诊断和鉴别诊断作用。

（12）*INI-1*：*INI-1* 基因编码一个功能未知的 HSWI/SNF 染色质重塑复合物蛋白。在外周恶性横纹肌样肿瘤和脑内 AT/RT 等肿瘤中容易发生突变或缺失。在临床上可采用 BAF47/INI1 抗体，通过免疫组化方法来确诊 AT/RT。因此，INI1 蛋白是一项可靠的诊断性生物学标志物。

（13）NF：在胚胎性肿瘤分化相对较成熟的神经毡区域阳性表达，但在多层菊形团区域基本不表达，或弱表达。

（14）nestin：在胚胎性肿瘤分化相对较原始的多层菊形团区域表达，但在分化较成熟的神经毡区域阳性基本不表达，或弱表达。

（15）vim：在胚胎性肿瘤中呈弥漫强阳性表达。

（16）CK：在一些胚胎性肿瘤的原始小细胞或真性菊形团区域有灶性的阳性表达。

（17）EMA：在一些胚胎性肿瘤的原始小细胞或真性菊形团区域有灶性的阳性表达。

7. 颅神经和脊柱旁神经肿瘤

（1）Sox 10：一种神经嵴转录因子，在施万细胞和黑色素细胞的分化、成熟和功能维持方面发挥重要作用。在肿瘤中，主要用于神经鞘瘤和黑色素瘤的诊断和鉴别诊断。

（2）S-100：在施万细胞和黑色素细胞来源的肿瘤细胞核阳性表达，但在恶性外周神经鞘膜瘤中表达较弱。

（3）EMA：在神经束膜瘤中阳性表达，可以起到区别于神经鞘瘤和神经纤维瘤的作用。

（4）NFP：在神经纤维瘤中存在阳性表达，具有一定的诊断和鉴别诊断作用。

（5）TTF1：部分神经鞘瘤病例有核阳性表达，具有一定的诊断和鉴别诊断作用。

205

8. 脑膜瘤和孤立性纤维肿瘤

（1）SSTR2a：一种生长激素抑制素受体，在不同类型的脑膜瘤中阳性表达，甚至比 EMA 抗体指标特异性更好。

（2）Stat6：孤立性纤维肿瘤/血管外皮瘤发生 *NAB2 - STAT6* 基因融合，导致 Stat6 蛋白在肿瘤细胞核中异常聚集。采用 Stat6 抗体免疫组化，细胞核呈阳性表达，提示为孤立性纤维肿瘤/血管外皮瘤，具有诊断和鉴别诊断作用。

（3）EMA：在各型脑膜瘤中均存在阳性表达，在恶性脑膜瘤的病例中，EMA 的阳性强度相对良性脑膜瘤要弱。

（4）波形蛋白（vimentin）：在各型脑膜瘤均呈弥漫阳性表达。

（5）PR：在大多数良性脑膜瘤及部分Ⅱ级脑膜瘤病例中均存在不同程度的细胞核阳性表达。在Ⅲ级脑膜瘤中基本不表达。

9. 鞍区肿瘤

（1）CK：该标记在颅咽管瘤和垂体腺瘤中呈阳性表达。

（2）synaptophsin：在垂体腺瘤和腺垂体梭形细胞嗜酸细胞瘤中呈阳性表达。

（3）GFAP：垂体细胞瘤中弥漫阳性表达，部分颗粒细胞瘤中存在一定程度的表达。

（4）TTF1：在腺垂体梭形细胞嗜酸细胞瘤、垂体细胞瘤、颗粒细胞瘤及正常垂体后叶组织中存在不同程度的核阳性表达。

（5）galectin‑3：在梭形细胞嗜酸细胞瘤中阳性表达，但不是特异性指标。

（6）S‑100：腺垂体梭形细胞嗜酸细胞瘤、垂体细胞瘤及颗粒细胞瘤中呈阳性表达。

（7）EMA：腺垂体梭形细胞嗜酸细胞瘤、垂体细胞瘤中有不同程度的阳性表达。

九 软组织

1. 上皮常用的免疫组化标志物

（1）细胞角蛋白（CK）：上皮性标志物主要用于排除肉瘤样癌等上皮性肿瘤。一般的软组织肿瘤 CK 阴性，但部分具有上皮样分化的间叶肿瘤可表达 CK。如滑膜肉瘤、上皮样肉瘤、脊索瘤、副脊索瘤、骨内造釉细胞瘤、促结缔组织增生性小圆细胞瘤、间皮瘤及肌上皮肿瘤等。少量非上皮样分化的肿瘤。如平滑肌肉瘤、横纹肌肉瘤、恶性周围神经鞘膜瘤（MPNST）、上皮样血管内皮瘤/血管肉瘤、尤文肉瘤/原始神经外胚层肿瘤（PNET）、炎性肌成纤维细胞瘤、恶性纤维组织细胞瘤及透明细胞肉瘤可以表达 CK。但要排除抗体浓度过高等技术因素造成的假阳性结果，也可能是中间丝抗原间有交叉反应所致。

（2）上皮细胞膜抗原（EMA）：大部分上皮细胞表达 EMA，但胃肠表面上皮、宫颈管上皮、前列腺腺泡上皮、附睾、生殖细胞、肝细胞、肾上腺皮质细胞、睾丸网、表皮鳞状上皮细胞及甲状腺滤泡上皮 EMA 可以阴性。而非肿瘤性脊索、神经周的成纤维细胞和浆细胞则可能表达 EMA。部分软组织肿瘤，如滑膜肉瘤、上皮样肉瘤、上皮样血管内皮瘤/血管肉瘤、部分外周神经鞘肿瘤（神经束膜瘤和一些神经鞘黏液瘤）、脊索瘤、副脊索瘤和部分浆细胞瘤 EMA 阳性。间皮肿瘤 EMA 呈胞膜阳性，而腺癌则主要分布于胞质，有一定的鉴别意义。

（3）claudin‐1：一种紧密连接蛋白，常用作上皮性的标志。有报道在一些上皮来源的癌组织中其阳性率下降，并提示与肿瘤的分化和侵袭、转移有关。在软组织肿瘤中 claudin‐1 是外周神经束膜瘤的一个高度敏感的特异性标志物，与 EMA 同为诊断和鉴别诊断神经束膜瘤的主要指标。

2. 肌细胞常用的免疫组化标志物

（1）结蛋白（desmin，DES）：软组织肿瘤中肌原性分化的一种特异性标志物，定位于胞质。其可见于几乎所有的横纹肌瘤、平滑肌瘤、横纹肌肉瘤和平滑肌肉瘤。DES 还能标记一些含有横纹肌母细胞分化的肿瘤，如恶性蝾螈瘤、癌肉瘤、恶性中胚叶混合瘤、畸胎瘤、肾母细胞瘤和去分化脂肪肉瘤等。含有肌成纤维细胞的病变如纤维上皮性息肉、肌纤维瘤（硬化性纤维瘤、肌纤维瘤病）、各种肌成纤维细胞瘤（肉瘤）、侵袭性黏液瘤及恶性纤维组织细胞瘤/多形性未分化肉瘤可表达 DES。正常的肌上皮阴性。但腱鞘巨细胞瘤、PNET 和肌上皮瘤可以表达 DES。原始神经外胚层肿瘤、上皮样肉瘤、MPNST 及一些恶性横纹肌样瘤可异源性共表达。少数间皮瘤和腱鞘滑膜巨细胞瘤也可以表达。表达 DES 的还有血管球瘤、血管周皮细胞瘤、血管外皮瘤、腺泡状软组织肉瘤、血管瘤样纤维组织细胞瘤及软组织骨化性纤维黏液样肿瘤。在促结缔组织增生性小圆细胞肿瘤 DES 阳性定位于核旁，呈特征性的点状染色，具有诊断价值。

（2）肌动蛋白（actin）：α‐平滑肌肌动蛋白（α‐SMA）定位于胞质。平滑肌及其肿瘤阳性，横纹肌和心肌阴性。但 α‐SMA 并不仅仅标记平滑肌肿瘤，肌成纤维细胞及肌成纤维细胞原性肿瘤和含有肌成纤维细胞的肿瘤或瘤样病变可以表达 α‐SMA。如结节性筋膜炎、纤维瘤病、纤维组织细胞瘤、胃肠道间质瘤、子宫内膜间质瘤及去分化脂肪肉瘤。SMA 还可标记肌上皮和血管周皮细胞，鼻窦球周皮细胞肿瘤、肌上皮瘤（癌）阳性。此外，少数横纹肌肉瘤、梭形细胞癌、间皮瘤可以表达 SMA，胃肠道间质瘤可以呈灶性或弱阳性。

（3）肌红蛋白（myoglobin）：在横纹肌成熟过程中出现相对较晚，故胚胎性肿瘤中常阴性，临床多用于标记横纹肌瘤和多形性成人型横纹肌肉瘤。

（4）Myo‐D1 和肌浆蛋白（myogenin）：这两个标志物均定位于胞核，胞质阳性为假阳性。Myo‐D1 用于横纹肌分化的特异性标志物，非成熟的及胎儿骨骼肌阳性，而成熟的骨骼肌阴性。90%以上的横纹肌肉瘤 Myo‐D1 阳性。偶尔多形性脂肪肉瘤、腺泡状软组织肉瘤也可呈胞质非特异性交叉反应。肌浆蛋白可标记大多数横纹肌肉瘤和含有横纹肌成分的肿瘤（肾母细胞瘤和外胚层间叶瘤）。在横纹肌肉瘤中腺泡状横纹肌肉瘤（50%瘤细胞阳性）的表达强于胚胎性横纹肌肉瘤（＜25%瘤细胞阳性）。多形性/梭形/硬化性横纹肌肉瘤则只有小灶阳性。成熟的骨骼肌阴性，但有报道再生的骨骼肌可表达肌浆蛋白。尤文肉瘤、神经母细胞瘤和促结缔组织增生性小圆细胞肿瘤肌浆蛋白阴性。

（5）钙调素结合蛋白（caldesmon）：主要分布于平滑肌，而肌成纤维细胞和血管周皮细胞阴性。故该标记可用于平滑肌肿瘤与肌成纤维细胞瘤和血管周皮细胞肿瘤的鉴别诊断。但其在分化差的平滑肌肉瘤中阳性率不高，在软组织肿瘤免疫组化检测中常需与肌动蛋白联合应用。正常肌上皮表达 caldesmon，但含有肌上皮细胞的混合瘤、软骨样汗管瘤、肌上皮瘤

（癌）却呈阴性。皮肤的纤维组织细胞瘤和非典型性纤维黄色瘤 caldesmon 阴性，这可用于与皮肤平滑肌瘤（肉瘤）的鉴别。该标记与 CD10 联用可以区别子宫间质肿瘤与平滑肌肿瘤。

（6）钙调理蛋白（calponin）：是肌上皮细胞的标志物，多形性腺瘤和肌上皮癌多阳性，这点与 caldesmon 不同。在软组织肿瘤中，平滑肌瘤（肉瘤）和含有肌成纤维细胞的病变表达 calponin。此外，一定量的血管瘤样纤维组织细胞瘤、神经鞘黏液瘤、孤立性纤维性肿瘤、MPNST 和隆突性皮纤维肉瘤都可表达 caldesmon。有报道称 calponin 阴性则可除外滑膜肉瘤。

3. 内皮常用的免疫组化标志物

（1）Ⅷ因子相关抗原（vWF）：仅见于内皮细胞和巨核细胞，主要用于（良性或交界性）血管肿瘤和形态相似肿瘤的鉴别。其敏感性远低于 CD31 和 CD34，尤其是在高级别血管肉瘤中 vWF 阳性率仅 10%～15%。

（2）CD31：定位于细胞膜。正常主要分布于血管内皮细胞、巨核细胞和血小板，浆细胞也有不同程度的表达。CD31 对内皮性肿瘤具有高度特异性，敏感性也很高。血管瘤、血管内皮瘤和血管肉瘤几乎 100%阳性。故其常被用于差分化血管肉瘤与未分化癌或上皮样肉瘤的鉴别诊断，但对 Kaposi 肉瘤的标记率不如 CD34。

（3）CD34：属于血管分化的潜在标志物，定位于细胞膜和胞质。不论肿瘤的级别，CD34 对内皮分化都具有高度敏感性，85%的血管肉瘤和 Kaposi 肉瘤 CD34 阳性。CD34 对内皮的特异不如 CD31。肠道 Cajal 细胞、皮肤附件周围和神经系统的树突状间质细胞也表达 CD34。在软组织肿瘤中 CD34 的表达谱非常广，包括口腔纤维瘤病、指纤维瘤、隆突型皮纤维肉瘤、巨细胞成纤维细胞瘤、孤立性纤维瘤/血管外皮瘤、梭形细胞脂肪瘤/多形性脂肪瘤、树突状纤维黏液脂肪瘤、胃肠道间质瘤、肌周细胞瘤、神经纤维瘤、MPNST、上皮样肉瘤、异位性错构瘤性胸腺瘤和部分淋巴造血系统肿瘤等。因此，CD34 在肿瘤鉴别诊断时最好与其他抗体配套使用，并密切联系形态学表现。

（4）血栓调节蛋白/凝血调节蛋白（TM，CD141）：正常分布于内皮细胞、间皮细胞、成骨细胞、单核巨噬细胞和部分上皮细胞。TM 是内皮源性肿瘤，尤其是分化差的血管恶性肿瘤的敏感标志物。但一些转移性癌和大多数间皮细胞瘤 TM 可能阳性，故其不能作为血管肿瘤的单一标志物。

（5）荆豆凝集素（UEAI）：作为内皮的高度敏感性标志物，但其并非内皮细胞特异，除血管肿瘤外，上皮样肉瘤、各种转移性癌和滑膜肉瘤的上皮样成分也可阳性。

（6）D2-40 和 podoplanin：D2-40 主要用于标记淋巴管内皮细胞，淋巴管瘤、Dabska 瘤、鞋钉样血管瘤、卡波西肉瘤和部分血管肉瘤阳性。此外，D2-40 还被用作间皮瘤的标志物，并具有较高的特异性。podoplanin 的表达与 D2-40 相似，主要标记淋巴管瘤、卡波西肉瘤和部分血管肉瘤，并在上皮性间皮瘤中也有较高的阳性率。

（7）TLI1：是高度特异的内皮细胞标记，分布于几乎全部内皮源性病变。但其也表达于正常的淋巴细胞、淋巴母细胞性淋巴瘤和其他多种肿瘤（骨外尤文肉瘤、促结缔组织增生性小圆细胞肿瘤及少数滑膜肉瘤），限制了其在内皮细胞肿瘤鉴别诊断中的意义。实际工作中多利用 TLI1 在尤文肉瘤/PNET 中高表达的特性,用于小圆细胞肿瘤的鉴别诊断,其特异性可能超过 CD99。

(8) ERG:高度特异和敏感的内皮分化标志物。有报道在血管原性肿瘤中 ERG 蛋白与 CD31 的表达一致。ERG 定位于胞核,见于各种良、恶性血管原性肿瘤,其在上皮样血管内皮细胞瘤、假肌原性血管内皮细胞瘤,甚至低分化(上皮样和梭形细胞)血管肉瘤也有良好的标记。有些 EGR 抗体与 FLI1 有交叉反应。ERG 也可能见于上皮样肉瘤,尤其是用针对 ERG 的 N 末端的抗体,而针对 ERG 的 C 末端的抗体则很少阳性。此外,ERG 在少量尤文肉瘤、淋巴母细胞性淋巴瘤、急性髓性白血病及其他多种肿瘤(甚至前列腺癌)中也有表达。因此,其在鉴别诊断中的意义有限。

(9) 钙调蛋白结合转录激活因子 1(CAMTA1):通常仅限于脑组织中表达,而少突胶质和星形胶质细胞瘤中表达缺失。在软组织肿瘤中 CAMTA1 常被用于上皮样肿瘤的鉴别诊断,因为 90%的上皮样血管内皮细胞瘤呈弥漫性核着色,而非内皮细胞原性的上皮样间叶肿瘤 CAMTA1 均呈阴性。少量 CAMTA1 阴性的 EHE 多呈 TFE3 阳性。

4. 神经、脂肪及神经内分泌细胞常用的免疫组化标志物

(1) 神经微丝蛋白(NF):分布于神经元及其轴突,颅外软组织肿瘤中神经母细胞瘤的各种亚型、神经节瘤、副神经节瘤和转移性神经内分泌癌表达 NF。PNET 也可阳性。

(2) 胶质纤维酸性蛋白(GFAP):主要表达于星形细胞、室管膜细胞、视网膜米勒细胞,而成熟少突胶质细胞一般不表达 GFAP。施万细胞、库普弗细胞和一些软骨细胞 GFAP 可以呈假阳性结果。GFAP 在软组织肿瘤诊断中意义不大,外周神经鞘瘤和软骨样肿瘤偶尔可以表达 GFAP。因此,GFAP 不宜列为软组织病理诊断常规抗体。

(3) S-100 蛋白:软组织肿瘤中主要用于识别施万细胞及其肿瘤,其特点是良性肿瘤几乎所有细胞都阳性,如神经鞘瘤、神经纤维瘤及颗粒细胞瘤都恒定表达 S-100,副神经节瘤及嗅神经母细胞瘤中的支持细胞 S-100 阳性。而恶性肿瘤 S-100 的阳性率较低,如 MPNST 中 S-100 常呈灶性或弱阳性,生物学行为上呈恶性的副神经节瘤 S-100 阳性的细胞明显减少或缺如。除此之外,色素痣、黑色素瘤、脂肪和软骨细胞原性肿瘤、朗格汉斯细胞及其肿瘤、Rosai-Dorfman 病、透明细胞肉瘤、脊索瘤、副脊索瘤及部分神经鞘黏液瘤,甚至乳腺癌、甲状腺肿瘤、滑膜肉瘤、平滑肌肉瘤和横纹肌肉瘤等均可表达 S-100。

(4) SOX10:是施万细胞、色素细胞和肌上皮及其肿瘤相对特异的标志物,定位于细胞核。在良性施万细胞来源的肿瘤、透明细胞肉瘤和黑色素瘤(包括促结缔组织增生和梭形细胞亚型)中恒定表达。但在 MPNST 中阳性率低(30%~50%),且仅在少量细胞中着色。表达 SOX10 的肿瘤还有星形胶质细胞瘤、良性肌上皮瘤、一些涎腺肿瘤和转移性癌(如三阴性乳腺癌),腺泡状横纹肌肉瘤偶尔阳性,胚胎性癌中多呈局灶表达。而间叶原性肿瘤,如细胞性神经鞘黏液瘤、胃肠道间质瘤、血管周上皮样细胞肿瘤、脑膜瘤和各种各样的成纤维/肌成纤维细胞瘤不表达 SOX10。在外周神经鞘瘤的诊断和鉴别诊断中 SOX10 的敏感性和特异性均高于 S-100。

(5) CD57(Leu7):定位于胞膜及胞质。主要用于外周神经鞘肿瘤的标记,尤文肉瘤、

PNET、神经母细胞瘤、少突胶质细胞瘤和神经内分泌肿瘤可表达 CD57。实际工作中 CD57 最常用来鉴别纤维肉瘤与多形性 MPNST、恶性纤维组织细胞瘤(MFH)与 MPNST 及黏液性神经鞘肿瘤和非神经性的黏液性肿瘤。部分非神经源性肿瘤如滑膜肉瘤、平滑肌肉瘤及促结缔组织增生性小圆细胞肿瘤 CD57 也可为阳性。

(6) 髓磷脂碱性蛋白(MBP):用于节细胞神经母细胞瘤、节细胞神经瘤和节细胞性副神经节瘤的标记,部分颗粒细胞瘤也表达 MBP,但在周围神经肿瘤中的表现各家报道不一。

(7) 蛋白基因产物 9.5(PGP9.5):主要用作神经和神经内分泌分化的标志物,常与 CgA 和 Syn 联用。PGP9.5 阳性的肿瘤有神经鞘瘤、副神经节瘤、MPNST、神经鞘黏液瘤和黑色素瘤,部分非神经性肿瘤如滑膜肉瘤和平滑肌肉瘤也可表达 PGP9.5。

(8) 神经元特异性烯醇化酶(NSE):属于神经元和神经内分泌细胞及其肿瘤的标记,可用于神经母细胞瘤的诊断,但特异性不高,除周围神经肿瘤外,副神经节瘤、神经内分泌癌、黑色素瘤、尤文肉瘤,甚至一些脏器的腺癌也可呈阳性反应,故目前很少使用。

(9) 低亲和性神经生长因子受体(LANGFR):表达 LANGFR 的细胞包括施万细胞、树突网状细胞、某些基底细胞、成纤维细胞和肌上皮。神经鞘瘤、神经纤维瘤、颗粒细胞瘤、MPNST 和树突网状细胞肉瘤 LANGFR 阳性。此外,LANGFR 在鉴别隆突性皮纤维肉瘤与纤维组织细胞瘤中的作用与 CD34 相同。

(10) Ⅳ型胶原和层粘连蛋白:软组织中内皮细胞、平滑肌细胞和施万细胞周围有基膜,故Ⅳ型胶原和层粘连蛋白阳性。当部分 MPNST S-100 蛋白或 CD57 阴性时,可用这两个标记与 MFH 和纤维肉瘤鉴别诊断。此外,两种蛋白在血管球瘤、神经鞘瘤、神经束膜瘤、高分化平滑肌瘤和横纹肌瘤的细胞周边也呈阳性表达。

(11) 嗜铬蛋白(CgA):是神经内分泌细胞及其肿瘤的标志物。此外,在神经母细胞瘤、部分骨外尤文肉瘤/PNET 和腺样恶性神经鞘膜瘤也有不同程度的阳性表达。

(12) 突触素(Syn):正常的神经节、轴突、副神经节和神经内分泌细胞表达 Syn。故神经母细胞瘤、节神经瘤和副神经节瘤 Syn 阳性,髓母细胞瘤、中央型原始神经外胚层瘤和多数嗅神经母细胞瘤 Syn 也可阳性。此外,骨外黏液性软骨肉瘤 Syn 阳性,部分骨外尤文肉瘤/PNET 中可以不同程度阳性。

5. 间皮常用的免疫组化标志物

(1) D2-40 和 pddoplanin:主要标记上皮型间皮瘤,肉瘤样间皮瘤中阳性率不到 30%。

(2) CK5/6:主要用于上皮型间皮瘤(阳性率 100%)与腺癌(阳性率 2%)的鉴别,但在肉瘤样间皮瘤中 CK5/6 多为阴性。

(3) 钙网膜蛋白(calretinin):阴性提示不具间皮细胞分化,但肉瘤样间皮瘤和促结缔组织增生性间皮瘤的阳性率同样不到 30%。

(4) WT1 蛋白:定位于胞核,间皮瘤的阳性率可达 93%,腺癌阴性。Wilms 瘤、促结缔组织增生性小圆细胞肿瘤、部分横纹肌肉瘤也可表达 WT1。此外,米勒上皮来源的盆腔和卵巢浆液性癌 WT1 阳性,故不能用于与腹、盆腔间皮瘤的鉴别。

(5) 血栓调节蛋白/凝血调节素(TM,CD141)、间皮素(mesothelin)、CD44S 和

HBME-1。这些抗体在间皮瘤均可呈胞膜阳性,但因在肺腺癌等上皮性肿瘤中也有一定比例的阳性表达,故现已很少用作间皮标记。

6. 色素细胞常用的免疫组化标志物

(1) HMB-45:定位于胞质,呈颗粒状。交界痣和蓝痣细胞阳性,而皮内痣和成人正常的色素细胞阴性。大多数黑色素瘤阳性(80%左右),但其敏感性不如 S-100(>90%),梭形细胞黑色素瘤常阴性。在软组织肿瘤中 HMB-45 还可用于血管平滑肌脂肪瘤、肺透明细胞肿瘤、血管周上皮样细胞肿瘤(PEComa)和软组织透明细胞肉瘤的诊断。

(2) Melan-A:亦定位于胞质,其正常存在于黑色素细胞、肾上腺皮质和性索(间质细胞和粒层细胞),在肿瘤中色素痣、65%~85%黑色素瘤 Melan-A 阳性,而梭形细胞黑色素瘤的阳性率仅为 50%。在软组织肿瘤中主要用来标记透明细胞肉瘤和血管周上皮样细胞肿瘤(PEComa)。此外,在部分血管平滑肌瘤、肾上腺皮质肿瘤、Leydig 细胞肿瘤、支持-间质细胞肿瘤、粒层细胞肿瘤中可呈不同程度阳性表达。

(3) PNL2:一个相对较新的黑色素瘤标志物,其在正常的黑色素细胞(皮肤、口腔黏膜)及其来源肿瘤中呈胞质表达。同 Melan-A 和 HMB45 一样,PNL2 能标记大部分透明细胞瘤、部分血管平滑肌脂肪瘤和淋巴管平滑肌瘤。此外,PNL2 在血管周上皮样细胞肿瘤(PEComa)和黑色素性神经鞘瘤的非黑色素细胞病变区呈阳性反应。因此,PNL2 与 HMB-45、MART-1、S-100、酪氨酸酶(tyrosinase)和 MiTF 抗体联用,可用于黑色素瘤和透明细胞肉瘤的鉴别诊断。

7. 组织细胞和树突细胞常用的免疫组化标志物

(1) CD68:定位于胞质,主要标记组织细胞及其源性病变。如幼年性黄色肉芽肿、黄色瘤、纤维黄色瘤及组织细胞性淋巴瘤等。其特异性不高,纤维组织细胞源性肿瘤 CD68 可以阴性或仅少数细胞阳性,而颗粒细胞肿瘤、黑色素瘤,甚至一些富含溶酶体的癌也表达 CD68。国内常用单克隆抗体 KP1,而单抗 PG-M1 的特异性优于 KP1,后者粒细胞肉瘤阴性。

(2) CD163:特异性较 CD68 高,其在 Rosai-Dorfman 病、组织细胞肉瘤、朗格汉斯组织细胞瘤、非典型纤维组织细胞瘤和非典型纤维黄色瘤中呈阳性反应,而淋巴瘤、癌和肉芽肿性病变中的上皮样细胞和多核巨细胞阴性。

(3) 溶菌酶:正常主要表达于粒细胞和单核/组织细胞,在软组织肿瘤中,幼年性黄色肉芽肿和多中心性网状组织细胞瘤阳性。朗格汉斯细胞组织细胞增生症、髓外粒细胞肉瘤和部分组织细胞性淋巴瘤表达该抗体。纤维组织细胞瘤和恶性纤维组织细胞瘤中的瘤细胞阴性,浸润的组织细胞、图顿巨细胞或破骨细胞样多核巨细胞则呈阳性反应。

(4) α_1-抗胰蛋白酶(α_1-AT)和 α_1-抗糜蛋白酶(α_1-ACT):以往认为是纤维组织细胞瘤和恶性纤维组织细胞瘤的标志物,但其特异性并不高,癌、黑色素瘤和其他肉瘤对这些标志物也可有较高的表达率,目前已很少用于软组织肿瘤的诊断。纤维组织细胞肿瘤的现行诊断方式采用的是排除法,即 VIM 阳性的肿瘤只有在排除了上皮性、肌源性、神经和内皮分化后才可以诊断为纤维组织细胞性病变。

（5）其他树突细胞标志物：S-100 标记朗格汉斯细胞组织细胞增生症和指突状树突状细胞肉瘤。CD1a 标记朗格汉斯细胞组织细胞增生症。CD21、CD23、CD35、clusterin、R4/23 和 Kim4en 等则可用来标记滤泡树突细胞肉瘤。肌成束蛋白（fascin）主要用来标记指突状树突状细胞肉瘤和霍奇金淋巴瘤中的 R-S 细胞。此外，CD30 阳性的皮肤淋巴增生性病变，如淋巴瘤样丘疹病和间变性大细胞性淋巴瘤也可表达筋膜（fascia）。

8. 成骨分化常用的免疫组化标志物

（1）骨钙蛋白（OCN）：对成骨性分化有较好的敏感性（70%），对骨形成细胞和肿瘤完全特异。可单独使用。

（2）骨粘连蛋白（ONN）：正常成纤维细胞、血管外膜细胞、内皮细胞、软骨细胞、部分上皮细胞和神经 ONN 均可阳性。对成骨性肿瘤的敏感性为 90%，特异性仅 54%。故只能作为配套标记成员。

（3）SATB2（special AT-rich sequence-binding protein 2）：是新近发现的一种核基质蛋白，为骨和软组织骨母细胞分化的标志物。主要表达于含骨母细胞分化的良、恶性骨肿瘤，以及伴有异质性骨分化的软组织肿瘤（如去分化软骨肉瘤和去分化脂肪肉瘤）。

9. 其他常用的免疫组化标志物

（1）波形蛋白（vim）：在软组织肿瘤中普遍存在。并作为最原始的胞质原纤维出现于低分化的肉瘤中。在软组织肿瘤的诊断中作为间叶分化的一般性标志物广泛应用，但其并无进一步分型的价值。然而，在恶性横纹肌样瘤中 vim 在胞质中形成球形结构，并压迫肿瘤细胞核，具有一定的诊断意义。

（2）CD99：定位细胞膜，在正常组织细胞中 CD99 表现为广泛的低水平表达，在肿瘤性病变中 CD99 主要用于标记尤文肉瘤/PNET 和淋巴母细胞性淋巴瘤。此外，胸腺瘤、孤立性纤维瘤、滑膜肉瘤、间叶性软骨肉瘤、未分化横纹肌肉瘤、平滑肌肉瘤、小细胞性骨肉瘤、促纤维增生性圆细胞肿瘤、恶性纤维组织细胞瘤、血管外皮细胞瘤、间皮瘤及部分上皮性肿瘤（脑膜瘤、神经内分泌癌）中可有 CD99 的表达。神经母细胞瘤 CD99 阴性，可与骨外尤文肉瘤/PNET 鉴别。MPNST 和纤维肉瘤不表达 CD99，有助于同滑膜肉瘤的鉴别。

（3）FLI-1：定位于细胞核，70%PNET 阳性，其敏感性低于 CD99，但特异性较强。此外，FLI-1 还可在正常的淋巴细胞、淋巴母细胞性淋巴瘤、梭形及上皮样型血管肿瘤中表达。

（4）间变性淋巴瘤激酶（ALK-1，p80）：炎性肌成纤维细胞瘤、平滑肌肉瘤、横纹肌肉瘤、PNET、恶性纤维组织细胞瘤、某些神经母细胞瘤，甚至肺腺癌都可表达 ALK-1，故其在软组织肿瘤鉴别诊断中的应用价值有限。但 ALK-1 阳性可以除外绝大多数成纤维细胞/肌成纤维细胞瘤，如结节性筋膜炎、纤维瘤病、肌纤维瘤、婴儿肌纤维瘤病和婴儿型纤维肉瘤（这些病变 p80 阴性）。

（5）CD117（C-Kit）：定位于细胞膜或伴胞质。正常存在于肥大细胞、黑色素细胞、生殖细胞、造血细胞及胃肠道 Cajal 细胞。主要用于胃肠道间质肿瘤（GIST）的诊断，特异性高于CD34，但其他一些软组织肿瘤，如血管肉瘤、骨外尤文肉瘤/PNET、MPNST、滑膜肉瘤、平滑肌肉瘤、黏液性软骨肉瘤和血管平滑肌脂肪瘤等也可表达 CD117。高浓度时,侵袭型纤维瘤病也有相当的阳性率。此外,肥大细胞病变、皮肤浆细胞瘤、精原细胞瘤、部分黑色素瘤,甚至有些种类的癌变可表达 CD117。

(6)DOG1:正常表达于肠 Cajal 细胞,是胃肠道间质肿瘤的敏感、特异性标志物。在 *C-Kit* 阴性的 GIST 病例中 DOG1 也呈阳性反应,对上皮样 GIST 和胃、网膜 GIST(这些肿瘤 *C-Kit* 常阴性或弱阳性)具有明显的辅助诊断意义。需要注意的是,少数非 GIST 的肿瘤也可表达 DOC1,如贲门平滑肌瘤、腹膜后平滑肌瘤、盆腔内平滑肌瘤病、子宫平滑肌肉瘤、直肠肛管恶性黑色素瘤及滑膜肉瘤等。应联合采用其他标记加以鉴别。

(7)琥珀酸脱氢酶 B(SDHB):有助于识别琥珀酸脱氢酶缺陷型 GIST。该型 GIST 不表达 SDHB,临床上常伴有 Carney 三联征(GIST、副神经节瘤和肺软骨瘤)或 Carney-Stratakis 综合征(家族性 GIST 和副神经节瘤)。这些称为"儿童型"或"Ⅱ型"GIST 肉眼上呈多结节或丛状生长,组织形态为上皮样或混合型,免疫组化呈 *C-Kit*、DOG1 和 CD34 阳性,对靶向治疗的疗效及预后难以评估。此外,少量嗜酸性胞质的肾细胞癌也表现出 SDHB 蛋白表达的缺失。

(8)CD10:与 α-SMA、MSA、DES、inhibin 等联用有助于鉴别子宫间质肉瘤(弥漫强阳性)和平滑肌肿瘤(多呈灶性分布)。此外,异位错构瘤性胸腺瘤中的梭形细胞和非典型纤维黄色瘤也可表达 CD10。

(9)CD74:非典型性黄色瘤阳性,有助于与多形性未分化肉瘤(恶性纤维组织细胞瘤)鉴别。

(10)SMARCB1(INI1、SNF5):在正常组织中分布广泛,*SMARCB1* 等位基因的失活是婴儿恶性横纹肌肿瘤的特征,免疫组化 SMARCB1 核标记的缺失有助于确诊。最近研究证实 SMARCB1 对上皮样肉瘤(包括典型和近端两亚型)具有抑制作用,95%上皮样肉瘤免疫组化 SMARCB1 阴性。因此,检测 SMARCB1 也有助于其与转移性癌和上皮样血管内皮瘤/血管肉瘤的鉴别。SMARCB1 的缺失还可见于恶性横纹肌样瘤、肾髓质癌、上皮样 MPNST 和部分肌上皮癌、骨外黏液样软骨肉瘤和低分化脊索瘤。

(11)黏蛋白 4(MUC4):是一种腺管上皮表面的高分子量跨膜糖蛋白,在梭形细胞肿瘤中,MUC4 是低级别纤维黏液样肉瘤(LGFMS)的一个高敏感、特异的免疫组化标志物,其在软组织神经束膜瘤、MPNST、孤立性纤维性肿瘤、侵袭性纤维瘤病(韧带样纤维瘤)和肌内/富于细胞性黏液瘤阴性。此外,MUC4 还可用于硬化性上皮样纤维肉瘤(SEF)的诊断(70% SEF 病例 MUC4 呈强阳性)及其与其他上皮样骨和软组织肿瘤的鉴别,后者 MUC4 均阴性,仅双相型滑膜肉瘤的腺样结构 MUC4 阳性。

(12)brachyury:在胚胎发育早期脊索组织中表达,成年人正常组织基本不表达。脊索瘤 brachyury 的阳性率为 75.6%~100%,定位于胞核,临床用于脊索瘤与含有相似组织形态肿瘤(软骨肉瘤、转移性癌和肌上皮肿瘤)的鉴别诊断,目前,尚未发现其他恒定表达 brachyury 的肿瘤。此外,brachyury 在成人睾丸曲细精管的生殖上皮细胞、甲状腺滤泡细胞和部分肺癌特别是腺癌中呈阳性表达。

（13）TFE3：腺泡状软组织肉瘤（ASPS）由于 *ASPSCR1 - TFE3* 基因融合而导致 TFE3 高表达。相似的情况也发生在 Xp11 移位的肾细胞癌中。近年发现 TFE3 重排还见于部分 PEComas 和上皮样血管内皮细胞瘤。这些肿瘤免疫组化结果均呈核着色。有报道 TFE3 阳性的 ASPS 病例 Myo - D1 胞质阳性。

（14）TLE1：弥漫性核染色是滑膜肉瘤敏感和相对特异的标记，阳性率可达 80%～90%，而 MPNST 仅少量病例 TLE1 弱阳性，尤文肉瘤 TLE1 阴性，提示该标记能很好地用于滑膜肉瘤与其他类型肉瘤的鉴别。

（15）β-联蛋白（catenin）：在正常组织和皮肤隆突性纤维肉瘤、肝细胞癌等肿瘤中阳性，定位于细胞膜。但在大多数侵袭性纤维瘤病中 β - catenin 呈异常核着色。这一特点有时可能仅限于局部，但其出现有助于侵袭性纤维瘤病与瘢痕和一般的纤维瘤病相鉴别，尤其是在穿刺活检等小标本检测时。侵袭性纤维瘤病 β - catenin 的阳性率达 70%～90%，而腹腔内其他间叶肿瘤（包括胃肠道 GIST 和平滑肌瘤）一般均为阴性。但 β - catenin 并非完全特异，20%～40% 孤立性纤维性肿瘤、30% 低级别肌成纤维细胞肉瘤也可呈核阳性着色，因此鉴别诊断时还要参考临床和病理形态学表现。

（16）MDM2 和 CDK4：是非典型脂肪瘤/高分化脂肪肉瘤和去分化脂肪肉瘤的高敏感性标志物，可用于与良性脂肪源性肿瘤鉴别。但其并非完全特异，在一些梭形细胞肉瘤和多形性肉瘤（如 MPNST、黏液纤维肉瘤和横纹肌肉瘤）中也呈核阳性着色。有报道 MDM2 和 CDK4 免疫组化双阳性可以提高其特异性，而 FISH 显示 *MDM2* 基因扩增的特异性更高于免疫组化。实际工作中，MDM2 和 CDK4 免疫组化检测还有助于去分化脂肪肉瘤和梭形/多形性脂肪瘤的鉴别，在腹膜后或腹腔内肿块针刺活检标本可用 MDM2 和 CDK4 标记来鉴别去分化脂肪肉瘤和其他高级别肉瘤。此外，低级别中央型骨肉瘤和骨旁骨肉瘤也可表达 MDM2 和 CDK4。

（17）NY - ESO - 1（New York esophageal squamous cell carcinoma 1）：是一种癌性睾丸抗原，睾丸和多种肿瘤细胞都有表达。在软组织肿瘤中黏液脂肪肉瘤的阳性率最高（88%），其余依次为滑膜肉瘤（49%）、黏液纤维肉瘤（35%）和普通型软骨肉瘤（28%）。其他肉瘤（部分黑色素瘤可以阳性）阳性率很低，且多呈灶性弱阳性，良性间叶肿瘤均为阴性，提示实际工作中 NY - ESO - 1 弥漫性强阳性有助于滑膜肉瘤与其他肉瘤的鉴别诊断。

（18）NKX2.2：是尤文肉瘤诊断和鉴别诊断最有用的标志物，其在是尤文肉瘤中的阳性率为 71.43%，略低于 CD99 和 FLI1，但其特异性明显高于后两者。联合检测 NKX2.2 与 CD99 及 FLI1 对尤文肉瘤诊断的敏感性和特异性可分别达到 65.31% 和 100%，有助于尤文肉瘤与其他小圆细胞肿瘤的鉴别。

（19）STAT6：属信号转导和转录活化因子家族，多种肿瘤（白血病、淋巴瘤、肺癌、乳腺癌、结直肠癌及胶质瘤）高表达，在软组织肿瘤中孤立性纤维性肿瘤（包括富于细胞型和恶性亚型）的阳性率最高，定位于胞核。此外，高分化/去分化脂肪肉瘤、侵袭性纤维瘤病、神经纤维瘤、透明细胞肉瘤、黏液样脂肪肉瘤、高级别纤维黏液样肉瘤及多形性未分化肉瘤中也可有少量阳性（胞核和胞质），其他梭形细胞肿瘤（富于细胞的血管纤维瘤、肌成纤维细胞瘤、梭形细胞脂肪瘤、良性纤维组织细胞瘤、DFSP、单形性滑膜肉瘤、间叶软骨肉瘤、平滑肌肿瘤、神经鞘瘤、神经纤维瘤、MPNSD、尤文肉瘤及结节性筋膜炎）阴性。STAT6 胞核阳性对孤立性纤维性肿瘤具有高度特异性。

（20）磷酸化谷氨酸受体 2 抗体（GRIA2）：近来有研究发现孤立性纤维肿瘤中 *GRIA2* 基因表达上调，组织芯片免疫组化技术也显示大多数孤立性纤维肿瘤 GRIA2 阳性，而其他梭形细胞肿瘤阴性。也有文献发现 GRIA2 在隆突性皮纤维肉瘤也有表达。

✚ 头颈部疾病

1. 头颈部肿瘤常用抗体

（1）CK5/6：阳性部位为细胞质，主要存在于鳞状上皮、多种基底细胞（前列腺、支气管）、肌上皮细胞（乳腺、涎腺），腺上皮不表达。可应用于鳞癌、皮肤基底细胞癌、尿路上皮癌及淋巴上皮癌等肿瘤的诊断。

（2）CK14：主要用于标记鳞状上皮、肌上皮及基底细胞。阳性部位为细胞质，主要用于鳞癌、肌上皮肿瘤的诊断。另外，在甲状旁腺中，嗜酸性腺瘤阳性率较高，而嗜酸性腺癌阴性。在滑膜肉瘤中也有较高的阳性率。

（3）P63：阳性部位为细胞核，在鳞状上皮、移行上皮、乳腺、汗腺、涎腺及前列腺等腺体的肌上皮细胞和基底细胞中阳性表达，腺上皮阴性，在肌成纤维细胞中不表达。

（4）calponin：阳性部位为细胞质。在正常平滑肌及肌上皮细胞中表达，增生的结缔组织中肌成纤维细胞也会阳性表达。主要用于平滑肌肿瘤及肌上皮肿瘤的诊断，也可用于乳腺癌等组织中肌上皮分布的诊断，检测肌上皮是否缺失。

（5）CD10：着色于细胞膜，表达于滤泡中心细胞和未成熟的淋巴细胞、乳腺、涎腺等腺体的肌上皮、肾小管上皮、肠黏膜上皮、子宫内膜间质细胞及部分成纤维细胞。在皮肤肿瘤中，CD10 在皮脂腺肿瘤中表达，而汗腺均不表达，CD10 在毛鞘周围表达，有助于基底细胞癌和毛发上皮瘤、毛母细胞瘤的鉴别诊断。

（6）S－100：阳性部位为细胞质，主要应用于恶性黑色素瘤、星形细胞瘤、室管膜瘤、神经鞘瘤、乳腺肿瘤、涎腺肿瘤、软骨肿瘤、树突状细胞肿瘤及脂肪肉瘤的诊断。在脊索瘤、脂肪原性肿瘤、皮肤附件肿瘤、乳腺、涎腺、偏良性的神经鞘瘤中，颗粒细胞瘤中 S－100 阳性。此抗体敏感性高、特异性较差，常与其他抗体联合应用。

（7）SMA（平滑肌肌动蛋白）：阳性部位为细胞质，广泛分布于平滑肌细胞中，而横纹肌、骨骼肌阴性，在肌成纤维细胞及含有肌成纤维细胞的软组织肿瘤中都有阳性表达。SMA 在肌上皮细胞中染色阳性，可用于肌上皮瘤、肌上皮癌、含肌上皮细胞的组织和肿瘤的诊断，如乳腺、涎腺等肌上皮染色。在所有血管球瘤中强阳性着色，部分间皮瘤阳性。

（8）actin（smooth muscle）：是一种标记平滑肌的肌动蛋白，可以与平滑肌蛋白 α 异构体反应，与骨骼肌、横纹肌无交叉反应。阳性部位为细胞质，用于标记平滑肌及其来源的肿瘤，也可以标记肌上皮及其来源的肿瘤。主要用于乳腺、涎腺及汗腺等疾病的诊断。

（9）GFAP：神经胶质纤维酸性蛋白，在脑胶质瘤、室管膜瘤中阳性表达，在外周神经中，部分神经鞘瘤阳性表达,而恶性周围神经鞘膜瘤阴性。在乳腺及涎腺的肌上皮细胞中阳性表达,可用于肌上皮细胞及肿瘤的检测。

(10) MyoD1:肌调节蛋白,是肌原性转录因子,阳性部位为细胞核,在非成熟的横纹肌细胞中表达,而成熟的横纹肌细胞中阴性,主要用于横纹肌肉瘤的诊断。在多形性横纹肌肉瘤中阳性较弱,着色部位为细胞质。

(11) EBER:EB病毒编码的小mRNA,是EB病毒的表达产物,采用原位杂交方法检测。定位于细胞核。在EB病毒相关疾病,如鼻咽癌、淋巴上皮癌、霍奇金淋巴瘤及Burkitt淋巴瘤的诊断中阳性表达。其阳性对于提示是否鼻咽原发癌有重要意义。

(12) LMP1:是EB病毒编码的潜伏基因抗体,阳性部位为细胞质/核,用于多种疾病的EB病毒检测。在鼻咽癌、淋巴上皮病变、霍奇金淋巴瘤、Burkitt淋巴瘤中EBV阳性。

(13) CK7:阳性部位为细胞质,主要标记腺上皮及移行上皮,在乳腺癌、肺腺癌、胰腺癌及卵巢浆液性癌中阳性,而胃肠道癌、卵巢黏液性癌、肝细胞癌及前列腺癌中阴性。另外,与EMA联合应用于滑膜肉瘤的诊断具有很高特异性。

(14) CK8:阳性部位为细胞质,主要标记非鳞状上皮,鳞癌一般不表达,主要用于腺癌的诊断。

(15) EMA:也称为MUC1,广泛存在于各种上皮细胞中,对腺上皮的表达优于CK。在脑膜细胞及脑膜瘤、浆细胞、神经束膜细胞、脊索瘤、滑膜肉瘤、间皮瘤及卵巢颗粒细胞瘤中阳性表达。

(16) CDX2:阳性部位为细胞核,主要用于转移性胃肠道肿瘤的鉴别诊断。

(17) CD44:阳性部位为细胞膜。表达与肿瘤的浸润、转移相关。对于区别内翻性乳头状瘤中癌的成分,CD44染色有帮助。在内翻性乳头状瘤中弥漫表达,而在癌中表达明显减少。

2. 头颈部肿瘤的免疫表型

(1) 鼻腔及鼻旁窦肿瘤。

1) 鳞状细胞癌的免疫表型:鼻腔或鼻窦黏膜上皮的恶性肿瘤,包括角化和非角化两种。角化型鳞癌组织学上类似于其他部位的鳞状细胞癌;非角化型与泌尿道的移行细胞癌相似。其中低分化者难以诊断,需与鼻腔嗅神经母细胞瘤和神经内分泌癌等鉴别。联合应用广谱CK,P63可诊断。某些变异型如梭形细胞鳞癌(肉瘤样癌)常vim阳性,CK散在阳性或缺如,CK阳性病例30%～50%不等,取决于所使用的抗体,联合P63有助于诊断。

2) 淋巴上皮癌(鼻咽癌未分化型):一种低分化的鳞癌或未分化癌,伴有明显的淋巴浆细胞浸润,组织学类似于鼻咽癌。研究显示肿瘤发生与EBV感染有关。肿瘤表达CK和EMA,大部分细胞EBER阳性表达。需与鼻咽的未分化癌鉴别,EBEV有助于诊断。与恶性黑色素瘤鉴别,后者CK阴性,S-100及HMB45阳性;与霍奇金淋巴瘤鉴别,后者R-S细胞CK阴性,CD15及CD30阳性。

3) 鼻腔及鼻窦的未分化癌:组织来源未定,伴有或不伴有神经内分泌分化,但无鳞状或腺体分化的证据。肿瘤表达广谱CK和CK7、CK8、CK19,不表达CK4、CK5/6及CK14(表8-5)。

表 8-5　鼻窦及鼻咽部不同类型鳞癌 CK 表达情况

肿瘤类型	AE1/AE3	CK5/6	CK7	CK8	CK13	CK14	CK19
鳞癌	+	+	+	+	+	+	+
非角化型鳞癌	+	+	−	+	+	+	+
鼻窦部未分化癌	+	−	+	+	−	−	+
淋巴上皮癌	+	+	−	+	−	−	+

4) 腺癌:①肠型腺癌,组织学类似于肠道的腺癌和腺瘤,个别类似于小肠黏膜。肿瘤细胞上皮标记如全 CK、EMA 阳性,CK20 和 CK7 有不同程度表达,CDX2 与肠上皮分化有关,在肠型腺癌中弥漫表达,也可出现绒毛蛋白(villin)的表达。②非肠型腺癌,组织学分化程度不同,可表现为腺样、实性、乳头状、透明细胞性和嗜酸细胞性等,常各种形态并存。CK7阳性表达,不表达 CK20,CDX2,villin,claudins。鼻腔及鼻窦部腺癌的免疫表型见表 8-6。

表 8-6　鼻腔及鼻窦部腺癌的免疫学表型

肿瘤类型	免疫表型
鼻窦肠型腺癌	CK、EMA、CEA(不定)、CK7(不定)、CK20(不定)、CDX2、villin、多种激素肽、CgA、syn 散在分布
鼻窦非肠型腺癌	CK7(强)、CK、EMA
低级别鼻咽乳头状癌	PAS、CK、EMA、CEA(灶性)
涎腺型癌	肌上皮:CK、vim、P63、calponin、S-100、SMA、GFAP、CK5/6 导管上皮:CK、EMA、CEA
转移性甲状腺癌	CK、CK19、TTF-1、TG、galectin-3

5) 涎腺型腺瘤/腺癌:鼻腔鼻窦的涎腺腺瘤、腺癌与涎腺肿瘤相似,主要由上皮及肌上皮、基底细胞构成,常用的免疫指标见表 8-7,详细分型及介绍见"涎腺肿瘤"。

表 8-7　涎腺型肿瘤常用免疫标记

肿瘤类型	免疫标记
腺上皮	CK、CEA、CD117、CK14、CK7、CK、EMA、CEA、galectin-3
肌上皮、基底细胞	CK、vim、P63、calponin、S-100、SMA、GFAP、CK5/6

6) 鼻腔、鼻窦的软组织及骨肿瘤:鼻腔、鼻窦部分发生的软组织肿瘤可分为肌原性、神经源性、血管原性、脂肪原性及未知来源等肿瘤,包括良性、恶性及潜在恶性。鼻腔及鼻窦部软组织肿瘤常用的免疫标志物见表 8-8。

表 8-8　鼻腔鼻窦部软组织常用抗体

肿瘤类型	免疫标记
成纤维细胞、肌成纤维细胞源性	vim、CD68、CD10、CD99、SMA、Des
血管源性	vim、CD34、CD31、Ⅷ因子、D2-40、CK
神经源性	vim、S-100、NF、EMA、CD56
平滑肌源性	vim、Des、SMA、
横纹肌源性	vim、Des、SMA、MSA、myoglobin、MyoD1、myogenin
软骨、成骨细胞源性	vim、S-100、骨连素
破骨细胞源性	vim、CD68
脑膜瘤	vim、EMA、PR
恶性黑色素瘤	vim、S-100、HMB45、melan-A、melanomapan

7）淋巴造血细胞肿瘤：鼻腔或鼻窦原发性的非霍奇金淋巴瘤，成人最常见的为鼻型结外NK/T 细胞淋巴瘤和弥漫大 B 细胞淋巴瘤，儿童最常见的为 Burkitt 淋巴瘤。鼻腔、鼻窦部位可见的淋巴造血系统肿瘤免疫表型见表 8-9。

表 8-9　鼻腔、鼻窦部位淋巴造血系统肿瘤免疫表型

肿瘤类型	免疫标记
鼻型结外 NK/T 细胞淋巴瘤	$CD3^+$、$CD20^-$、$CD56^+$、GrB^+、$TIA1^+$、$CD43^+$、$CD5^-$、$CD57^-$、$EBER^+$
弥漫大 B 细胞淋巴瘤	$CD20^+$、$CD3^-$、$CD10^{+/-}$、$CD79^+$、$PAX5^+$、$Bcl-6^{+/-}$、$MuM1^{+/-}$
Burkitt 淋巴瘤	$CD20^+$、$CD3^-$、$CD10^+$、$Bcl-6^+$、$Bcl-2^-$、$Ki-67^+$、$MUM1^-$
滤泡性淋巴瘤	$CD3^-$、$CD20^+$、$CD21^+$、$Ki-67^+$、$CD10^+$、$Bcl-6^+$、$Bcl-2^+$
黏膜相关淋巴瘤	无特异性标记，目前用排除法，$CD5^-$、$CD10^-$、$CD23^-$、部分 $CD43^+$
髓外浆细胞瘤	$CD3^-$、$CD20^-$、$CD38^+$、$CD138^+$、$MUM1^+$、EMA^+、$kappa^{+/-}$、$lambda^{+/-}$
髓外髓细胞肉瘤	MPO、CD68、CD117、$CD43^+$、CD33、$Lyso^+$
组织细胞肉瘤	$CD68^+$、$Lyso^+$、$CD20^-$、$CD3^-$、$CD1a^-$、$CD21^-$、部分 $S-100^+$
Rosai-Dorfman 病	$S-100^+$、$CD68^+$、$CD1a^-$

（2）鼻咽部肿瘤。

1）鼻咽癌：包括鳞癌、非角化型癌（分化型和未分化型）、基底样鳞癌。与 EBV 密切相关，表达 EBV 的 DNA 或 RNA。免疫染色显示 LMP-1 弱阳性或灶性阳性，而最简单可靠的途径是原位杂交检测 EBV 编码的早期 RNA（EBER），几乎全部肿瘤细胞核均阳性。另外，肿瘤对全 CK、HCK 强烈表达，而低分子角蛋白（CAM5.2）等表达弱阳性或小灶阳性。不表达 CK7 和 CK20，局灶性表达 EMA，部分病例表达 P63。临床诊断中，肿瘤内反应性的

免疫母细胞和血管内皮细胞常被怀疑为癌细胞,应注意鉴别诊断。

2)鼻咽乳头状腺癌和涎腺型癌:乳头状腺癌为乳头状和腺样结构以外生性生长为特征的低级别腺癌。胞质内有耐淀粉酶的 PAS 阳性物质,免疫组化染色显示上皮标志物(如 CK、EMA)表达阳性,与 EBV 无关。涎腺型癌发生率较低,包括腺样囊性癌、黏液表皮样癌、上皮-肌上皮癌、腺泡细胞癌和多形性低度恶性腺癌。

3)涎腺始基瘤:为先天性的多形性腺瘤,由含有胚胎发育早期 4~8 周的唾液腺混合性上皮及间叶成分组成。细胞对 vim、CK、actin 混合性表达,一般 S-100 和 GFAP 阴性,间质结节中新生管腔及导管 EMA 阳性,分化的上皮成分呈 CK 和 CK7 阳性,EMA 在管状结构中阳性表达。

4)鼻咽部血管纤维瘤:组织学表现为纤维间质中间大量鹿角样的薄壁血管。血管壁 vim 和 SMA 阳性,肿瘤周围大血管 Des 阳性,间质和内皮细胞 AR、ER 及 PR 表达不稳定,内皮细胞Ⅷ因子、CD34 及 CD31 阳性,包括 CD117 在内间质细胞均不表达。

5)鼻咽部淋巴造血系统肿瘤:同鼻腔或鼻窦部淋巴造血系统肿瘤,包括霍奇金淋巴瘤、弥漫大 B 细胞淋巴瘤、NK/T 细胞淋巴瘤、Burkitt 淋巴瘤、套细胞淋巴瘤、MALT 型结外边缘区淋巴瘤、树突状细胞肉瘤等。

(3)口腔及口咽部肿瘤。

1)口腔及口咽部上皮性肿瘤:来源于内衬上皮或涎腺上皮,其中鳞癌及淋巴上皮癌等见鼻腔及鼻咽部所述,免疫学特征也相同。

2)涎腺肿瘤中,发生在此部位的近一半为恶性,多种类型的涎腺肿瘤均可发生在此部位。详细介绍见涎腺肿瘤章节。

3)先天性颗粒细胞龈瘤:起源于新生儿牙槽嵴的良性肿瘤,由颗粒性胞质的细胞巢组成。肿瘤细胞 vim、NSE 阳性,CK、CEA、Des、S-100 及激素受体阴性。

4)淋巴造血系统肿瘤:发生在口腔及咽部的淋巴造血系统肿瘤种类与鼻咽部的相同,详细介绍参见"淋巴造血系统"。

(4)涎腺肿瘤。

1)腺泡细胞癌:浆液性腺泡细胞分化是其主要特点,可呈现腺泡样、闰管样、空泡状、微囊性及滤泡等形态结构。细胞 PAS 染色阳性,但不一致,有时斑片状表达,弱阳性或阴性。免疫学表现无特异性,癌细胞对 CK、CK8/18、转铁蛋白、乳铁蛋白、α_1-抗胰蛋白酶、CEA、淀粉酶及血管活性肠肽呈阳性反应。不表达 HCK、CK5/6 及 EMA,S-100 部分阳性。

2)黏液表皮样癌:由黏液细胞、中间细胞和表皮样细胞构成。肿瘤中 3 种细胞的比例可有变化。中间细胞占多数,可出现透明样、柱状及嗜酸性。黏液细胞 PAS 阳性,表皮细胞可以为类似鳞状上皮的多边形,但角化罕见,免疫组化染色在与鳞癌的鉴别中有帮助,与鳞癌不同,黏液表皮样癌 CK7 常为阳性。

3)腺样囊性癌:由导管上皮及变异的肌上皮构成,具有包括管状、筛状和实性型等多种形态。神经侵犯是其突出特点。免疫组化染色证实基底细胞样细胞主要为肌上皮分化,这些细胞表达 CK、vim,S-100(常为片状染色),actin、和 P63,散在的导管上皮表达 CK、

CEA、EMA、CD117和 galectin‑3。Ki‑67 可能对区分多形性低度恶性腺癌和腺样囊性癌有帮助。

4）多形性腺瘤：多形性主要指镜下结构的多形性而非细胞的多形性，最常见的是由导管上皮和变异的肌上皮成分与黏液或软骨样成分混合而成，是腮腺中最常见的肿瘤。免疫组化染色主要目的是诊断有疑问时，确定上皮和肌上皮同时存在。S‑100 在多形性腺瘤中强表达。与腺样囊性癌的鉴别中，Ki‑67、bcl‑2、P53 有一定帮助，三者在腺样囊性癌的表达中更强。

5）Warthin 瘤：又称腺淋巴瘤，是腮腺第二常见肿瘤。其上皮成分有两种，内衬的嗜酸性柱状细胞由嗜酸性基底细胞支持，两者形成囊性结构，间质内含淋巴组织。形态学上较特殊，诊断上无须免疫组织化学帮助。研究显示，CK7 柱状和基底细胞均阳性，而 CK5/6 和 P63 仅基底细胞阳性，而间质内的淋巴细胞组成与反应性的淋巴结相似。

6）肌上皮瘤/癌：全部由肌上皮构成，诊断需要 CK 和至少一种肌上皮标志阳性，包括 SMA、GFAP、CD10、calponin、S‑100、P63 及 CK14 等。肌上皮癌还需与各种肉瘤（如恶性周围神经鞘膜瘤、纤维肉瘤及平滑肌肉瘤）、指突状树突状细胞肉瘤及黑色素瘤相鉴别。

7）基底细胞腺瘤/癌：由基底细胞构成的肿瘤，基底细胞腺瘤与癌的区别主要在于后者具有浸润性生长的特征，免疫染色在区分良恶性中无太大帮助。免疫表达情况不一，腔面细胞上皮标记 CK 阳性，常有 S‑100、EMA 和 CEA 的灶性阳性。周围基底样细胞可不同程度表达肌上皮标记（P63，calponin，actin、GFAP、S‑100）。

8）多形性低度恶性腺癌：以细胞学的一致性、组织学的多样性及浸润性生长为特征，嗜神经表现常见。肿瘤细胞对以下抗体有免疫反应：EMA（部分病例＋）、CK、S‑100、vim、CEA（部分病例＋）、SMA（部分病例＋）、GFAP 一般阴性，偶尔出现阳性细胞。部分细胞可能表达 P63，杂乱分布，肌上皮标志物（SMA、calponin）阴性。研究证实 bcl‑2 蛋白过度表达。

9）上皮-肌上皮癌：由上皮及肌上皮构成，内衬导管上皮细胞，外层为透明的肌上皮细胞。周围肌上皮显示 SMA、P63 阳性，腔面细胞 CK 阳性。

10）嗜酸细胞瘤/癌：由大的嗜酸性颗粒性胞质的细胞构成，构成癌的细胞异型明显。Ki‑67 在区分良恶性肿瘤中有一定作用。

11）非特异性透明细胞癌：是一种单形性细胞构成的恶性上皮性肿瘤，CK 阳性表达，其他研究结果不一，组织学上和免疫组织化学上有肌上皮分化的应归类为肌上皮瘤/癌的透明细胞亚型。

12）涎腺导管癌：在细胞和组织学上类似于乳腺的浸润性导管癌。免疫表型见表 8‑10。

表 8‑10　涎腺导管癌的免疫表型

分　类	举　例
阳性标记	HCK、LCK、CEA、EMA、AR、GCDFP‑15（局灶）
阴性标记	S‑100、P63、calponin、CD10、CK14、CK5/6、ER、PR

（5）牙原性肿瘤：大部分疾病为病例报道，免疫组化研究较少，各种癌成分主要表现为 CK 阳性，其中表现为透明细胞的成釉细胞癌及牙原性透明细胞癌要与其他透明细胞肿瘤鉴别。

（6）耳部肿瘤：耳部的鳞癌、软组织肿瘤（如胚胎学横纹肌肉瘤、纤维结构不良、血管瘤、淋巴管瘤、施万细胞瘤）、淋巴造血系统肿瘤、继发性肿瘤见相关章节。以下简述耳部特有的几种肿瘤的免疫表型。

1）耵聍腺肿瘤：大部分外耳肿瘤起源于被覆鳞状上皮，所发生的肿瘤同其他部位相似，只有耵聍腺为外耳道特有腺体，其发生的肿瘤罕见，研究显示耵聍腺瘤腺腔细胞 CK7、CD117 弥漫强阳性，基底细胞 CK5/6、S‑100、P63 阳性。

2）中耳胆脂瘤：胆脂瘤被覆表皮的囊肿，囊腔内为脱落的角化物，被覆上皮免疫标记显示鳞状上皮的特征，如 CK、HCK 及 P63 阳性。

3）中耳腺瘤：由规则的小腺体"背靠背"排列，无肌上皮层，CK 阳性，vim 阴性，肌上皮标记 P63，calponin，CD10，CK14，CK5/6 阴性，肿瘤均有神经内分泌标志物的表达，通常 NSE、ChroA、SY 及各种多肽阳性。

4）中耳侵袭性乳头状瘤：中耳侵袭性乳头状瘤组织学表现为由单层或柱状上皮形成复杂的乳头状结构，周围为疏松的纤维结缔组织，有时会出现甲状腺滤泡样区域。免疫表型为 CK、EMA、S‑100 阳性，而甲状腺球蛋白阴性，可以与甲状腺乳头状癌鉴别，CK7、CK20、CEA 阴性，有助于排除肺癌及肠癌的转移。

5）内淋巴囊肿瘤：由单层立方上皮排列成乳头状‑腺状结构，某些区域类似脉络丛乳头状肿瘤或甲状腺样区域，肿瘤细胞表达 CK、某些表达 GFAP，甲状腺球蛋白阴性可与转移性甲状腺乳头状癌鉴别，PSA 阴性可排除转移性前列腺癌。

（7）副神经节瘤：副神经节系统起源于神经嵴，由肾上腺髓质和散在分布于肾上腺外的副神经节组成。肾上腺外的副神经节分为交感和副交感两型。两者虽然细胞形态相似，但分布的部位和激素不同。头颈部发生的主要是副交感神经节瘤，主要发生于颈动脉分支、中耳和迷走神经沿线，此外，还有眶内、鼻腔、鼻窦、鼻咽部、喉、气管和甲状腺。组织学上由主细胞和支持细胞构成，主细胞 Syn、Chg、NSE 阳性，CK、CEA、S‑100 和降钙素阴性。支持细胞 S‑100 和 GFAP 阳性。

（朱　荣）

第九章　杂交组织化学技术

第一节　原位分子杂交基本原理

原位分子杂交（*in situ* hybridization，ISH）是运用核酸分子间碱基互补的性质，采用标记的核酸分子探针在组织切片（或细胞片）上显示特异核酸（DNA 或 RNA）顺序的一种技术。原位分子杂交不但能对靶核酸序列进行定性和定量测定，还能反映出该核酸序列在组织细胞内的分布情况，在生物学和病理学等诸多临床和基础医学领域的研究中有着广泛的应用。

一　杂交组织化学的原理

RNA 和单链 DNA 都是由 4 种核苷酸或脱氧核苷酸通过 $3', 5'$-磷酸二酯键相连组成的多核苷酸。两条互补的多核苷酸链又可通过配对碱基间（A－T、C－G 及 A－U）形成的氢键相连组成双链，进一步形成稳定的 DNA 双螺旋结构。

核酸杂交就是利用两条多核苷酸链的互补碱基间可以通过氢键形成双链的特性，将目的基因特异性的片段制备成为探针，并采用同位素或非同位素性进行标记后，检测靶核酸（DNA、RNA）是否在组织或细胞中表达。

核酸分子杂交可发生在单链 DNA 与单链 DNA，单链 DNA 与 RNA、RNA 与 RNA 间，以及寡核苷酸与单链 DNA 或 RNA 之间。因此，核酸分子杂交所用的探针种类可以是 DNA、RNA 或寡核苷酸。

杂交组织化学（简称组化）是在组织切片或细胞片上进行原位核酸分子杂交，再经标志物的呈现使杂交分子得到定位。ISH 成功与否取决于以下 4 个方面。

（1）合适的探针（探针的种类和特异性、适当的长度及良好的标记）。

（2）优良的组织（细胞）保存（被测核酸和组织结构的完好）。

（3）可靠的实验试剂和正确的实验方法。

（4）相当的形态学知识（包括细胞生物学、组织胚胎学及病理解剖学等）。

二　探针类型、制备及标记

进行杂交组化首先碰到的问题是如何选择探针。这涉及探针的特异性、探针的长度、种类及标记等。

1. 探针的特异性　探针序列多选择目的基因选特异性较强的基因 5′或 3′端部分。

2. 探针的长度　探针越长，杂交敏感性升高，但特异性下降，并且组织通透性下降。在杂交组织化学中探针多选择 100～400 个碱基，可以兼顾杂交的特异性和敏感性。

3. 探针的种类　目前，常用的探针有 DNA 探针（双链或单链）、RNA 探针和寡核苷酸探针。

（1）DNA 探针：在杂交组织化学中，双链重组 DNA（cDNA）探针是目前应用最多的探针类型。使用 DNA 探针比使用 RNA 探针方便，而且敏感性相对较好。但双链 DNA 探针在杂交前需要进行经加热煮沸变性为单链后加入，如果被测基因同样为双链 DNA，可滴于切片上，与待测靶 DNA 一起变性。此外，较大的双链 DNA 探针可以通过游离端碱基的互补配对在细胞内形成网络结构，虽有益于杂交敏感度的提高，但也产生了较高的背景着色。

（2）RNA 探针：近年来，RNA 探针应用越来越多。这是由于单链 RNA 探针分子小，在组织内的通透性较好，用前无须变性，在杂交过程中也不存在重新退火的情况，可以全部与靶核酸配对杂交。核酸杂交的稳定性与核酸的类型有关，依次为 RNA－RNA＞DNA－RNA＞DNA－DNA。因此，用 RNA 探针可以提高杂交和杂交后水洗的温度，从而预防或消除较弱的或非特异结合的探针。并且，杂交后还能应用 RNA 酶处理，非常容易地将非特异性杂交的单链 RNA 探针消化掉，明显减少反应的背景着色。

（3）寡核苷酸探针：这类探针多采用 DNA 合成仪，在不溶性硅石的支持物上合成单链 DNA 寡核苷酸。因此，杂交时无须变性，也不存在重新退火的问题。此类探针的长度为 30～150bp，在组织内通透性好，而且只要知道靶核酸的序列，就能大量快速合成该探针。缺点是一般只能采用末端标记法标记，检测的敏感性难以提高。此外，大量合成寡核苷酸探针所需费用较高。

4. 探针的标记　杂交组织化学中探针的常用标志物可分为同位素和非同位素两大类。

（1）同位素标记探针：常用的同位素有 ^{35}S、^{125}I 及 ^{3}H。同位素作标志物，虽然检测敏感性较高，但杂交后以感光乳胶涂片，曝光时间较长，且标记的探针由于同位素衰减，因而使用周期短（往往为同位素相应的半衰期），对实验室的要求较高，一般不适于普通实验室和日常检验工作。

（2）非同位素标记探针：其细胞定位较好，标记探针可以长期保存和使用，对实验室也无特殊要求，普通实验室都能开展。

生物素的应用较早，但由于某些组织特别是肝脏等有内源性生物素的存在，因此生物素标记的探针受到限制。

异羟基洋地黄毒苷（digoxigenin，DIG）目前被广泛用于探针的标记。DIG 是一种类固醇半抗原,分子量小,通过含 11 个碳原子的间臂与尿嘧啶的第 5 位碳原子连接。杂交后,多用碱性磷酸酶标记的抗 DIG 抗体来显示靶核酸。用 DIG 作标志物的探针,敏感性与同位素标记的探针相仿,而且杂交的切片背景好,细胞定位准确。

此外,荧光素也可用来标记探针,杂交后可用荧光显微镜直接观察。这种方法简便,可用于多种基因的检测,但敏感性较低,常用于染色体基因定位。

除上述同位素与非同位素标志物外,尚有一组探针的修饰物,包括磺基化(sulphon 基团)、乙酰氨基芴、光敏生物素及汞等,但这种标记方法目前应用越来越少。

(3) 标记方法:杂交探针的标记方法很多,可以分为两大类:引入法和化学修饰法。

1) 引入法。运用标记好的核苷酸来合成探针,即先将标志物与核苷酸结合,而后在探针合成过程中将标记的核苷酸整合入 DNA 或 RNA 探针序列中。按其整合的方法不同,可分为缺口翻译法、随机引物法、末端标记法、PCR 扩增标记法、RNA 体外合成法等。化学修饰法即采用化学的方法将标志物掺入已合成的探针中,或改变探针的某些原有结构,使之产生特定的化学基团。

A. 缺口平移法:又称缺口翻译法。其原理是先加入 DNA 酶Ⅰ(Dnase Ⅰ),在双链 DNA 探针中导入多个缺口,而后加入 DNA 聚合酶Ⅰ(DNApol Ⅰ)和各种核苷酸(包括带有标识物的核苷酸),DNApol Ⅰ具有 $5'→3'$ 外切酶和 $5'→3'$ 聚合酶活性,自缺口起沿 $5'→3'$ 的方向合成与对应链互补的 DNA 链,即标记探针。由于没有加入连接酶,上述过程中经 Dnase Ⅰ导入的缺口并未被连上,而是逐渐沿 $5'→3'$ 的方向平行移动,故又被称为缺口平移法。这种标记方法适用于双链 DNA 探针的标记,线状或环状 DNA 链均可以,模板 DNA 分子较大时(>1 kb)效果较好。杂交时经加热变性后这种标记探针的分子小,组织穿透性好,较适宜于杂交组织化学。缺点是 DNA 模板需要量较多(>200 ng),标记率较低。其基本标记步骤是在 Eppendorf 离心管中加入标记缓冲液、4 种 dNTP、标记核苷酸(DIG - 11 - dUTP)、模板 DNA、Dnase Ⅰ和 DNA 聚合酶混合后 15℃ 保温 2 小时,而后加入 EDTA 中止反应,再经乙醇沉淀法纯化标记探针。

B. 随机引物法:此法的原理是以任意顺序的六核苷酸片段为引物,与单链 DNA(或变性的双链 DNA)模板结合后,在 DNA 聚合酶Ⅰ的 Klenow 片段(即 DNA 聚合酶Ⅰ经枯草菌蛋白酶水解后所得的片段,相对分子质量为 76 000,其仍保留 $5'→3'$ 聚合酶的活力和 $5'→3'$ 外切酶的活力,但缺乏 $5'→3'$ 外切酶活性)作用下合成带标记核苷酸的互补 DNA 链(探针)。这种方法较常用,单、双链线状 DNA 均可用此法标记,模板长度为 100～500bp 即可,且需要的量较少(可少至 10 μg),标记率高(每 20～50 个核苷酸即可含一个带标识者),但标记的产量较低,必要时可适当延长反应的时间。其基本标记步骤是双链 DNA 在 Eppendorf 管中变性后加入标记缓冲液、六核苷酸混合物(合成探针的引物)、4 种 dNTP、标记核苷酸(DIG - 11 - dUTP)和 Klenow 酶混合后 37℃ 保温 1～2 h,而后加入 EDTA 中止反应,再经乙醇沉淀法纯化标记探针。

C. PCR 扩增标记法:此法的原理与普通的核酸 PCR 扩增相同,即 TaqDNA 聚合酶以 DNA 为模板,在特异的引物引导下在体外(PCR 仪)合成 cDNA 探针。由于在反应系统中加入了一定量的标记 dNTP,因此扩增的同时又是一个标记的过程。常用的标记核苷酸为 DIG‑dUTP。根据欲检测的靶核酸在组织或细胞中的拷贝数多少,在反应液中加入不同比例的 DIG‑dUTP。如待测的核酸拷贝数较少时可加较多的 DIG‑dUTP,使 dTTP 与 DIG‑dUTP 之比为 2:1,而待测核酸拷贝数较多时两者比例可以为 19:1。PCR 扩增标记法主要用于 cDNA 探针的扩增和标记,其方法简单,模板 DNA 需要量少,而产量多。但与普通 cDNA 的 PCR 扩增相比,由于其反应系统中 DIG‑dUTP 的存在,使其扩增的效率有所降低,对 PCR 循环中的温度等要求也较为严格。其基本标记步骤是 Eppendorf 离心管中加入标记缓冲液、4 种 dNTP、标记核苷酸(DIG‑dUTP)、PCR 引物、模板 DNA 和 Taq DNA 聚合酶,混合后经 PCR 仪扩增(30 个循环),4℃中止反应后再经乙醇沉淀法纯化标记探针。

D. 末端标记法:末端标记(end-labelling)是将标志物导入线型 DNA 或 RNA 的 3′末端或者 5′末端的一类标记法。可分为 3′末端标记法、5′末端标记法和 T4 聚合酶替代法。末端标记法主要用于寡核苷酸或短的 DNA 或 RNA 探针的标记。用该法编辑的探针由于只在末端进行标记,所以探针携带的标记分子比较少,检测敏感性较低。

E. RNA 体外合成、标记法:此法的原理是将模板 DNA(双链)插入带有噬菌体 RNA 多聚酶启动子(如 SP6、T3 和 T7)的特定质粒,然后根据插入的方向,用相应的 DNA 内切酶在欲转录的 DNA 片段下游(3′端)切成线状,再在相应的 RNA 多聚酶作用下,以特定的启动子为起点,转录出带有标记核苷酸的 RNA 探针。此法有以下诸多优点:①模板可以反复多次转录,一次合成和标记的产量高;②噬菌体 RNA 多聚酶对 NTP 的浓度要求较低,且只定向合成单链固定长度的探针,故较为经济;③标记后用不含 RNA 酶的 DNA 酶处理,就能方便地将模板 DNA 去除,无须纯化;④RNA‑RNA 杂交体的稳定性较 DNA‑RNA 好;⑤杂交后非特异性吸附在组织或细胞片上的单链 RNA 探针可用 RNA 酶降解,显色背景好。其基本标记步骤是先用特异性 DNA 内切酶将质粒切成线状,再加入标记缓冲液、4 种 NTP、DIG‑11‑UTP 和相应的 RNA 多聚酶,混合后 37℃保温 2h,再加入 DNase Ⅰ去除模板 DNA,加入 EDTA 中止反应,再经乙醇沉淀法纯化标记探针。

2) 化学修饰法。此处介绍引用较多的 3 种修饰法。

A. 光敏生物素标记:光敏生物素是一种带有光敏基团(叠氮基团)的生物素衍生物,其醋酸盐易溶于水。光敏生物素醋酸盐与欲标记探针(DNA 或 RNA)在水溶液内经强光照射后,叠氮基团中活性很强的氮烯(nitrene)基团被激活,与核酸的碱基形成稳定的共价键结合。这种方法的优点是简便,一次标记的量可从微克到数毫克不等,标记探针的稳定性好,且适用于各种 DNA、RNA 乃至蛋白质和酶等的标记。杂交后可用免疫组化 ABC 法显示靶核酸。

B. 磺化标记:这是一种应用较早,也较为方便的非同位素标记方法。其原理是用亚硫酸氢钠和甲基羟胺使 DNA 或 RNA 中胞嘧啶的 C5 磺酸化,生成 sulphon 基团。后者是一种半抗原,杂交后可用相应抗体(可采用 5′‑胞苷酸磺化后与载体白蛋白结合免疫动物来制备)经免疫组化方法显示靶核酸。

C. 乙酰氨基芴(AAF)标记:N‑acetoxy‑AAF 是一种致癌剂,当与探针一起孵育时,AAF 基团可与核酸的鸟嘌呤核苷酸残基形成共价结合。后者是一种半抗原。杂交后也用相应抗体(可采用嘌呤–AAF免疫动物来制备)经免疫组化方法显示靶核酸。

D. 标记探针的纯化:在上述各种方法标记探针后都有一个纯化的过程,以去除无机盐、dNTP及酶等。通常采用的方法是加入4 mol LiCl和无水乙醇,冷冻离心,取沉淀,再经70%乙醇洗,真空干燥后,用适当的溶液溶解。需要注意的是,沉淀必需彻底干燥,否则会明显增加杂交显色的背景。如果沉淀太少,可在加EDTA中止反应后,加入适量糖原(20 μl),以使沉淀增多,易于观察。

玻璃纤维滤过法是采用玻璃纤维柱,当反应液通过此柱时,核酸成分与其结合,用清洗缓冲液将其他成分洗去后,再用洗脱缓冲液洗脱所要的探针核酸。用此法纯化标记探针所需时间短,得率较高(用100 μl洗脱缓冲液可得79%以上)。但是,低于100 bp的寡核苷酸探针由于其不能与玻璃纤维结合,不宜用此法纯化。

(4)标记结果的检验:探针标记后应进行一定的检验,以证实其标记结果,估计探针得率,以及测试杂交检测的条件。

非同位素标记探针的检验:多采用斑点印迹法,以估计标记的结果。

同位素标记探针的检验:用液闪法估算探针的放射比活性,用印迹杂交后放射自显影法测定杂交效率。

三 组织和细胞标本的准备

原位杂交技术可应用于冷冻或石蜡片、细胞培养片、细胞甩片或细胞切片等。为了获得良好的杂交结果,组织和细胞标本的取材和处理十分重要,目的是既要充分保留被测核酸不被降解,又要尽可能地维持原有组织或细胞的形态结构。其基本要求与免疫组织化学技术相似:新鲜取材和及时固定。

DNA的稳定性较好,一般无须特殊处理。常规的石蜡或冷冻切片均适用于组织或细胞内DNA的原位杂交检测,即使长期保存的石蜡块也可用于回顾性研究。但RNA非常容易降解,RNA酶在周围环境中几乎无处不在,而且一般的消毒方法不能将其灭活。因此,当检测标本中的RNA或采用RNA探针时,从标本准备到杂交结束前,都要注意预防RNA酶污染对杂交结果的影响。防止RNA酶污染及灭活RNA酶的方法有:①标本尽早固定,组织固定剂可以灭活组织内的RNA酶。②所用玻璃器皿均需经180℃处理3小时以上,或用新鲜配制的0.1%二乙基焦碳酸盐(diethylpyrocarbonate,DEPC)水在室温中处理2~3小时。③所用试剂要用DEPC水配制,并经高压消毒。④所有操作都要戴手套;⑤各种反应过程中注意应用RNA酶抑制剂。只要充分注意以上各点,在石蜡切片上一样可以得到良好的RNA杂交结果,而石蜡切片的组织形态较冷冻切片好得多。

细胞培养片和细胞甩片的制备与免疫组化染色相同,但由于探针穿透力的问题,在原位杂交检测细胞内DNA和RNA时更倾向于用细胞切片。其制作方法是先制备细胞悬液,用缓冲液洗,离心除去上层液,沉淀的细胞与加热溶解后冷却到快凝固的琼脂混合,冰上迅速冻结,而后固定、脱水、包埋等的处理与石蜡切片相同。

用于杂交的组织或细胞标本的固定剂与免疫组化相似,其中醛类固定剂应用最多,尤其是用 4%多聚甲醛(用 0.1 mol PB 配制)固定可以较好地保存组织中的靶核酸,组织形态结构的保存也优于沉淀类固定剂(如乙醇),而且同时也适用于免疫组化染色。固定时,有两点需注意,一是尽量早期固定,二是固定时间不能太长,最好采用 4℃下固定,一般不超过 24 小时(根据组织片的厚薄从 30 分钟至 24 小时)。

以检测 RNA 为例,标本制备及玻片处理常规如下。

(1)载玻片处理:载玻片插入不锈钢架,沸水稀释的中性洗涤剂浸泡 30 分钟,经流水冲洗和蒸馏水洗后高压消毒,再经流水冲洗、蒸馏水洗、去离子水洗后,180℃烘烤 3 小时,2% 3-氨丙基三乙氧基硅烷(3-aminopropyltriethoxysilane,APES,纯丙酮或甲醇配)室温浸泡 1 分钟以上,丙酮或甲醇上下洗 10 次,DEPC 水洗后阴干。

(2)组织标本处理:4%多聚甲醛(0.1 mol PB,pH7.4 配)4℃固定 30 分钟至 24 小时,梯度乙醇脱水,二甲苯透明,石蜡包埋,常规切片。

以上 PB 及梯度乙醇配制均用 DEPC 水,其配制方法为:1 L 水加 1 ml DEPC 水,充分混合后室温放置 3 小时,高压消毒备用。

四 原位杂交技术

原位杂交是一个复杂的、多步骤的过程,除了滴加标记(如 DIG)杂交探针、酶标抗 DIG 抗体及酶底物等必不可少的几步外,更多的步骤都是为了改善杂交的结果,即提高杂交的敏感性,降低非特异性和背景着色。通常可以把整个杂交过程分为杂交前处理、杂交和杂交后处理 3 个阶段。

(一)杂交前处理

杂交前处理的具体方法和步骤因组织标本的差异、处理过程中采用的固定剂及使用探针不同而异。杂交前处理的主要目的是:①增强组织或细胞的通透性,以利于探针的穿透;②尽可能减少与探针产生非特异吸附的背景。采用的方法如下。

1. 增强核酸探针的穿透性 采用去污剂或某些消化酶处理,可以增强组织的通透性和探针的穿透性,提高杂交信号,但同时也会降低 RNA 保存量,影响组织结构形态,导致组织脱离载玻片。因此,在用量和时间上应当加以注意。

常用的去垢剂是 0.01%～0.3%的 Triton X-100。类似的增强通透性的措施还有反复冻融、用乙醇和二甲苯等溶剂处理切片等。

常用的有蛋白酶 K(proteinase K)。此外,还有胃蛋白酶(pepsin)、链霉蛋白酶(pronase)等。各种酶的最佳作用通常要求 37℃,且与反应溶液的 pH 值相关,如蛋白酶 K 和链霉蛋白酶在中性 pH 值下才能发挥最大的酶活力,而胃蛋白酶最大活力是在 pH 1.8～2.5。消化酶的浓度、作用时间等参数的选择则应根据组织的类型、固定的程度、切片厚度、探针的大小及酶的活性等做具体分析,经过多次预实验才能选定最佳方案。一般应用蛋白酶 K 1 μg/ml(用 0.1 mol/L Tris,50 mmol/L EDTA,PH8.0 缓冲液配制)。37℃孵育 15～30 分钟。消化后剩余的酶活性常用甘氨酸浸泡或 4%多聚甲醛后固定等方法来中止。

2. 减低背景染色 包括以下步骤。

（1）稀酸处理：常用的是 0.2mol/L HCl。其目的是使碱性蛋白变性，消除其对杂交反应的干扰，有利于靶核酸的暴露，减少背景。在蛋白酶消化后的稀酸处理还具有清除蛋白酶的作用。此外，如果杂交后所用抗体采用辣根过氧化物酶等标记，稀酸还有去内源性酶活性的作用。

（2）乙酰化：组织细胞中的碱性蛋白带有正电荷，可以与探针中的磷酸根和标志物所带的负电荷产生静电吸附。乙酰化的目的在于中和标本中的正电荷，减少静电吸附，从而减低背景着色。常用的方法是在杂交前用 0.25% 乙酸酐或无水乙酸（溶于 0.1 mol/L 三乙醇胺，pH8）处理切片。

（3）其他：检测靶 DNA 时可加 RNA 酶处理，消除因 DNA 探针与标本 RNA 之间可能出现的交叉反应。酶处理后须彻底洗涤以防其继续作用。

采用非同位素探针时，应注意针对其检测系统中可能出现的背景染色作相应的处理。如抗体蛋白的非特异吸附，内源性过氧化物酶、生物素等。

（二）杂交

这是原位杂交技术的关键步骤。进行杂交反应时，探针和靶核苷酸必须均是单链，如果探针和靶核苷酸存在双链，必须在杂交前要解链（变性）；探针和靶核酸均为 DNA，则可将探针滴加在标本上后一起变性。常规的变性方法是用高温处理切片（90～100℃，5～10分钟）。

杂交完成速度取决于：①反应温度；②正离子浓度；③探针浓度；④探针片段大小。此外，为避免非特异性吸附，达到最佳的阳性信号与背景着色比，应在杂交液中加入一些类似于免疫组化中的封闭物质；在杂交前先滴加不含探针的杂交液对组织片进行预处理。

1. 杂交温度和时间　复性反应均需在一定温度下进行，以破坏和弱化链内的二级结构。温度高杂交反应快，杂交温度常以核苷酸链 T_m 为参考。核酸链中 G-C 多者 T_m 高（T_m 为 DNA 分子 50% 解链时的温度；G-C 占 50% 时 T_m 约为 70℃）。在杂交液中加入适当的甲酰胺可降低杂交温度（每增加 1% 甲酰胺，可下降 0.35～0.65℃），避免因为杂交温度过高导致的细胞形态及结构的破坏，以及组织在玻片上脱落。

杂交反应时间可随探针浓度增加而缩短，实际操作中常为过夜孵育（16～20 小时）。杂交反应不宜超过 24 小时，反应时间过长，形成的杂交体会解链，杂交信号反而会减弱。

杂交反应的常用条件是：50% 甲酰胺，42～65℃，杂交 16～20 小时。

2. 杂交液中离子强度和 pH　单价阳离子可以减少两条互补链的磷酸基团的负电荷排斥力。因此，在一定范围内，较高的离子浓度可以增强杂交体的稳定性。杂交液中含有较高浓度的钠离子可以使得杂交率增加，还可以降低探针与组织标本之间的静电结合。

杂交常用的 pH 值在 6.5～7.5。

3. 探针的浓度　杂交速率还与探针的长度、复杂性及浓度有关。较长的探针杂交较快，在组织内穿透性下降。复杂性高的探针杂交所需时间较长。探针浓度高可缩短杂交时间。在杂交液中加入大分子非离子性多聚体，如硫酸葡聚糖、聚丙烯酸和聚乙二醇等可以增加杂交液中探针的相对浓度，加快杂交的进行。杂交常用的探针浓度为 0.5～5.0 $\mu g/ml$。

4. 杂交液的构成　基于以上原理，杂交液内除了探针外，还含有适量的甲酰胺，并保持一定的离子强度和 pH 值。此外,还应含有一些封闭物质,如葡聚糖、聚乙烯吡咯烷酮(PVP)、牛血清白蛋白(BSA)、tRNA 或鱼精 DNA 等,以阻止探针与组织内的一些成分发生非特异性结合。

为了提高杂交的特异性,在杂交反应前常先用不含探针的预杂交液处理切片(与杂交温度相同,作用 20 分钟左右)。

此外,杂交液的量也要适当,一般以每张切片 $10 \sim 20 \mu l$ 为宜。杂交液过多不仅造成浪费,而且过量的杂交液含核酸探针过多,反而会导致染色背景升高。

5. 杂交的严格度　杂交体双链之间的碱基对的相配程度,可以影响杂交体的稳定度,错配的杂交体稳定度较正确配对的杂交体差。杂交严格度(hybridization stringency)表示通过杂交及冲洗条件的选择对完全配对和不完全配对杂交体的鉴别程度,或指决定探针能否特异性结合的程度。在高严格度下,只有碱基对完全互补的杂交体稳定,而在低严格度下,碱基并不完全配对的杂交体也可形成。严格度越高,杂交的反应特异性越强,但敏感性越低;反之,则特异性降低而敏感性升高。影响严格度的因素有甲酰胺的浓度、杂交温度和离子强度。因此,控制这些因素可减少非特异性杂交体的形成,提高杂交的特异性。

(三) 杂交后处理

杂交后处理的目的是尽可能多地洗去未杂交或非特异吸附于切片上的探针,并通过免疫组化反应显示靶核酸的存在与分布。

洗片是减少背景着色的重要环节。通常用来洗片的液体是不同浓度的 SSC。为提高洗片的效果,可以提高洗片时所用的温度、减低所用洗液的离子浓度和提高甲酰胺的浓度。在用 RNA 探针时还可用不含 DNA 酶的 RNA 酶处理切片,将残存的单链 RNA 探针消化掉,从而明显降低非特异性背景。

非同位素法标记探针在杂交后需经过显色反应来显示靶核酸的存在与分布,其方法与免疫组化法相同。为了减少显色过程中可能产生的非特异着色,在抗体反应液和洗液中可以加入 Tween‑20,并在滴加抗体前,切片先用动物正常血清或用试剂盒所带的特殊阻断剂孵育。

五　对照

同免疫组化一样,进行原位杂交实验时也应设阳性及阴性对照,以评估所用试剂的可靠性和结果的准确性,排除假阴性和假阳性的干扰。常用的对照如下。

1. 标本对照　阴性标本对照,即在不含相应靶核酸,或者 DNA 酶或 RNA 酶处理后的组织或细胞片上进行原位杂交实验,以鉴定有无探针与组织或细胞的非特异结合。

阳性标本片对照,其结果可以显示技术操作的正确与否、所用试剂的可靠性。

2. 探针对照　采用探针对组织总 RNA 的 Northern 印迹杂交以明确探针的特异性。

3. 探针正义链阴性对照　应用 RNA 探针时,可以选用与靶核酸序列相同的核酸片段(即正义链),代替探针(反义链)进行实验,而其不能与靶核酸完成杂交,此即为正义链阴性对照。

4. 未标记探针竞争抑制　在原位杂交实验中可加入不同浓度的未标记探针进行特异性竞争抑制。

5. 不含探针的阴性对照　即在杂交时用不含探针的杂交液作用,主要用于对显色系统作阴性对照。

六 原位杂交组织化学技术的进展及应用

除了经典的原位杂交,原位杂交可与其他组织化学技术相结合,或与其他分子生物技术相结合,使其应用范围扩大,成为更有应用价值的技术。

原位聚合酶链反应(PCR)技术,又称原位基因扩增。根据其操作方法可分为直接法和间接法,主要用于组织、细胞涂片或培养细胞中微量 DNA 的检测,如病毒、细菌等外源性微生物的感染。

原位反转录 PCR(*in situ* RT‐PCR)用以原位显示组织(细胞)内特定的 mRNA 片段。为确保 PCR 扩增的模板是从 mRNA 反转录合成的 cDNA,应在反转录前,先将组织片经不含 RNA 酶的 DNA 酶处理。

原位端粒重复序列扩增法(*in situ* telomeric repeat amplification protocol,ISTRAP)用于原位检测细胞端粒酶活性,需要在冷冻组织切片中进行。

双重或多重杂交技术是在同一标本上,以两种或多种标记探针与靶核酸杂交,利用后继不同的检测手段分别显示各种靶核酸的存在和分布,研究其相互间的关系。需要选择不同的标记和检测系统,目前运用较多的是采用荧光素标记的荧光原位杂交(fluorescence in situ hybridization,FISH)(详见第三节)。

第二节　原位杂交检测 EB 病毒

原位杂交技术是公认的 EB 病毒标准检测方法,能在组织原位定位感染的细胞,可作为疾病与 EB 病毒感染相关的直接证据。

地高辛染色法叙述如下。

一 试剂

1. DAB 显色液(需现配现用)　取 DAB 染色液 A 液和 B 液,按照试剂说明比例混匀,避光保存。DAB 显色液应为无色或浅棕色,如发现颜色过深,应更换试剂。

2. EBER 探针、阻断剂、聚合物和 DAB 染色液　均保存在 4℃,如需长期保存,需－20℃存放。

二 操作步骤

(1) 按照标准操作程序制作的石蜡包埋组织,3～5 μm 切片,用防脱片捞片,同时做阴阳性对照切片。

（2）石蜡切片 90℃ 烤片 30 分钟。脱蜡：二甲苯Ⅰ，Ⅱ，Ⅲ 各 1 分钟，梯度乙醇（100%，100%，95%，75%）各 1 分钟，流水冲洗。

（3）蒸馏水冲洗后放入 3% H_2O_2 中 5～10 分钟。去离子水冲洗切片，用疏水笔沿组织周围画疏水圈。

（4）加胃蛋白酶，在 37℃ 条件下按不同类型标本进行消化，自来水终止消化，蒸馏水冲洗；PBS 浸泡 2 分钟，两缸无水乙醇各 1 分钟。室温晾干。

（5）在切片的杂交区域加合适体积的 EBER 探针，盖玻片覆盖，橡胶水泥封住盖玻片四周。

（6）切片置于杂交仪，杂交仪卡槽放湿条；37℃ 过夜或 50℃ 杂交 1.5～3 小时。

（7）提前开启 50℃ 水浴，杂交结束后撕去胶，把杂交片放室温 PBS 5 分钟，去掉盖玻片。注意动作轻柔，避免划伤组织。盖玻片难以去除时，需在 PBS 中多浸泡几分钟后再尝试。

（8）50℃ PBS 中放 2 分钟，后放入室温 PBS。将组织周围 PBS 擦干，疏水笔画圈（注意组织要始终保持湿润），疏水笔迹稍干后将杂交片放入 PBS。

（9）轻甩杂交片，放入湿盒，加一抗（鼠抗地高辛抗体），室温孵育 30 分钟；过夜杂交可适当减少孵育时间。

（10）PBS 浸泡 2～3 分钟，有干片、杂交时间过长等情况时，清洗时间可适当延长，稍甩干放入湿盒。

（11）滴加适量阻断剂，室温孵育 15～20 分钟；PBS 浸泡 2～3 分钟，稍甩干放入湿盒。

（12）滴加适量聚合物，室温孵育 15～20 分钟；PBS 浸泡 2～3 分钟，稍甩干放入湿盒。

（13）滴加 DAB 工作液 5～10 分钟显色；可在显微镜下观察显色情况以适当调整显色时间。

（14）自来水终止显色，苏木素复染 30 秒，盐酸乙醇分化 30 秒，温水返蓝；梯度乙醇（75%，95%，100%，100%）各 1 分钟。

（15）室温干燥，中性树胶封片。镜下观察切片。阳性结果判断标准：仅为细胞核着色，胞质和胞膜着色不能视为阳性；只有当核分裂时可以出现胞质阳性着色（图 9-1）。

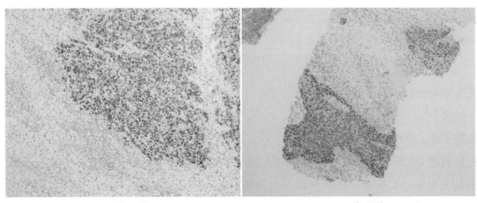

A. 淋巴瘤　　　　　　　　　　B. 鼻咽癌

图 9-1　EBER 阳性（×200）

三 注意事项

（1）胃蛋白酶消化不足将影响探针与靶核酸杂交的结合，引起阳性减弱或假阴性等检测结果。

（2）检测过程中干片、PBS 清洗时间不足及 DAB 显色时间过长等因素都可引起组织内非特异性背景染色。

（3）为保证杂交效果，H_2O_2（3%）每周更换 1～2 次。

第三节　荧光原位杂交

随着分子生物学的发展，新探针的出现及计算机辅助数字成像系统的发展，FISH 因具有灵敏度高、特异性强、定位明确、能同时显示多种颜色及结果客观等优点，已广泛应用在细胞遗传学、育种学及医学等多个领域。FISH 在临床上已应用于产前染色体遗传学改变的检测、肿瘤基因检测，担负着辅助病理学诊断和指导临床用药的重任。

但该技术操作相对复杂，检测价格昂贵，目前各实验室条件不一，FISH 检测技术的标准化和质量控制就显得格外重要。FISH 检测受到一些因素影响，如标本固定时间过长、蛋白消化不当、变性温度差异及肿瘤组织异质性等因素的影响，需要将 FISH 检测结果与患者的病史，临床特征，HE 形态改变、免疫组织化学标记等检测进行综合分析。

一 石蜡组织样本及切片制作要求

术后标本应在 1 小时内放入 10% 中性缓冲福尔马林溶液中固定，用量应为组织块的 4～20 倍，固定时间应在 6～48 小时。

建议切片厚度不超过 5 μm。制作的石蜡切片一般应在 6 周内进行 FISH 实验，否则可能会影响实验效果。

二 实验相关试剂配制

1. 缓冲储存液 20×SSC（pH5.3）

氯化钠：88 g

柠檬酸钠：44 g

去离子水：400 ml

充分溶解，室温下，用 12 mol/L 的 HCL 调节 pH 值至 5.3，用去离子水定容至 500 ml。高压灭菌使用期间 2～8℃储存。试剂配制 6 个月后应丢弃，若试剂出现浑浊或污染，应立即更换。

2. 缓冲储存液 2×SSC（pH 7.0±0.2）

20×SSC（pH5.3）：100 ml

去离子水:800 ml

充分混匀,室温下用 10 mol/L NaOH 调节 pH 值至 7.0±0.2,用去离子水定容至 1 L,使用期间 2~8℃储存。试剂配制 6 个月后应丢弃,若试剂出现浑浊或污染,应立即更换。

3. 变性液 70%(v/v)甲酰胺/2×SSC

甲酰胺:35 ml

20×SSC(pH5.3):5 ml

充分混匀,室温下调节溶液 pH 值至 7.0~8.0,用去离子水定容至 50 ml,2~8℃储存,配制 7 天后应丢弃。若试剂出现浑浊或污染,应立即更换。

4. 乙醇溶液(70%乙醇,85%乙醇) 将 700 ml、850 ml 无水乙醇用去离子水分别稀释至 1 L,2~8℃储存,实际配制 1 个月后或用于 20 张玻片杂交后应丢弃,若试剂出现浑浊或污染,应立即更换。

5. 洗涤液 0.1%NP-40/2×SSC(pH 7.0±0.2)

20×SSC(pH5.3):40 ml

NP-40:0.4 ml

去离子水:300 ml

充分混匀,室温下用 10 mol/L NaOH 调节 pH 值至 7.0±0.2,用去离子水定容至 400 ml,2~8℃储存试剂,配制 6 个月后应丢弃。若试剂出现浑浊或污染,应立即更换。

6. 甲酰胺洗涤液 50%(v/v)甲酰胺/2×SSC

甲酰胺:75 ml

20×SSC(pH5.3):15 ml

充分混匀,室温下调节溶液 pH 至 7.0~8.0,用去离子水定容至 150 ml,使用期间 2~8℃储存试剂,配制 7 天后或用于 20 张玻片杂交后应丢弃,若试剂出现浑浊或污染,应立即更换。

7. 快洗洗涤液 0.3%NP-40/2×SSC,pH(7.0±0.2)。

20×SSC(pH5.3):100 ml

NP-40:3 ml

去离子水:950 ml

充分混匀,室温下用 10 mol/L NaOH 调节 pH 至 7.0±0.2,用去离子水定容至 1 L,2~8℃储存,试剂配制 6 个月后应丢弃,若试剂出现浑浊或污染,应立即更换。

8. 预处理溶液Ⅰ:1 mol/L NaSCN 称取 8.107 g NaSCN,溶于 80 ml 去离子水中轻轻晃动至完全溶解,加去离子水,定容至 100 ml。

每次实验前应使用新鲜配制的溶液。

9. 预处理溶液Ⅱ:100 μg/ml 蛋白酶 K

(1)蛋白酶 K 储存液(20 mg/ml):称取 0.1 g 蛋白酶 K 溶于 5 ml 2×SSC(pH7.0)溶液中轻轻晃动,直至蛋白酶 K 完全溶解,不要漩涡混合,-20℃分装储存,避免多次反复冻融。

(2)蛋白酶 K 工作液(100 μg/ml):取 0.2 ml 蛋白酶 K 储存液(20 mg/ml)溶于 40 ml 2×

SSC(pH7.0)溶液中。

三 实验步骤

1. 染色前准备　经 10%中性缓冲福尔马林溶液固定,石蜡包埋的组织切片 3~5 μm 置于防脱片上。石蜡切片首先在 HE 切片或免疫组化切片上确认癌细胞区域,然后在空白的白片上,找到相同组织细胞结构的位置,确定为杂交区。

注意:①使用防脱片会避免后续处理导致组织脱片的现象;②预先划定杂交区有助于节省探针及结果观察。

2. 烤片　将组织切片置于 65℃下过夜烘烤,老化玻片。

注意:玻片老化时间或温度不足,会导致实验操作中出现切片脱落现象。

3. 脱蜡　将组织切片浸于二甲苯中室温脱蜡 3 次,每次 10 分钟。

注意:二甲苯脱蜡不足会导致探针杂交强度和杂交率降低,荧光背景高等影响实验结果。

4. 水化　将组织切片室温依次置于 100%乙醇、85%乙醇和 70%乙醇中各两分钟复水,将组织切片,室温浸入去离子水中 5 分钟。用无绒纸巾吸取多余的水分。

5. 提高组织通透性　采用 1 mol/L NaSCN,80℃处理组织切片 10 分钟;或 90℃水浴处理切片 30 分钟。

此项处理非常重要,原因是组织经福尔马林固定过程中发生分子交联,各种生物大分子包括核酸形成复合体大分子网络样存在于细胞质或细胞核中,影响探针的穿透力及结合。所以需要对组织切片进行上述处理,以去除核酸表面的蛋白质,增强核酸探针的组织穿透性。

6. 清洗　切片放置于 2×SSC 溶液中,室温下漂洗 2 次,每次 5 分钟。若选择水处理方法,此步骤可省略。

7. 蛋白酶 K 消化　将组织切片浸泡在蛋白酶 K 工作液中,37℃孵育 5~30 分钟。

蛋白酶 K 也具有消化包围着靶 DNA 蛋白质的作用,以增加探针与核酸结合的机会,提高杂交信号。蛋白酶 K 消化不足会影响组织的通透性及杂交信号的强度和杂交率,显微镜下观察自发荧光过强;蛋白酶 K 的浓度过高,消化时间过长或孵育温度过高会对细胞结构有一定的破坏,导致组织切片的脱落,细胞核的消失或细胞核辨认不清。因此,蛋白酶 K 的作用时间要视切片组织厚薄及质地而定,既要充分消化蛋白,也不应影响组织的形态。

特别说明:为确保消化充分,可以自然干燥组织切片,将 10~15 μl 复染试剂滴加于组织切片区域,盖上盖玻片,暗处放置 10~20 分钟后,在荧光显微镜下选用合适的滤光片观察消化情况。①如果消化过度,可放弃本次 FISH 实验,选择新的组织切片重复实验,缩短蛋白酶 K 消化时间。②如果消化不充分,可将组织切片浸泡在 2×SSC 溶液中脱落盖玻片,然后采用 2×SSC 溶液漂洗 2 次,每次 5 分钟,将组织切片置于 37℃蛋白酶 K 工作液中继续消化。③如果消化适中,可将组织切片浸泡在 2×SSC 溶液脱落盖玻片后,于 2×SSC 溶液中漂洗 2 次,每次 5 分钟,进行后续步骤。

8. 清洗　组织放置于 2×SSC 溶液中漂洗 2 次,每次 5 分钟。目的是终止消化反应。

9. 脱水　室温下将组织切片依次置于 70%乙醇,85%乙醇和 100%乙醇中,各 2 分钟脱水后自然干燥玻片。

10. 杂交 探针的选用应以最低浓度达到与靶核酸的最大饱和结合度为目的,工作中会碰到即用型的探针,也有浓缩型的探针。探针浓度依其种类和实验要求略有不同,一般为 0.5～5 ng/μl,最适宜的探针浓度要通过实验才能确定,通常建议的探针浓度为 2 ng/μl。

探针配制时,使用前必须将探针及杂交缓冲液瞬时离心到管底,旋涡混匀后,再次短暂离心 1～3 秒,以保证成分的均匀,并避免不必要的浪费。

将上述 10 μl 探针混合液滴加于玻片上预先划好的组织区域,立即加盖盖玻片,用橡皮胶封边。为了避免探针在变性和杂交的过程中损失,一定要在盖片四周用胶进行密封,且要小心操作,避免盖玻片与载玻片之间产生气泡。如有气泡会出现干片现象,导致无杂交信号,或杂交率降低;并且切片过干容易导致脱片。

将加好杂交液并进行封片的组织切片置于杂交仪上,设定变性条件,参考条件为 80℃ 5分钟,而后 37℃ 杂交 16～20 小时。杂交反应时间不要超过 24 小时,反应时间过长形成的杂交体会自动解链,杂交信号反而减弱。

11. 洗涤 由于有非特异性探针片段的结合会产生信号背景,需要将杂交后的切片进行洗涤。该过程包括一系列不同浓度、不同温度的盐溶液的漂洗。杂交后洗涤有慢洗和快洗两种方法。前者用时大约 60 分钟,后者约 10 分钟。

慢速洗涤的试剂有:50%甲酰胺/2×SSC(3 缸);2×SSC(2 缸);0.1%NP-40/2×SSC(1缸);70%乙醇。使用前将除 70%乙醇外的液体都置于 46℃水浴锅中 30 分钟以上,使溶液达到所需温度。慢速洗涤步骤:①将玻片置于 2×SSC 中,浸泡 10 分钟,小心地移去盖玻片;②将玻片置于 3 瓶 50%甲酰胺/2×SSC,溶液中各漂洗 10 分钟;③将玻片置于 2×SSC 中,漂洗 10 分钟;④再将玻片置于 0.1% NP-40/2×SSC 漂洗 5 分钟;⑤最后将玻片浸泡在70%的乙醇中,浸泡 5 分钟。

快速洗涤的试剂有:0.3% NP-40/2×SSC(1 缸);0.1%NP-40/2×SSC(1 缸);2×SSC(2 缸);70%乙醇。使用前将 0.3% NP-40/2×SSC 液体置于 70℃水浴锅中 30 分钟以上,使溶液达到所需温度。洗涤步骤:①将玻片置于 2×SSC 中,浸泡 10 分钟,小心地移去盖玻片;②将玻片置于 0.3%NP-40/2×SSC 溶液中漂洗 1～2 分钟;③将玻片置于 0.1%NP-40/2×SSC 中,漂洗 3 分钟;④将玻片置于 2×SSC 中,漂洗 3 分钟;⑤最后将玻片浸泡在70%的乙醇中,浸泡 3 分钟。

特别说明:快速洗涤步骤中,洗涤液的温度和时间需要根据样本差异进行调节,推荐使用温度为 70℃。

12. DAPI 核衬染 在暗处自然干燥玻片后,滴加 10～15 μl DAPI 复染剂于杂交区域,盖玻片封片,暗处放置 10～20 分钟后,在荧光显微镜下选用探针对应的滤光片进行观察。

13. 结果观察 在 10×物镜下找到杂交观察区,在 40×物镜下扫描切片,观察是否存在基因表达的异质性,以及标本的质量。满意的标本,应是 75%以上的细胞核中都有杂交信号,在 100 倍物镜下观察细胞核的 FISH 结果并进行信号计数和比值计算。

结果分析注意事项:计数细胞必须是病变细胞,比如肿瘤细胞集中且各通道信号均清晰可辨的区域,图 9-2 要避开下述区域:①出血坏死区域;②细胞和轮廓不清或有重叠的区域;③杂交不均匀的区域不要分析;④超过 25% 的细胞核内信号太弱;⑤超过 10% 的细胞质内有信号;⑥背景信号太强。

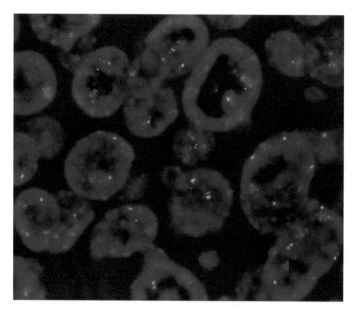

图 9-2　FISH 检测乳腺癌 HER2 扩增

四 检测过程中常见问题及处理方法

1. 组织固定　正确固定很关键。

(1) 组织检测需要用中性福尔马林进行固定。不恰当的 pH 值会损伤 DNA。

(2) 固定时间为 6~48 小时,固定时间不足会导致组织较软,在预处理过程中会丢失部分组织和信号,固定时间过长导致组织变脆,不利于切片,也会导致大分子交联情况严重,很难进行消化。

(3) 为保证得到良好的检测信号,所选用的检测蜡块最好是一年内制备的,切片后在 4~6 周内完成检测。有时会诊的组织因前期处理条件无法控制,可能产生组织脱片或信号太弱等,导致无法检测或者检测结果不理想。

2. 酶消化　是 FISH 实验非常关键的步骤。福尔马林固定石蜡包埋的组织如果消化不足,酶浓度低,温度不合适,时间太短,镜下会出现云雾状,组织覆盖在细胞上无法观测到暴露独立的细胞核,从而降低杂交效率并很难选择细胞进行计数。如果消化过度,则细胞核损伤,失去正常的圆形完整形状,变得支离破碎,甚至像鬼影样细胞核,均可能导致检测失败。如果对组织不熟悉,可以先消化推荐最低时限,DAPI 复染后在荧光显微镜下进行观察。DAPI 通道下以细胞核既无空洞(消化过久),细胞核表面亦无明显的云雾状(消化不足)为佳,同时无组织背景为佳。如果 DAPI 通道下观察到细胞表面云雾或组织背景高,可以适当延长消化时间。

3. 洗涤　也是一个很重要的步骤。洗涤步骤贯穿杂交全过程,不适合的杂交洗涤会导致杂交过程功亏一篑。需要注意洗涤液配制的时间要求,检查洗涤液的 pH 值,确保洗涤液使用时的温度,有必要时,可以延长洗涤的时间,并在洗涤时振荡洗涤缸以保证洗涤效果。

4. 其他　实验过程中使用的甲酰胺有致畸性,在实验操作过程中应戴手套操作,避免接触肌肤,如不慎接触应立即用大量水冲洗。实验过程中的废弃样本及实验废弃物需作为医疗废物统一回收处理。

（刘　颖　黄　洁　陈　琦）

第十章　聚合酶链反应及测序技术

第一节　人乳头瘤病毒核酸分型检测

一　荧光 PCR 法

(一) 试剂

(1) 0.9%生理盐水,分装常温保存。

(2) PCR 检测试剂需放在 −20℃ 冰箱,避光保存。

(二) 操作步骤

1. 标本采集　医护人员以扩阴器暴露宫颈口,用棉拭子擦去宫颈口过多的分泌物;将宫颈刷伸入宫颈口处,紧贴宫颈口沿同一方向轻柔转动 4～5 周;慢慢地抽出宫颈刷,将其放入洗脱管中;在管口处将宫颈刷折断,宫颈刷头留在洗脱管中;旋紧管盖,标记样本编号,并保持洗脱管直立放置。

2. 标本保存　标本一经采集,应立刻送检,也可保存于 4℃ 冰箱(保存期不超过 1 天),−20℃ 可保存较长时间(不超过 90 天)。

3. DNA 提取

(1) 标本振荡混匀,瞬时离心,取 200 μl 标本至 EPPENDORF 管中,做好标记。

(2) 提前打开恒温金属浴电源开关,设置温度为 100℃,12 000 r/min 离心 3 分钟,小心吸弃上清。

(3) 加入 200 μl 核酸释放剂(使用前振荡混匀,加样时间隔 4 个样本需手动混匀),然后用涡旋振荡仪振荡混匀(此时一定要将沉淀振散)。

(4) 将样本放 100℃ 恒温金属浴孵育 15 分钟。

(5) 12 000 r/min 离心 3 分钟,取上清作为 PCR 反应模板,用于后续的 PCR 实验。

4. PCR 扩增

（1）取出试剂，解冻后振荡离心。PCR 检测混合液中分别加入 10 μl Taq 酶，振荡离心，取出一块新的预装板，选择空白孔依次加入含有不同型别（16、18、45 及 39 等）的 PCR 反应体系。取出 8 联管，用排枪将 PCR 反应体系依次加入 8 联管中，每孔 36 μl。

（2）用排枪将模板加入反应孔中，每孔 4 μl。同时做阳性对照和阴性对照（水）。盖上 8 联管管盖，标记编号，稍振荡后离心。

（3）将 PCR 管放入荧光 PCR 仪中，打开软件，选择相应的荧光通道，运行扩增程序如下。

1）第一阶段：94℃，2 分钟；

2）第二阶段：93℃，10 秒，62℃ 31 秒，40 个循环；62℃时采集荧光；反应体系 40 μl。

在基本设置中设置实验名称和保存路径。点击实验运行，开始。

（4）实验结束后，进行结果判读，清理机器。

5. 结果判读

（1）基线和阈值设定：基线调整一般取 10～15 个循环的荧光信号，阈值设定为阈值线刚好超过阴性对照检测荧光曲线的最高点。

（2）阳性对照的判读：对阳性对照的结果进行判读，有读数，曲线均升起即可。

（3）阴性对照应全无曲线升起。

（4）典型的阳性样本扩增曲线应呈 S 形，阴性样本无扩增曲线升起（图 10-1）。

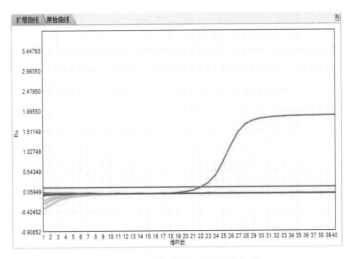

图 10-1　典型的阳性扩增曲线

（5）如果待检样本 *Ct* 值在 38～40 之间，需重复测定，如仍在 38～40 之间，且扩增曲线呈典型的 S 型，判断为阳性；若非典型 S 型曲线，判断为阴性。

（三）注意事项

（1）整个检测过程应严格在各分区进行，试剂保存及配制在试剂准备区进行，核酸提取和加样在标本制备区进行，PCR 反应和结果判读在扩增区进行。各区仪器耗材应独立使用。

实验结束后消毒工作台,紫外线照射。

(2) 标本处理和加样应在生物安全柜中操作,防止样本对环境的污染。

(3) 每次实验均要设置阴性及阳性对照。

二 流式荧光杂交法

(一) 试剂

PCR 反应试剂、微球杂交液试剂和链霉亲和素-藻红蛋白置于 4℃冰箱保存,如需长期保存,需放在 -20℃冰箱。

(二) 操作步骤

1. 标本采集　同荧光 PCR 法。

2. 标本保存　同荧光 PCR 法。

3. DNA 提取　同荧光 PCR 法。

4. PCR 扩增

(1) 从 -20℃冰箱中取出试剂:预混液、引物、扩增酶、阴性对照、阳性质控。将试剂解冻后混匀。

(2) 按照样本数配制相应体积的 PCR 反应混合液(一人份需要 10 μl 预混液、5 μl 引物和 0.8 μl 扩增酶)。

(3) 取出 PCR 管,向每管中加入 15 μl PCR 反应混合液,然后分别依次加入 5 μl 模板 DNA。振荡混匀,离心。

(4) 将 PCR 管放入 PCR 仪中,运行扩增程序。

1) 第一阶段:95℃,5 分钟。

2) 第二阶段:95℃,30 秒。58℃,30 秒。72℃,30 秒。5 个循环。

3) 第三阶段:95℃,30 秒。55℃,30 秒。72℃,30 秒。35 个循环。

4) 第四阶段:72℃,3 分钟。

5. 杂交检测

(1) 将微球杂交液试剂瓶置于涡旋仪上振荡 30 秒,并在微孔杂交板上的杂交孔中加入 22 μl 微球杂交液。

(2) 吸取 3 μl PCR 扩增产物,并依次加入相应的上述杂交孔中,并抽吸几次加以混匀。贴好封板纸,将杂交板放置于 PCR 仪中,运行杂交程序:

95℃,5 分钟:变性。

48℃,30 分钟:杂交。

(3) 小心撕下封板纸,在杂交孔中快速加入链霉亲和素-藻红蛋白 75 μl,加完后将封板纸重新粘好。在 PCR 仪上 48℃孵育 15 分钟。

(4) 将微孔杂交板快速转移至预热好的多功能流式点阵仪 Luminex 200 上进行检测。如果不能立即读数,杂交产物仍需一直放置于 48℃。

(5) 检测:打开电脑、Luminex 200 仪器主机、XY 平台和 SD 鞘液系统开关,打开

Luminex 100 IS 软件,开机预热 30 分钟,打开 XY 平台温度开关,调至 48℃。清洗仪器,设置文件名,录入标本信息,将微孔杂交板快速转移至预热好的 Luminex 200 上进行检测。检测结束后,清洗仪器,关闭 XY 平台温度开关。

6. 结果分析 实验完成后,软件会自动生成一个 excel 结果文档。打开计算软件,选择计算模板,点击原始数据导入,点击结果计算,软件会自动判断样本检测结果。如图 10 - 2 所示。

图 10 - 2 多功能流式点阵仪 Luminex 200 分析的样本检测结果

(三) 注意事项

(1) 整个检测过程应严格在各分区进行,标本处理和加样应在生物安全柜中操作,实验结束后消毒工作台,紫外线照射。

(2) 多功能流式点阵仪 Luminex 200 应避免震动,不要和离心机、振荡器放在同一个试验台上;该仪器及试剂对温度敏感,每次校准仪器后,室温上下浮动不要超过 2℃,否则仪器可能不能正常运行。

第二节 淋巴瘤基因重排检测

一 试剂

(1) 二甲苯,无水乙醇室温保存。

（2）DNA 提取试剂，按照相应说明书保存。

（3）基因重排试剂，分装后 -80℃ 冰箱保存，避免反复冻融。

（4）AmpliTaq Gold Taq 酶，-20℃ 冰箱保存。

（5）GeneScan 500 Liz Size Standard，4℃ 冰箱保存。

（6）Hi-Di Fromamide，分装后 -20℃ 冰箱保存，避免反复冻融。

二 操作步骤

1. 样本 DNA 提取　基因重排检测所用样本类型有外周血、骨髓活检标本、新鲜组织及石蜡切片等。下面以石蜡切片为例，不同标本提取方法不同，请参考相应说明书。

（1）一般需切 5～10 μm 的切片 10 张。切片时采取措施避免不同病例石蜡组织间的交叉污染。

（2）将相应的标本号标识于 1.5 ml 离心管上。吸取微量的去离子水滴于切片肿瘤标识区域正面，以防刮取时组织飞散。用一次性的解剖刀刮取组织至标记好的 1.5 ml 离心管中，注意刮取肿瘤区域组织，尽量剔除白片上的非肿瘤细胞和坏死等。

（3）加入 1 ml 二甲苯至样本管中，振荡混匀 10 秒。室温（15～25℃）下离心，12 000 r/min 2 分钟，弃上清液。

（4）加入 1 ml 无水乙醇到沉淀中，振荡混匀（去除二甲苯）。室温（15～25℃）下离心，12 000 r/min 2 分钟，弃上清液。

（5）打开离心管盖子，室温或 37℃ 晾干（约 10 分钟）。

（6）向沉淀中加入 180 μl Buffer ATL，再加入 20 μl 蛋白酶 K，振荡混匀。56℃ 消化 1 小时或过夜。

（7）90℃ 孵化 1 小时。等温度降到室温，快速离心。

（8）加入 200 μl Buffer ATL 混匀，再加入 200 μl 无水乙醇充分混匀，振荡离心。

（9）将上清小心转移到 QIAamp 吸附柱中，12 000 r/min 离心 30 秒，将 QIAamp 吸附柱置于一个新的 2 ml 收集管中。

（10）小心打开盖子，加入 500 μl Buffer AW1，12 000 r/min 离心 30 秒。倒掉废液，小心打开管盖加入 500 μl Buffer AW2，12 000 r/min 离心 30 秒。

（11）倒掉废液，将 QIAamp 吸附柱放入干净的 2 ml 收集管中，12 000 r/min 空管离心 3 分钟。

（12）将 QIAamp 吸附柱置于新的 1.5 ml 离心管中，取 30～100 μl Buffer ATE 至 QIAamp 吸附柱中心，盖上盖子，室温孵育 5 分钟，14 000 r/min 离心 1 分钟，收集产物。将 DNA 置于 -20℃ 保存。

（13）使用前用分光光度计或 Nanodrop 测定 DNA 浓度。所提 DNA 的 OD_{260}/OD_{280} 一般在 1.8～2.0；稀释 DNA 至终浓度为 50～100 ng/μl，以此 DNA 液作为模板待用。

2. PCR 体系配制及 PCR 扩增

（1）样本克隆性检测反应体系配制：根据样本数量 n，因为每批样本需要做阴性和阳性对照,所以按照 $n+2$ 来计算 IGH(A、B、C、D 及 E 共 5 管),IGK(A、B 共 2 管),IGL(1 管),TCRB(A、B 及 C 共 3 管),TCRG(A、B 共 2 管)、TCRD(1 管),14 管中各管所需几人份。根据每管基因重排试剂为 $22.5\,\mu l$,Taq 酶为 $0.13\,\mu l$ 来配制反应体系,计算所需的试剂及酶的总量(根据需要多配制半人份,即配制 $n+2+0.5$ 的量),将试剂及酶按照计算好的量加入 $1.5\,ml$ EPPENDORF 管中,振荡混匀,分装 $22.6\,\mu l$ 到 $0.2\,ml$ PCR 管中。

在 PCR 管中加入 DNA,每管 $2.4\,\mu l$。在第一行中分别加入阴性对照 DNA,最后一行中加入阳性对照 DNA,样品 DNA 浓度不要超过 $100\,ng/\mu l$,总体系为 $25\,\mu l$。

PCR 反应体系配制完毕后盖好管盖,标记好样本名称及指标,颠倒或涡旋混匀并短暂离心,使液体收集到管底。

(2)PCR 程序设置及扩增:将 PCR 管放置到 PCR 仪上,按照下面程序设置 PCR 程序并运行。

1)第一阶段:95℃,7 分钟。

2)第二阶段:95℃,45 秒。60℃,45 秒。72℃,90 秒。35 个循环。

3)第三阶段:72℃,10 分钟。

4)第四阶段:15℃持续。

3. ABI 荧光检测

(1)检测体系配制:扩增完毕后,取 $0.5\,\mu l$ PCR 产物,$0.5\,\mu l$ Gene Scan 500 Liz Size Standard,$9\,\mu l$ Hi-Di Formamide 混匀,加入 96 孔板中,95℃变性 2 分钟,4℃ 5 分钟,准备上机检测。

(2)启动 ABI 3500 Dx Genetic Analyzer 仪器。

1)打开电脑,进入操作系统的登录界面,暂时不登录。

2)确认 ABI 3500 Dx Genetic Analyzer 前门和炉门关闭。打开电源开关,仪器开始自检,待绿灯长亮提示自检完成。

3)在电脑中输入用户名和密码,登录操作系统。观察电脑右下角 3500 Server Monitor,待所有任务激活。

4)双击 3500 Data collection 软件快捷方式,输入用户名和密码,打开软件。

(3)样品板设置。

1)观察 Dashboard 界面中的 Consumables information 区域,确认所有试剂耗材均在有效期内,并且剩余量足够。点击 Start Pre‐heat 预热炉温,60℃(POP‐7,POP‐4 Polymer),50℃(POP‐6 polymer)。

2)在样品板设置界面,点击 Define Plate Properties,编辑相应信息:实验名称,选择样本种类,选择实验类型(Fragment,片段分析),选择毛细管长度,选择胶类型。

3)点击 Assign Plate Contents,添加所要运行的程序。所有程序已经设定好,并存放于 Library 中,可以直接点击 Add from Library,按照 Type、Instrument Protocol 和 Analysis Protocol 来选择相应的 Assay。

4)设定数据命名规则:在 File Name Convention 下,选择数据的命名方式。

5）设定文件夹命名方式：在 Results Group 中添加结果文件夹。

6）按照顺序编写样本名称。随后选择样本孔，勾选已添加的 Assays、File name conventions 和 Results Group。

（4）上机运行：先将消毒好的 96 孔胶垫盖在 96 孔板上，每一孔都要压紧，随后将盖有胶垫的 96 孔板与 Plate base 及 Plate retainer 组装在一起。组装前必须更换手套。按下仪器下方 Tray 按键，待 Auto sampler 停止移动后，打开仪器前门，放入组装好的样本板。注意有 Label 的一侧朝向操作人员，关闭仪器前门。连接样品板：点击软件下方的 Link Plate for run，并在弹出的对话框中点击 OK。在 Load plate for Run 界面，核对样品信息并开始运行。

（5）样本结果解读：阳性峰判定标准，根据阳性对照扩增片段大小及各管扩增产物的有效范围对结果进行判读。峰的位置在有效片段范围内，并且第一峰高是多克隆背景中第三峰高的 3 倍以上即认为是阳性峰（图 10-3）。

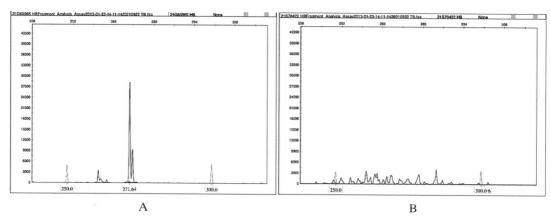

图 10-3　淋巴瘤基因重排检测峰形图

A.峰的位置在有效片段范围内，且第一峰高是第三峰高的 3 倍以上，为阳性；B.峰的位置在有效片段范围内，第一峰高未达到多克隆背景中第三峰高的 3 倍，为阴性。

三　注意事项

（1）石蜡切片刮取过程中，刀片不可混用，最好是一个标本，一个刀片，若无过多刀片，在刮取下一个标本时先用乙醇清洗刀片，并用吸水纸吸干再使用。

（2）胶垫使用完毕后，用 75% 乙醇浸泡 30 分钟，晾干后使用。

（3）确保胶垫平整地覆盖在 96 孔板上，同时注意 Plate retainer 与 Plate base 紧密组装。组装不好容易造成机器部件的损坏。

（4）结果判读时，峰的位置要在有效的片段范围内，超过范围不做判读。

第三节 基因变异检测

一 一代测序法

测序法操作较烦琐,但是因其能检测未知突变,且可以根据需要自主合成引物,所以在基因变异检测领域占据着重要地位。

(一) 试剂

1. 引物　根据需要合成引物干粉,保存于 -20℃冰箱,使用时用去离子水把干粉稀释至10 mmol。

2. PCR Master Mix　-20℃冰箱保存。

3. ExoSAP-IT™ Express　-20℃冰箱保存。

4. BigDye 测序反应试剂盒　-20℃冰箱保存。

5. 125 mmol EDTA（pH8）和 3 mol NaAc（pH5.2）　配制好放在 4℃冰箱保存。

6. Hi-Di Fromamide　分装后 -20℃冰箱保存,避免反复冻融。

7. 二甲苯　无水乙醇室温保存。

8. DNA 提取试剂　按照相应说明书保存。

(二) 操作步骤

1. DNA 提取　从样本中提取 DNA。

2. PCR 反应

（1）按照说明书上提示的说明,将订制引物干粉用去离子水稀释至 10 mmol。

（2）取出 PCR Master Mix,解冻至室温。

（3）按照试剂使用量,配制相应人份的检测试剂。比例为上下游引物各 2 μl,DNA 样本3 μl,Mix 管 25 μl,去离子水18 μl,反应体系共 50 μl。

（4）打开 PCR 仪,设置 PCR 程序运行。程序为:

第一阶段:95℃,10 分钟。

第二阶段:95℃,30 秒。60℃,30 秒。72℃,45 秒。40 个循环。

第三阶段:72℃,10 分钟。

第四阶段:15℃持续。

3. PCR 产物纯化

（1）PCR 结束后,从 -20℃冰箱取出 ExoSAP-IT™ Express 试剂,并放在冰盒上保温。

（2）将 5 μl PCR 产物与 2 μl ExoSAP-IT™ Express 纯化试剂混合,振荡混匀,快速离心至底部。

（3）打开 PCR 仪,设置程序为:37℃,4 分钟。80℃,1 分钟。4℃持续。

（4）纯化后的 PCR 产物可以用于 DNA 测序,暂时不使用可以放 -20℃保存。

4. 测序反应

（1）在 96 孔板内，按照比例进行测序反应体系的配制。比例为纯化后的 PCR 产物 1 μl，引物（3.2 pmol）1 μl，BigDye（2.5×）2 μl，Sequencing Buffer（5×）4 μl，去离子水 12 μl，反应体系共 20 μl。

（2）打开 PCR 仪，设置 PCR 程序，运行。程序为：

1）第一阶段：96℃，1 分钟。

2）第二阶段：96℃，10 秒。50℃，5 秒。60℃，4 分钟。25 个循环。

3）第三阶段：10℃持续。

（3）测序 PCR 产物纯化。

1）每孔加入 2 μl 125 mmol EDTA（pH 8），2 μl 3 mol NaAc（pH 5.2），加到管底。

2）每孔加入 50 μl 无水乙醇，用塑封膜封严，振荡 4 次并离心，室温放置 15 分钟。

3）以 3 000 g 的转速 4℃离心 30 分钟，随后将 96 孔板倒置，垫上吸水纸，以 185 g 的转速瞬时离心 6 秒。

4）每孔加入 70 μl 70%乙醇，以 3 000 g 的转速 4℃离心 30 分钟，随后将 96 孔板倒置，垫上吸水纸，以 185 g 的转速瞬时离心 6 秒。

5）重复步骤 4）一次。

6）让残余的乙醇在室温挥发干，加入 10 μl Hi-Di Fromamide，用塑封膜封严，振荡 4 次并离心。

7）打开 PCR 仪，设置程序为：95℃ 4 分钟，4℃持续。

8）运行结束后进行上机测序，在 ABI 3500 Dx Genetic Analyzer 仪器软件样品板设置界面选择实验类型（sequencing，测序）。其余操作同基因重排检测。

5. 样本结果解读　测序的峰图文件用 Chromas 软件打开，峰图用 4 种颜色的波形代表 4 种碱基，比较理想的峰图两个峰之间的距离均匀，波峰与波谷清晰，没有杂峰干扰。

变异位点为纯合时呈单峰，为杂合时会出现套峰或连续套峰现象（图 10-4）。

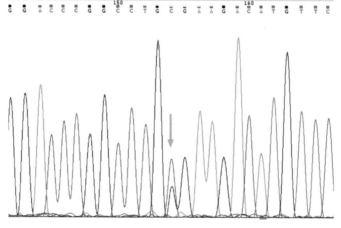

图 10-4　一代测序法检测基因变异峰图

所示类型为杂合型单核苷酸变异，碱基 C 突变为 G。

(三) 注意事项

(1) 测序产物纯化 96 孔板倒置离心时,离心的速度不能快,离心的时间不能长,防止产物的丢失。

(2) 加 Hi-Di Fromamide 前,必须把乙醇充分挥发干净,防止其对测序的干扰。

(3) 更换 POP 胶前,要把胶提前 30 分钟拿出放在室温,换新的胶后要排气泡,防止气泡进入毛细管中。

二 PCR 荧光探针法

PCR 荧光探针法操作较简单,可当天出检测结果,且灵敏度比测序法高,缺点是只能检测已知突变。

(一) 试剂

(1) DNA 提取试剂盒,按照相应说明书保存。

(2) 基因突变检测试剂盒(PCR 荧光探针法),−20℃冰箱保存。

(3) 二甲苯、无水乙醇室温保存。

(二) 操作步骤

1. DNA 提取 提取样本 DNA。

2. PCR 检测 参照说明书操作。

(1) 扩增试剂配制:从试剂盒中取出相应的 PCR 反应液,室温融化并振荡混匀后,2 000 r/min 离心 10 秒。根据样本数量,配制相应人份的检测试剂。将 PCR 反应液和酶液按照说明书推荐比例混合,振荡离心(注意配制试剂人份数应为样本数、阴性对照和阳性对照管数之和),分装至 $0.2\,\mu l$ PCR 管中。

(2) 加样:分别取阴性对照、待检样本 DNA 液和阳性对照,按照说明书推荐加样量依次加至装有反应混合液的 PCR 管中,盖紧管盖,做好标记,快速离心 10 秒。

(3) PCR 扩增:将 PCR 管转移至实时荧光定量 PCR 仪中,运行程序:

1) 第一阶段:42℃,5 分钟。

2) 第二阶段:94℃,3 分钟。

3) 第三阶段:94℃,45 秒。60℃,80 秒。40 个循环。

在 PCR 循环第 2 步 60℃时收集荧光信号。根据说明书,选择荧光报告基团(reporter dye)和荧光淬灭基团(quencher dye)。参比荧光(passive reference)设定为 NONE 或者 ROX。

3. 结果分析

(1) 基线和阈值的确定。①基线的确定,软件一般默认为 3～15 个循环的平均荧光信号为基线。一般选择曲线波动幅度较小,较稳定的那段作为基线,可根据实际情况自行酌情调整。终点要避免覆盖曲线已经开始有明显增长的地方。且起点与终点之间最好能间隔 8 个循环以上。②阈值的确定,以阴性对照无扩增为原则确定起始阈值。阈值一般设定在无典型扩增曲线样本的最高点。软件会自动处理和分析数据。

（2）有效性判定：一般情况下，阴性对照无曲线升起，如果有升起，此次实验结果无效；阳性对照均有 S 形扩增曲线，如果没有升起，此次实验结果无效。

（3）PCR 检测结果判定：根据所使用试剂盒来判定结果。一般样本孔的突变 Ct 值大于或等于阴性临界值时，该样本为阴性（图 10 - 5A）；样本孔的突变 Ct 值小于阴性临界值时，则要进行以下判断：当样本突变 Ct 值小于阳性临界值，则该样本为阳性（图 10 - 5B）；如果样本突变 Ct 值大于或等于阳性临界值，则计算该样本的 ΔCt 值，ΔCt 值 = 突变 Ct 值 - 外控 Ct 值。如果 ΔCt 值小于 ΔCt 的判别值（cut - off）值，则该样本为阳性，反之为阴性。

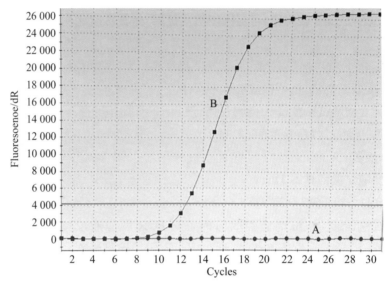

图 10 - 5　荧光探针法检测基因变异扩增曲线图

A. 阴性；B. 阳性。

（三）注意事项

（1）检测结果会受到样本来源、采集过程、预处理等因素影响，同时也会受到 DNA 提取质量、操作环境、机器因素及当前技术的局限性等的影响，可能导致得出假阳性或假阴性的检查结果。

（2）避免在不必要的情况下冻融试剂盒中的试剂。随意替换试剂盒中的任何试剂，都可能影响使用效果。不同批号的试剂盒成分不可以相互混用。

（3）应注意防止外源 DNA 对试剂的污染，先加完样本 DNA 再进行阳性质控品的操作。

（4）实验完毕用紫外线灯照射工作台和移液器。

（5）操作时，请穿合适的实验室工作服，并佩戴一次性手套，在生物安全柜中进行操作。

（黄　洁　侯英勇）

第十一章　电子显微镜细胞化学技术

电子显微镜细胞化学（electron microscopy cytochemistry）技术，简称电镜细胞化学技术，是将光镜水平上的细胞化学染色及免疫染色技术与电镜技术相结合，用于研究细胞成分在超微结构中的定位，可对其进行定性、定量，以阐明其在生理、病理情况下与细胞结构和功能之间的关系。根据具体研究方法可分为电镜酶细胞化学技术、电镜免疫细胞化学技术（免疫电镜技术）、免疫荧光电镜技术、离子细胞化学技术、电镜负染色技术及电镜放射自显影技术等。

第一节　透射电子显微镜技术

透射电子显微镜（transmission electron microscope，TEM）（简称透射电镜）是以波长极短的电子波作为照明，用电磁投射聚焦成像，具有高分辨能力和放大倍数的电子光学仪器。从电子枪发出的高速电子束经聚光镜均匀照射到样品上。作为一种粒子，有的入射电子与样品发生碰撞，导致运动方向的改变，形成弹性散射电子；有的与样品发生非弹性碰撞，形成能量损失电子；有的被样品俘获，成为吸收电子。总之，均匀的入射电子束与样品相互作用后将变得不均匀。这种不均匀依次经过物镜、中间镜和投影镜放大后在荧光屏上或胶片上就表现为不同对比度的图像。目前，电镜分辨率可达到 0.1 nm 左右，放大倍率从几百倍到数十万倍乃至百万倍。但是电镜图像的清晰程度是由图像的对比度即反差决定的。生物组织自然形成的图像反差都很低，无法形成清晰的图像，使观察产生困难。因此，必须用重金属（如铀、铅、锇及钨等）进行染色，以提高样品对入射电子的散射能力，并形成清晰的图像。

因此，对于电镜观察样品，合适的反差、高的分辨率和正确的曝光是得到高质量结果的关键。

一 电镜样品取材强调新鲜,正确并及时固定

新鲜组织标本剪取一小块组织,放在干净的蜡纸上,滴一滴冷却的固定液,用全新、无油污、锋利的刀片将组织切成大约 1 mm³ 的小块,切割过程应避免挤压或挫伤。取材应尽量快速、准确。如果有方向要求,如一些空腔器官、皮肤及角膜等,要注意取材方向性,保证需要观察的部位准确取材。最后用牙签将这些小块组织逐一放入盛有冷的新鲜配制的 2.5%～3%戊二醛固定液的有盖青霉素小瓶里,4℃低温固定过夜,然后尽快进行下一步处理。

对于培养的细胞,悬浮细胞可直接离心获得;贴壁细胞应先倒出培养液,采用胰蛋白酶消化或用细胞刮刮下细胞,而后带培养液离心(1 000～1 500 r/min)10 分钟左右。离心完毕弃培养液,管底的细胞团不要打散,沿管壁缓慢倒入适量的(一般为细胞团体积的 5～10 倍)2.5%～3%戊二醛固定液,固定约 1 小时,也可在 4℃固定过夜。然后尽快进行 1%锇酸后固定及后续处理步骤。

二 电镜切片制备

样品制备的方法随生物材料的类型及研究目的各有不同。基本要求是:①尽可能保持材料的结构和某些化学成分有活性时的状态;②材料的厚度一般不宜超过 1 000 埃(A),必须制成超薄切片以获得较好的分辨率和足够的反差;③采用各种手段如电子染色、投影、负染色等以提高样品散射电子的能力,从而获得反差较好的图像。此外,还有以冷冻固定为基础的冷冻断裂——冰冻蚀刻、冷冻置换及冷冻干燥等技术。

具体制备过程见第二章第六节。

三 染色

电子染色方法分为块染色和切片染色两种:①组织块染色法,在脱水剂中加入染色剂,在脱水过程中对组织块进行电子染色。②切片染色法,最常用,即将载有切片的金属载网漂浮或浸没在染色液中染色;也可使用有微处理机控制的染色机进行自动化染色。一般切片染色所使用的染色剂为金属铀盐和铅盐的双重染色。为显示某种特殊结构,则可采用与该结构有特异性结合的选择性染色剂。

第二节　电镜酶细胞化学技术

电镜酶细胞化学技术是指酶组织化学技术与电镜技术的结合,通过细胞内的酶催化底物的作用并以酶的反应产物作为标志物,从而在超微结构上显示内源性酶的活性及定位。目前,电镜能定位的酶主要有 3 类:水解酶、氧化酶及转移酶。

一 基本原理

与酶组织化学原理一致：①细胞内的酶在一定条件下与底物进行初级酶反应，形成初反应产物；②应用捕捉剂与初反应产物形成电子致密物质，即最终反应产物，也叫初级产物的标记。

捕捉方法多样，最常见的为应用于水解酶类的金属盐沉淀法和应用于氧化还原酶类的嗜锇物质形成法。金属盐沉淀法原理是酶反应初级产物与重金属结合形成不溶解的电子致密物，常用铅、铈等。嗜锇物质形成法原理是氧化酶类和二氨基苯胺(DBA)反应形成嗜锇中间产物，然后与锇形成高密度的锇黑沉淀。

二 步骤

（一）取材及前固定

组织取材原则同前，组织块可选取 10 mm×5 mm×5 mm 大小。固定方式与电镜基本相同。为防止酶活性受抑制或灭活，应根据酶反应的特性来选择不同固定液，首选醛类混合固定液，如多聚甲醛-戊二醛固定液。固定后用振荡切片机切成 40～100 μm 厚度，也可用剃须刀片手工切厚片。培养的细胞经离心的凝块用刀片切成厚片，漂洗备用。

（二）酶促反应

将组织厚片用配制孵育液所用的缓冲液漂洗，换液 3 次，每次间隔 5～10 分钟。然后将组织厚片放在新鲜配制的孵育液中，在振动式恒温水浴箱中孵育。孵育的温度和时间可根据不同酶和组织类型通过实验确定。

（三）后固定

孵育后的厚片先以配制孵育液所用的缓冲液漂洗，一般换 3 次，每次间隔 5 分钟，然后用 0.1 mol/L 二甲胂酸钠缓冲液漂洗 3 次。用二甲胂酸钠配制的 1% 四氧化锇后固定 1～2 小时。

（四）包埋

按超薄切片技术中的常规方法进行梯度脱水及树脂浸透、包埋。

（五）超薄切片

常规超薄切片观察。

三 对照实验

对照实验必不可少，主要有以下几种方法：①去除孵育液中的底物；②孵育液中加特异性抑制剂；③高温使酶失活，一般 60℃ 1 小时以上可以灭活酶的活性。

四 常用酶促反应

（一）酸性磷酸酶(acid phosphatase)

1. 孵育液配方　0.1 mol/L B-甘油磷酸钠 4 ml；蒸馏水 25 ml；0.2 mol/L Tris-maleate

缓冲液(pH 5.0)10 ml；0.2 mol/L 硝酸铅 6 ml；二甲基亚砜 5 ml；蔗糖 4.2 g。

2. 孵育反应条件　孵育液 pH 5.0～5.2；孵育液温度 37℃；反应时间 30～60 分钟。

3. 定位　酸性磷酸酶主要位于溶酶体及高尔基体。

(二) 碱性磷酸酶(basic phosphatase)

1. 孵育液配方　0.1 mol/L B-甘油磷酸钠 5.0 ml；0.1 mol/L 巴比妥钠缓冲液(pH 9.4)20 ml；0.5 mol/L $MgCl_2$ 5.0 ml；0.2 mol/L $CaCl_2$ 20 ml。

2. 孵育反应条件　孵育液 pH 9.4；孵育液温度,4℃ 或室温；反应时间 30～60 分钟。缓冲液漂洗后,再放入 0.05 mol/L 硝酸铅溶液中 5～10 分钟。

3. 定位　碱性磷酸酶主要位于细胞膜,如小肠上皮细胞和肾小管上皮细胞的微绒毛。

(三) 葡萄糖-6-磷酸酶(glucose-6-phosphatase)

1. 孵育液配方　0.1 mol/L 葡萄糖-6-磷酸钠 1.0 ml；0.2 mol/LTris-maleate 缓冲液(pH 6.5)2.0 ml；蒸馏水 3.0 ml；36 mmol/L 硝酸铅 1.0 ml；1 mol/L 蔗糖 3.0 ml。

2. 孵育反应条件　孵育液 pH6.5；孵育液温度 37℃；反应时间 30～90 分钟。

3. 定位　葡萄糖-6-磷酸酶定位于细胞内质网和核膜,是内质网的主要标志酶。

(四) 腺苷酸环化酶(adenylate cyclase)

1. 孵育液配方　腺苷酰基亚胺二磷酸 2.6 mg；0.2 mol/L Tris-HCl 缓冲液(pH 7.4)4.0 ml；蒸馏水1.55 ml；2.5 mol/L 茶碱 4.0 ml；0.2 mol/L $MgCl_2$ 0.25 ml；0.2 mol/L $BaCl_2$ 0.2 ml；蔗糖 690 mg。

2. 反应条件　孵育液 pH8.9；孵育温度 37℃；反应时间 15～60 分钟。

3. 定位　腺苷酸环化酶定位视不同细胞而异,如心肌可定位于基质网,肝细胞定位于 Disse 腔侧细胞膜。

(五) 细胞色素氧化酶(cytochrome oxidase)

1. 孵育液配方　DAB 5 mg；0.05 mol/L Tris-HCl 缓冲液(pH 7.4) 5 ml；蒸馏水 5 ml；过氧化氢酶 1 mg；细胞色素 C 10 mg；蔗糖 850 mg。

2. 孵育反应条件　孵育液 pH 7.4；孵育液温度 37℃；反应时间 30～60 分钟。

3. 定位　细胞色素氧化酶主要定位于线粒体内膜和嵴,是线粒体的标志酶之一。

(六) Ca^{2+}-ATP 酶

1. 孵育液配方　甘氨酸-缓冲液 259 mmol/L；ATP-Na_2 3 mmol/L；$CaCl_2$ 10 mmol/L；枸橼酸铅,2 mmol/L；左旋咪唑,10 mmol/L。

2. 孵育反应条件　孵育液 pH 9.0；孵育液温度 37℃；反应时间 5～10 分钟。

3. 定位　Ca^{2+}-ATP 酶主要位于细胞膜。

(七) 乙酰胆碱酯酶(acetycholinesterase,AChE)

1. 孵育液配方　碘化乙酰胆碱酯酶 5 mg；0.1 mol/L 顺丁烯二酸缓冲液(pH 6.0)6.5 ml；0.1 mol/L 枸橼酸钠 0.5 ml；30 mmol/L 硫酸铜 1.0 ml；5 mmol/L 铁氰化钾 1.0 ml；双蒸水 1.0 ml；蔗糖 1 000 mg。

2. 反应条件　孵育液 pH6.0；孵育温度,4℃ 或室温；反应时间 30～60 分钟。

3. 定位 乙酰胆碱酯酶定位于神经细胞的内质网、核膜和突触间隙等部位。

（八）髓过氧化物酶（myeloperoxidase，MPO）

1. 孵育液配方 DAB 20 mg；0.05 mol/L Tris-HCl（pH 7.6）10 ml；1% H_2O_2 0.1 ml。

2. 孵育反应条件 孵育液 pH7.6；孵育温度，37℃或室温；反应时间 15～30 分钟。

3. 定位 髓过氧化物酶定位于粒细胞和单核细胞的内质网、核膜和高尔基体。

（九）血小板过氧化物酶（platelet peroxidase，PPO）

1. 孵育液配方 DAB 15 mg；0.05 mol/L Tris-HCl（pH 7.6）10 ml；1% H_2O_2 0.1 ml。

2. 反应条件 孵育液 pH7.6；孵育温度，37℃或室温；孵育时间 60～90 分钟。

3. 定位 血小板过氧化物酶主要定位于巨核细胞的内质网及血小板的致密管道系统。

第三节 免疫电镜技术

免疫电镜技术是免疫组织化学技术与电镜技术的结合。它是利用抗原与抗体特异性结合的原理，在超微结构水平上定位、定性及半定量抗原的技术方法。该方法能精确定位各种抗原在细胞超微结构上的分布，对探索细胞结构与功能的关系、病因和发病机制等提供了独特且有效的手段。但由于观察范围局限，必须结合光镜水平的观察进行判断分析。

免疫电镜，自 Singer 于 1959 年首先成功应用电子密度较高的物质铁蛋白（ferritin）标记抗体以来，已相继发展了杂交抗体技术、铁蛋白抗铁蛋白复合物技术、蛋白 A-铁蛋白标记技术、免疫酶技术及胶体金技术等。主要技术内容有以下几方面。

● 一 取材与固定

取材与前述电镜取材相同，越新鲜越好。对于实验动物的大脑等柔嫩组织，宜先原位灌注固定后再取材及固定。

固定的要求是既要保存优良的细胞超微结构，又要保存完好的组织抗原。因此，常选用混合固定液以兼顾这两种目的。推荐应用过碘酸-赖氨酸-多聚甲醛固定液（periodate-lysine-paraformaldehyde，PLP），因为该固定液对含糖丰富的组织固定效果尤佳。因为组织抗原绝大多数由蛋白质和糖两部分组成，抗原决定簇位于蛋白部分，有选择性地使糖类固定，就可使抗原性稳定；过碘酸能氧化糖类，使其产生醛基，再经赖氨酸作用使新形成的醛基分子间和分子内相互连接，稳定组织抗原。

● 二 免疫染色

分为包埋前法、包埋后法和不包埋法（冷冻超薄切片法）3 种。

（一）包埋前法

即先在厚片上行免疫染色,再按常规电镜方法制备超薄切片。在做超薄切片前应先切半薄切片,寻出免疫反应阳性部位。采用 PAP 染色法时,半薄切片可在相差显微镜下不染色进行观察,免疫反应部位呈黑点状。在 HE 或甲苯胺蓝染色的半薄切片上,免疫反应部位呈棕黄色。据此定位做超薄切片,可大大提高阳性反应检出率。为避免电镜铅、铀染色与免疫反应之间的混淆,可取相连续的超薄切片分别以两个铜网捞取。其中之一进行染色观察,另一以铀单染色或不染色进行对照观察。

包埋前法的优点是:①切片在做免疫染色前不经过锇酸后固定、脱水及树脂包埋等过程,抗原未被破坏,易于获得良好的免疫反应。②可在免疫反应阳性部位定位做超薄切片,提高检出率。该法特别适用于含抗原量较少的组织,但由于经过一系列的免疫染色步骤,常出现一定的超微结构损伤。

（二）包埋后法

组织标本先制成超薄切片,再进行免疫组化染色。由于是以贴在网上的超薄切片进行免疫染色,故又名载网染色(on grid staining)。本法的优点是超微结构保存较好,方法简便,抗体穿透性好,阳性结果有较好的可重复性,还能在同一张切片上进行多重免疫染色。不足的地方是经固定、脱水、树脂浸透和聚合过程,抗原性受到破坏甚至丧失;环氧树脂中的环氧基在聚合过程中可能与组织成分发生反应而改变抗原性质,从而导致假阴性结果。

（三）不包埋法

即冷冻超薄切片法。由于不需经固定、脱水、包埋等步骤,抗原性及超微结构均保存较好,所以兼具包埋前法和包埋后法的优点。简单步骤为:将小块组织以 1%~4%多聚甲醛固定以增加组织硬度,将组织置于 2.3 mol/L 蔗糖液中平衡渗透压,液氮速冻,在冷冻超薄切片机上切片,切片厚度可略厚于常规树脂切片。

三 免疫电镜样品的低温包埋

常规树脂包埋由于高温聚合等处理步骤,组织抗原性会有部分甚至全部丢失。冷冻超薄切片机价格昂贵,且技术难度较大。因此,采用低温包埋剂是一个重要的改善方法。低温包埋剂的研究始于 20 世纪 60 年代,80 年代免疫电镜技术的发展为低温包埋剂的实验研究开辟了广阔的领域。低温包埋剂多为乙烯系化合物如乙二醇甲基丙烯酸酯(glycolmethacrylate,GMA)、Lowicryls、LR White 和 Lr Gold 等。目前,国外市售产品有Polysciences INC、Reichert-Jung 和 LKB 等系列。目前较为常用的低温包埋剂有Lowicryls、丙烯酸盐(acrylate)和甲基丙烯酸盐(methacrylate),包括 K4M、HM20、K11M及 KM23 等系列产品(polysciences INC)。其特点是在低温下保持低黏度(K4M:-35℃;HM20:-70℃;K11M、HM23:-80~-60℃),具有在光照射(紫外光,波长 360 nm)下聚合的能力,其光聚合作用与温度无关。其中,K4M 和 K11M 具有亲水性,它能较好地保持组织结构和抗原性,减少背景染色,因而特别适合于免疫电镜技术。HM20 和 HM23 具有疏水性,能产生高反差图像,适用于扫描、透射电镜和暗视野观察切片的制作。

四　酶标记免疫电镜技术

利用偶联剂将酶与抗体结合,形成酶标抗体,在抗原与酶标抗体反应后,再利用酶与底物作用生成高电子密度的沉淀物,从而在电镜下观察抗原在超微结构的定位及表达强度。

辣根过氧化物酶(HRP)是应用最广的一种酶,来源于植物辣根,由无色的酶蛋白和深棕色的铁叶琳结合而成,相对分子质量约 40 000,易穿透组织,且稳定性好。HRP 标记的抗体与抗原反应,在底物 H_2O_2 和供氢体(DAB)的作用下,产生不溶于水的棕色沉淀,再螯合锇酸(OsO_4),最后形成电镜下可见的电子密度较高的终末产物锇黑。由于酶反应产物比较弥散,电子密度还不够深,不宜做重金属盐的对比染色。因此,切片背景欠清晰,定位精确性欠佳。

酶标记免疫电镜技术可用于包埋前法和包埋后法,以前者应用较多。该法的染色过程与光镜水平的免疫组化相同,不仅可借鉴后者的经验,且可与光镜水平的结果进行对比观察,易于成功。由于抗体分子较大,不易穿透组织、细胞,如能采取一些增加细胞通透性的措施加强抗体的穿透力,可获得较为满意的染色效果。

例如,肝脏纤联蛋白(FN)HRP 标记免疫电镜实验(包埋前法,直接法)。

1. 实验用器材　剪刀、镊子、冷冻切片机、小培养皿、烧杯、滴管、微量进样器及 1.5 ml Eppendorf 管等。

2. 试剂

(1) 多聚甲醛-赖氨酸-过碘酸钠(PLP)固定液。

(2) 0.01 mol/L pH7.4 PBS。

(3) 辣根过氧化物酶标记的兔抗人纤联蛋白(RAHFn - HRP),工作浓度 1∶20(用含有 0.015% 皂角素的 PBS 稀释)。

(4) DAB 显色液(同 7.2.2 PAP 法)。

(5) 1% 锇酸固定液(含 1.5% 铁氰化钾)。

(6) 二甲砷酸钠-蔗糖缓冲液:2.14 g 二甲砷酸钠溶于 50 ml 双蒸水,加 2.7 ml 0.2 mol/L HCl,调节 pH 至 7.4,再以双蒸水稀释至 100 ml,内含 7% 蔗糖。

3. 操作步骤

(1) 正常大鼠断头处死,放血后立即剪开胸腔,取肝组织切成小块,立即投入 PLP 固定液中。稍加固定的组织块经速冻后,制成 $10\sim20\,\mu m$ 厚度的冷冻切片,并将切片投入盛有冷 PLP 固定液的小培养皿中,4℃冰箱内,先后共固定 6 小时。

(2) 用冷 PBS 漂洗切片,每次 10 分钟,共洗 2 小时。

(3) 将 4～5 片冷冻切片(1 mm×1 mm 大小)装入 Eppendorf 管中,加入含 0.015% 皂角素的 1∶100 RAHFn - HRP 100 ml,室温摇荡数次,放 4℃冰箱,15 小时。

(4) 将冷冻切片放入小培养皿中,用冷 PBS 漂洗切片,每次 10 分钟,共洗 1 小时。

(5) 冷冻切片浸泡于不含 H_2O_2 的 DAB 溶液中,室温 20 分钟,弃去 DAB 溶液,另加新鲜配制的含 H_2O_2 的 DAB 显色液,显色 10～15 分钟,显微镜下控制显色程度,并挑选满意的切片。

（6）用 PBS 漂洗切片，每次 10 分钟，共 1 小时。

（7）用 1%锇酸固定液作后固定 50 分钟。

（8）冷 PBS 洗数次后，入二甲砷酸钠-蔗糖缓冲液，4℃ 冰箱过夜，其间至少换液 1～2 次。

（9）电镜包埋：组织切片以 0.1 mol/L PBS 洗 2 次，直接用梯度乙醇、丙酮脱水，电镜半包埋剂浸渍，入 618 环氧树脂包埋剂，60℃，聚合 24 小时。

（10）聚合后的组织块粘贴在已固化的 618 包埋剂制成的电镜包埋块上，作超薄切片，可不用铅铀染色，直接在透射电镜下观察。

4. 结果　Fn 主要分布于血窦外侧 Disse 间隙内（图 11-1）。

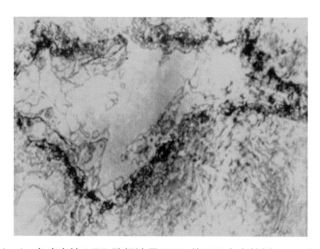

图 11-1　免疫电镜 HRP 酶标法显示 Fn 位于肝血窦外侧 Disse 间隙内

五　铁蛋白标记免疫电镜技术

相对于 HRP，铁蛋白颗粒的电子密度深，容易辨认，可做对比染色。因此，细胞的超微结构背景可较好地显示出来。但由于铁蛋白的相对分子质量大，不易穿透组织，因此不适合包埋前法。用于包埋后法时可显示细胞或微生物表面抗原。由于铁蛋白在中性条件下带负电荷，容易产生非特异性吸附，出现背景着色，近年来已逐渐被胶体金标记所取代。

六　胶体金标记免疫电镜技术

胶体金是氯金酸（$HAuCl_4$）在还原剂如白磷、抗坏血酸、枸橼酸钠及鞣酸等作用下析出金颗粒，后者处于溶胶状态，故称胶体金。胶体金在弱碱环境下带负电荷，可与蛋白质分子的正电荷基团形成牢固结合，如葡萄球菌 A 蛋白、免疫球蛋白、毒素、糖蛋白、酶、抗生素、激素及牛血清白蛋白等。由于这种结合属静电吸附，而不是一般标记的化学共价键结合，所以不影响蛋白质的生物学特性，故经胶体金标记的抗体保持其最大活性。胶体金颗粒的电子密度高,可作重金属盐的对比染色,故定位清晰。此外,胶体金颗粒可计数,故可见进行定量分析。

　　根据胶体金的一些物理性状,如高电子密度、颗粒大小、形状及颜色反应,以及被标记蛋白的免疫学和生物学特性,使胶体金标记免疫电镜技术在多个领域得到广泛应用。例如,经胶体金标记的抗体或抗-抗体与病毒样本或组织超薄切片反应,然后进行负染,可用于病毒形态和病变组织的观察。利用制备胶体金的不同还原剂可获得不同直径大小的胶体金颗粒,因而可进行双标或多标,达到同时检测两种或多种抗原表达的目的。

　　例如,肾脏 UCH–L1 胶体金标记免疫电镜实验(包埋前法,间接法)。

　　1. 步骤

　　(1) 新鲜肾活检组织以锋利的刀片切成小块($1\,mm^3$),冷 PLP 固定液固定 6 小时。

　　(2) 冷 PBS-蔗糖溶液洗 1 小时,10 min/次,4℃过夜。

　　(3) 以振动切片机切成 $30\,\mu m$ 厚片。

　　(4) 0.015% 皂角素作用 30 分钟以增加组织通透性,PBS 洗 15 分钟。

　　(5) 1∶5 正常羊血清封闭 30 分钟,以阻断非特异性吸附。

　　(6) 兔抗 UCH–L1 多克隆抗体(1∶300),4℃ 孵育 48～72 小时,阴性对照以 PBS 代替一抗。

　　(7) PBS 洗 3 次,每次 5 分钟。

　　(8) 胶体金标记的羊抗兔 IgG(1∶20)4℃ 孵育 18 小时。

　　(9) PBS 洗 3 次,每次 5 分钟。

　　(10) 1% 锇酸固定 1 小时。

　　(11) PBS 洗 15 分钟。

　　(12) 脱水、浸透及包埋(因为是厚片,应适当缩短处理时间),制作超薄切片,醋酸铀对照染色,电镜观察。

　　2. 结果　肾小球足细胞胞质内见胶体金颗粒集聚,阴性部位及阴性对照片均无金颗粒(图 11–2)。

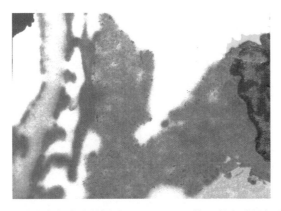

图 11-2　胶体金免疫电镜法显示 UCH–L1 位于肾小球足细胞胞质内

以上所述电镜细胞化学技术,以透射电镜相关技术应用范围最为广泛。扫描免疫电镜技术可观察组织细胞表面的三维结构及其与某种抗原表达的关系,以及受体或其他表面分子的定量研究等。免疫电镜技术可结合冷冻蚀刻技术,研究细胞内部和细胞膜的三维结构。近年来,冷冻电镜技术的发展给结构生物学研究带来了突破性进展。清华大学施一公和颜宁等多位学者运用冷冻电镜技术揭示了核酸剪接体、胆固醇转运蛋白 NPC1 等分子的近原子分辨率的三维结构。这些新成就显示电镜细胞化学技术已成为生命科学研究的重要技术和研究方法,且发挥着越来越重要的作用。

(刘学光)

第十二章　激光捕获显微切割技术

人体组织由上百种不同的细胞群体组成,同时各细胞群体与周围的细胞、基质、血管及免疫细胞彼此黏附,组成复杂的三维结构。在对组织或细胞进行研究的过程中,常常需要对特定细胞群体进行分离和纯化,以明确其在机体正常发育或疾病发生过程中的重要作用。为了分析研究不同组织和细胞间的异质性,就需要将不同类型的细胞分离出来。然而,常规分离单个细胞或单个细胞群难度大,而且此过程易被污染,所以一直无法被成功分离。随着技术的进步,出现了3种分离目标单一细胞类型的方法,即体外细胞系培养、免疫磁珠分选和显微切割。相对于其他两种方法,显微切割技术可以更深入地了解组织水平的基因表达情况,因此更被广泛应用于分子生物学水平上的研究。该技术使得对特定的细胞群体、特定的细胞、特定的细胞器及特定的染色体进行研究成为可能,从而达到了高灵敏度和高特异性的统一。尤其是在需要研究的细胞只占样本中细胞的少数时,或者需研究的细胞呈散在分布时,使用显微切割就尤为重要。此外,通过免疫组织化学、原位杂交技术定位目标细胞,并用显微切割捕获目的样本,而后与高通量基因分析、蛋白分析技术等现代分子生物学技术相结合,可以更好地对特定细胞进行精准分析。

一　显微切割技术的发展历史和原理

显微切割技术的发展经历手工显微切割、机械辅助显微切割、液压控制显微切割和激光捕获显微切割4个阶段。早期人们采用手工显微切割,即通过肉眼识别将冷冻组织切片上不需要的组织用刀片刮掉,这样得到的样本单一性较差,只能进行初步分析。随着科学技术的发展,显微操作仪的发明使得在显微镜下进行手动操作成为可能,也大幅提高了切割的精确性,但是与真正的精准切割相比差距甚远。选择性紫外辐射分离技术则为显微切割带来了重大突破。该方法在切片上先用墨水选择性地覆盖需要的细胞或组织,然后用高能量的紫外激光束破坏周围无关组织中的DNA,墨水覆盖区的细胞DNA则得以保存,再用解剖针对样本进行收集。1996年,美国国立卫生院(National Institute of Health,NIH)国家肿瘤研究所的 Emmert-Buck 等开发研究出激光捕获显微切割技术。之后,美国 Arcturus Engineering 公司研制出激光捕获显微切割(laser capture microdissection,LCM)系统,并进行商品化销售。该技术进一步发展为膜覆盖组织的非接触性激光显微切割技术。其原理是将热敏的乙酸乙烯薄膜覆盖在切片上,用特定区段的激光束照射需要的细胞群,受热的薄膜与下层组织紧密粘贴,从而实现样本的分离及后续分析检测。此外,亦可利用低能红外激光脉冲(最大吸收峰接近红外激光波长)激活热塑膜——乙烯乙酸乙烯酯(ethylene vinylacetate,EVA)膜,在显微镜直视下通过电脑控制选择性地将目标细胞粘贴到该膜。因为红外激光束产生的热量较少,不会损伤组织的 DNA、RNA 和蛋白质,所以可以进行单个细胞甚至染色体的切割。LCM 是目前最常用的显微切割技术。该技术基于显微切割,结合激光作用,最先应用于肿瘤学研究,目前已成为美国肿瘤基因组解剖计划(cancer genome anatomy project,CGAP)的一项关键支撑技术。

▤ 显微切割的步骤

多种组织均可用于显微切割,包括 HE 染色切片、冷冻切片、石蜡切片、细胞涂片、活细胞爬片及染色体铺片等。根据不同的研究目的,常常需要通过免疫组织化学、原位杂交等方法先对特定切割对象进行定位,再进行切割,以保证高度的精确性和同质性。如果对样本有较高要求,就需要进行连续系列切片,然后通过对中间的切片进行染色定位,选择特定点位再进行对应的切割。目前,市面上常见的 LCM 系统主要由显微镜、高精度 XY 载物台、固态激光器、摄像系统、样品收集系统、电脑工作站和控制软件等部件组成。下面以切割 HE 染色切片为例来简述使用过程。

首先,需要使用一张附有 EVA 膜的金属框架,将组织切片按常规方法铺在膜上。为了增加膜的黏性,可以使用紫外光照射,也可以使用多聚赖氨酸处理。而后对切片进行常规脱蜡、染色,将处理好的切片脱水,待其完全干燥后,将框架翻转,放于干净载玻片上用于显微切割。

进行切割时,首先打开电脑,控制软件和激光开关,放置收集管,并将膜片放置在载物台上。然后对载物台进行校准,选择玻片类型,并对内外框进行定位,使用软件对切片进行扫描得到全景图像。

最后,在电脑上观察需要切割的对象,调整激光速度及激光焦点至合适的水平,检查校准结果是否良好。校准完毕后即可进行样品切割。切割完成后,传动臂可将塑料帽/多聚物/组织复合体自动转至含有提取液的 0.5 ml Eppendorf 管。倒置离心管,使得 EVA 薄膜上覆盖足够多的提取液,使得组织即可快速降解成大分子成分。因此,在此管中可直接进行分子生物学研究。

如需进行特殊结构,如细胞核、染色体的研究,可用多聚物溶解液如二甲苯使薄膜溶解,保持目的细胞的完整而进行进一步的分析。在 NIH 的 LCM 网页上有标准化的组织固定、切片、LCM 俘获、DNA 和 RNA 分析的方法。

▤ 显微切割技术的应用与举例

显微切割技术的应用日益广泛。主要涉及通过细胞形态及基因分析对肿瘤的深入研究;基因表达与疾病类型相互关系的研究;疾病发生的特异基因表达、基因组研究等众多研究领域。应用样本类型包括石蜡切片、冷冻切片、细胞培养片及细胞涂片等多种样本。对特定类型细胞分离后,切割的组织或细胞可用于下游 DNA、RNA 和蛋白质的多层面研究,例如,差异基因分布图、杂合性丢失;微卫星序列不稳定性;基因定量、单细胞 PCR;蛋白质研究,双向凝胶电泳,Western 杂交;蛋白质的免疫定量;生物芯片(DNA 芯片、基因芯片及蛋白芯片)等多种细胞生物学、肿瘤学和病理学研究。LCM 为后续研究提供同质性的样本,为精准分析打下基础。

在发育生物学领域,Chen J 等使用激光显微切割小鼠胚胎原肠胚阶段的冷冻切片,与单细胞测序等先进技术进行整合优化,建立小鼠早期胚胎着床后发育时期高分辨率空间转录组图谱,结果显示原肠胚阶段小鼠胚胎中不同基因在不同时间段的时空差异表达,揭示小鼠胚胎多功能干细胞的子系和多能性在时空上的动态变化及其调控谱,这对经典发育生物学是重大修正和补充。在另一项研究中,Hevezi P 等对猕猴舌部分区后进行相应切割,并使用基因芯片鉴定出超过 2 300 个味蕾相关基因。激光显微切割系统在该研究中发挥了关键作用,其通过精准的区域切割为研究人员分析基因在不同位置上的表达差异及特定基因的表达特点提供了可能。

在肿瘤学研究领域,王漱阳等利用 LCM 分离出 61 例不同个体结肠组织中的上皮细胞(24 例正常组织,13 例腺瘤,24 例癌组织),与 microRNA 芯片技术相结合检测肿瘤细胞中特异表达的 microRNA,并分析不同下游检测方法对相同组织 microRNA 表达结果的相关系数,结果证实了 LCM 与 Agilent microRNA 芯片技术相结合的高稳定性和高灵敏性。他们绘制的不同个体结肠组织上皮细胞的 microRNA 表达谱也验证了 LCM 在肿瘤研究中的必要性。这在科研、临床诊断方面具有很大的应用价值(图 12 - 1)。Sun M 等采用该技术发现了一种可以抑制前列腺癌细胞生长的新基因 *DERPC*(decreased expression in renal and prostate cancer)。该基因在前列腺癌和肾癌组织中表达水平显著下降。这可能为前列腺癌和肾癌的临床诊断和治疗提供新的思路。

在其他疾病的研究中,Markaryan 等采用激光显微切割技术从颞骨切片中提取耳蜗组织,通过巢式 PCR 对 mtDNA 扩增并分析,新发现了 3 种基因缺失。该结果提示多种 mtDNA 缺失可引起耳蜗细胞线粒体功能下降,并导致听力水平下降。Harris 等用 LCM 分别从精神分裂症患者和正常人死后尸检脑组织中捕获微血管内皮细胞和神经元细胞,结合微阵列杂交技术发现精神分裂症患者 2 类细胞与正常人的不同主要表现在于炎症相关基因的改变。Chesselet 等采用该技术提取单个帕金森小鼠黑质神经元细胞进行分析,发现帕金森小鼠黑质神经元内与蛋白酶体、线粒体功能及胆固醇合成有关的基因上调,同时发现离子通道的相关基因编码改变。提示神经元细胞功能改变是细胞死亡的独立因素。这些因素可为帕金森病的早期诊断和对蛋白神经保护治疗的效果评价提供信息。

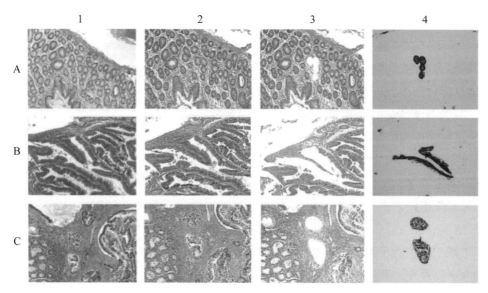

图 12-1　对不同个体结肠组织上皮细胞的激光显微切割(LCM)

A.正常肠上皮;B.肠腺瘤;C.肠腺癌。1.HE 染色切片(×20);2.LCM 操作前苏木精染色切片(×20);3.LCM 操作后苏木精染色切片(×20);4.塑料帽上捕获的上皮细胞(×20)。

四　显微切割技术的展望

　　显微切割技术保证了样本的纯度和精确,解决了组织异质性的难题,已被广泛应用于发育生物学、肿瘤组学等基因水平的研究,特别是激光显微切割等较为先进的技术显示出良好的应用前景。但仍存在有待改进和完善的地方。例如,提高捕获单个细胞的精确度,减少非目标组织的沾染,这就需要激光和材料技术的发展等。此外,对于 PALM 系统的激光显微切割技术与弹射技术结合而言,虽然可以减少非目标组织的沾染,但是可能会出现目标细胞捕获相对困难,弹射方向偏移等问题,从而造成无法准确地将目标细胞弹射到收集盖中。又如,在激光切割过程中由于切片太厚,导致目标细胞无法切割分离出来。建议开发设计更大的能量范围,供研究人员选择,快速捕获加快实验进程,而不仅仅局限于低能切割。

　　总之,在生物医学技术飞速发展的后基因组时代,显微切割技术以精准分离的独特优势,通过与高通量分析技术结合,成为分子生物学领域不可或缺的技术。

(王澍阳)

第十三章　组织切片多光谱荧光成像技术

病理组织切片中蕴含着丰富的生物学信息,但传统的免疫组化染色通常只能对 1～2 种抗原标志物进行染色分析。随着分子病理学和遗传学的发展,针对每种疾病的诊断标志物蛋白的发现越来越多,为精准医学提供了更多的证据,同时也对组织切片的病理学分析提出了更高的要求。近年来,在光学成像的基础上加入光谱分析技术产生了一种新型成像技术——多光谱成像技术(multispectral imaging,MSI),较好地解决了这方面的问题。多光谱成像技术是全波段扫描,结合超强的光谱拆分功能,可显著降低福尔马林固定的石蜡包埋组织中自发荧光的影响,实现同一切片的多色免疫荧光染色分析,达到同时对多个靶标蛋白的高准确定量分析,大大提升了病理诊断的准确性和稳定性,为病理学带来了革命性的进步。

一　组织切片多光谱荧光成像原理

组织切片多光谱荧光成像技术可以在组织原位的基础上同时检测多个靶标分子的空间相互关系。该技术包括 3 个部分:①多重免疫荧光标记(multiplex immunofluorescence,mIF):目前主要是基于酪酰胺信号放大(tyramide signal amplification,TSA)技术,通过抗体引导直接对抗原进行共价标记,标记后立即除去抗体,每一轮使用一种荧光颜色标记一种抗原,重复多轮即达到多重标记。②多光谱成像与光谱拆分算法:传统荧光显微镜无法解决组织自发荧光和波长相近的荧光重叠的干扰,严重限制荧光图像的分辨率和荧光标记的数量。光谱拆分技术能够很好地拆分波长相近的荧光信号,除去自发荧光的干扰,将原始图像转换成干净且分辨率高的图像。③图像分析软件:多光谱强大的分析软件可自动辨识组织中的单个细胞及特定组织结构,对每个细胞中标志物的染色强度、细胞面积及周长等多种参数进行精确定量。

(一) 酪酰胺信号放大技术

酪酰胺信号放大技术衍生的多重免疫组织化学染色方法,是一类利用辣根过氧化物酶(HRP)对靶抗原进行高密度原位标记的检测方法,大幅提高被检测信号的灵敏度。交联在二抗上的 HRP 催化带有荧光染料标记的底物酪酰胺(T)与过氧化氢发生氧化反应,将其转化为活性的中间态 T*,然后中间态 T* 迅速与邻近蛋白上的酪氨酸残基进行共价结合。被一抗结合的抗原及一抗、二抗上都共价结合上带有荧光染料的酪酰胺。由于抗原与抗体之间,以及一抗与二抗之间是非共价键结合,可以通过加热(如微波炉处理)除去一抗和二抗复合物,而以共价键结合在抗原表面的 TSA 荧光信号则不会被去除,从而去除了抗体干扰。接着,以同样的方式,换用不同荧光颜色标记的底物酪酰胺进行第二轮标记,直至多重免疫荧光标记完成。这一技术彻底解决了多重免疫组织化学染色中抗体种属选择的限制问题。设计抗体组合时只需根据各个标志物的抗体效价来选择最优抗体。该技术的染色流程与普通免疫组织化学染色相近,只是在每一轮染色后增加了一个抗体洗脱步骤(图 13 - 1)。抗体洗脱一般采用微波加热的方式,与抗原修复过程相似,基本不会损伤样本及抗原。目前,最常用的基于多光谱的多重免疫荧光 TSA 标记试剂是 Opal™IHC 试剂盒,Opal™ 最多可以同时检测 9 种标志物。

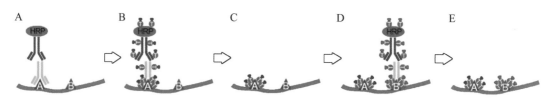

图 13 - 1　多重免疫荧光染色标记原理

(二) 多光谱成像技术

多光谱成像技术是光学成像技术结合光谱拆分算法而生成的一种新型立体信息成像技术。传统的光学成像只记录样本画面中的二维信息,而光谱图像则是由二维图像信息(X 和 Y)和一维的光谱波段信息(λ)构成的三维图组(Cube)。光谱主要在可见光范围(420～720 nm),根据光谱拆分的数量可分为多光谱(10～30 个波段的数据)和高光谱(数百～数千个波段的数据)成像系统。在多光谱成像系统中,多采用液晶可调谐滤波器(LCTF),以每 10 nm 的波宽在 420～720 nm 可见光范围内进行全光谱扫描。各波段采集的高分辨率图像被电荷耦合器件(CCD)专用数码相机或科研级互补金属氧化物半导体(sCMOS)专用数码相机完整地记录并合为一立方体信息的多光谱图像(图 13 - 2)。多光谱图像中的任一像素点都包含相应染料对应的特征光谱和光谱波段。对照已知染料光谱库,就可以把多光谱图像拆分出各色信号,每种染料被分拆成独立单通道图像(图 13 - 3)。反之,多光谱荧光染色图像也可以转变为传统 HE 或免疫组化类似的明场效果图,便于病理形态学观察诊断。

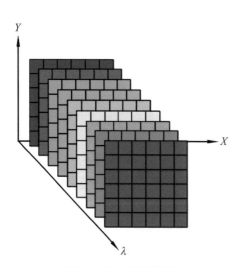

图 13 - 2　多光谱波段

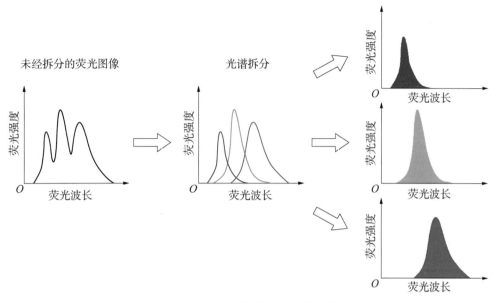

图 13-3　多光谱信号拆分示意图

（三）图像分析软件

由于多光谱图像蕴含丰富的生物学信息，如何最大化挖掘其中的信息，需要软件工程师和病理学家共同努力。近年来，图像分析软件层出不穷，除 ImageJ 为主流图像分析软件外，还有其他许多软件，如 ImageJ-Fiji、Icy 和 CellProfiler 来执行多学科的图像分析。但是，这些软件还不能很好地适应全景图像和大型 2D 数据的可视化和分析。目前，组织切片多光谱成像的主流软件是 Phenoptics 平台开发的 InForm 软件，以及 TissueGnostics 公司开发的 StrataQuest 软件。该类型的软件内置了光谱数据拆分算法，并把智能组织识别算法与光谱解读和多标记分析融为一体，可以获得多层面深度分析的数据。此外，还出现 Visiopharm、Definiens Inc.、Halo（Indica Labs）、Quantcenter（3DHistech）或开源 Qupath12，可用于多光谱全景分析的软件。这些软件的共同特点是为荧光基团和色原提供准确的组织分割和光谱去卷积智能算法。训练软件对细胞进行分类，如色调值/宽度、强度阈值评分、形态/几何特征、像素计数阈值和颜色饱和度等，可用于表征不同组织区域中的多种细胞特征及多种标记蛋白的组织空间信息等。

二　多光谱成像技术的操作流程

多光谱成像技术的操作流程与普通病理学免疫组化类似。简单流程如下。

（一）组织多重免疫荧光标记切片制作

取组织样做石蜡切片或冷冻切片，加热或微波抗原修复，进行一抗二抗孵育结合，TSA 试剂（Opal™IHC 试剂盒）染色，微波加热除去非共价结合的抗体（上一轮的一抗及二抗），重复上述操作进行第二种抗体孵育结合，直至所有抗原标记染色完毕，复染封片（图 13-4）。

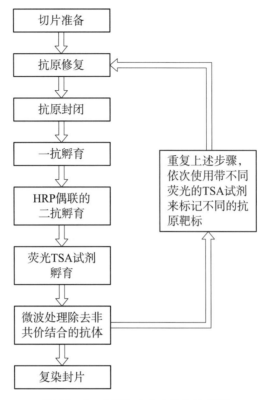

图 13-4 多重免疫荧光染色流程图

(二) 多光谱扫描成像

将制好的多重免疫荧光标记玻片置于多光谱成像扫描仪上(如 Vectra 3.0),以每 10 nm 的波宽在 420～720 nm 可见光范围内进行全光谱扫描成像。

(三) 多光谱软件图像数据分析

MSI 采集完成后,使用光谱分解软件(如 InForm)对扫描的 MSI 文件,进行光谱分解运算,得出每种荧光标记的单一光谱图像。合并全部单一光谱图像,便得到高分辨率的清晰的多重荧光图。进一步用多种分析软件分析所需的研究指标。

基于 TSA 的多重免疫荧光染色是组织切片多光谱成像分析的关键步骤,尤其是对于没有使用过的新抗体,必须进行或注意下面这些步骤:①对所有需要使用的一抗进行验证和优化。方法:第一步,进行单一抗体的免疫组织化学(IHC)验证,确定抗体最佳稀释度,染色效果;第二步,进行单一抗体的免疫荧光(IF)验证。比较第一步的 IHC 和第二步的 IF 在阳性和阴性组织结果的一致性,确定抗体的使用条件。②确定多重免疫荧光染色的抗体染色顺序。在单一抗体验证的基础上,对使用抗体的染色顺序进行排序优化。一般原则是抗体效价高使用浓度低的抗体排在前面染色,抗体效价低使用浓度高的抗体排在后面染色,以达到不同抗体都有相近的显色强度。③严格设立 3 种阴性对照:a.加抗体不加荧光 TSA 试剂;b.加荧光 TSA 试剂不加抗体染色;c.两者都不加。④微波抗原修复的同时确保上一次染色的抗体完全剥离和组织的完整性,并且确保内源性辣根过氧化物酶完全灭活。⑤在前面单一 IF 抗体优化的同时建立每种荧光染料的光谱库,为后续的光谱拆分提供参照(图 13-5)。

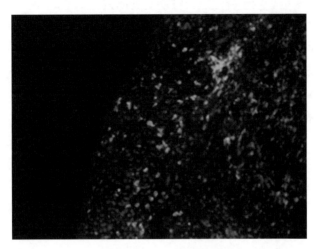

图 13-5　多重免疫荧光标记 CD3/CD8/CD56/DAPI

在成像阶段,需要选择连续全光谱拍摄模式,根据染色的通道数量及 TSA 染料的光谱学信息,最终在单个视野的水平需要获取 30~50 张连续光谱图像,这使得在拍摄过程中对使用的物镜进行取舍:低倍率物镜拍摄视野范围大,整体速度较快,但是分辨率低;高倍率物镜拍摄视野小,分辨率高,但是如果需要做组织全景连续光谱图像,其成像时间较长。

三　多光谱荧光成像技术的应用

多光谱荧光成像技术因可以去除样本自发荧光的干扰,拆分波长相近的荧光重叠信号干扰,从而明显提高组织切片成像的信噪比。可同片标记、检测和共定位分析多标志物之间的相互关系,大幅提升组织形态学分析数据的精度,挖掘出组织切片样本中更丰富、更可靠的关联信息。多光谱技术已经在组织病理学领域有广泛的应用,尤其是在肿瘤免疫、神经、心血管等疾病的研究领域,多光谱技术也可以应用于荧光原位杂交(FISH)中。

(一) 在肿瘤免疫中的应用

多重免疫荧光方法正在扩大我们对肿瘤免疫环境的了解。绘制肿瘤微环境图,检测恶性细胞和肿瘤浸润性免疫细胞中免疫检查点蛋白表达,可以指导黑色素瘤、肺癌、乳腺癌、胃癌及霍奇金淋巴瘤等的免疫调节治疗。Ng S B 等在研究血管免疫母细胞性 T 细胞淋巴瘤(angioimmunoblastic T-cell lymphoma,ATIL)时,用多重免疫荧光法标记淋巴细胞 BCL6 和 PD1,经多光谱分析,得出 ATIL 患者组织切片的 $CD4^+$ 细胞中 BCL6 阳性细胞和 PD1 阳性细胞百分比,以及共表达的细胞百分比,可精确诊断和判断 ATIL 的预后。Zaretsky 等研究接受抗 PD-1(programmed death-1)疗法的黑色素瘤患者复发的肿瘤细胞免疫逃逸机制时,使用多光谱成像技术定量分析,发现患者黑色素瘤样本中 PD-L1(programmed death-ligand 1)的表达水平和细胞毒性 T 细胞(cytotoxic T cell,CTL)浸润的水平和空间位置呈明显相关性。

（二）神经科学中的应用

多重免疫荧光方法也被用于神经退行性疾病的研究。如 Gu J 利用多光谱技术研究在阿尔茨海默病患者大脑中新型探针对 Tau 蛋白纤维的检测效果；Iyer A 等使用多光谱技术研究脑皮质发育畸形中的细胞损伤凋亡和神经退行信号通路中的蛋白表达；Orre M 等使用多光谱技术研究阿尔茨海默病患者脑组织中细胞损伤和早期神经变性，显示反应性胶质细胞蛋白酶体活性的增强。

（三）心血管疾病方面的应用

Amir G 等利用 MSI 研究新生婴儿先天性心脏病患者中心肌前体细胞数量的动态变化及分化的心肌细胞的增殖能力，发现存在于心肌中的多能心脏前体细胞在促进损伤恢复方面具有潜在作用。van der Meer 等通过 MSI 研究发现动脉粥样硬化的平滑肌细胞同时表达 IL-15 及其受体 IL-15R，干扰素-γ 和肿瘤坏死因子-α 增强培养的平滑肌细胞 IL-15R 的表达，提示通过 IL-15 信号监测人类动脉粥样硬化斑块中平滑肌的动态平衡。Reuwer AQ 发现催乳素受体存在于动脉粥样硬化斑块中最严重的炎性部位的巨噬细胞中，催乳素受体信号参与了动脉粥样硬化斑块内的局部炎症反应，从而促进了动脉粥样硬化的形成。

（四）与荧光原位杂交技术的联合应用

在 FISH 实验中，也与多重免疫荧光一样存在自体荧光的干扰；在观察多个 FISH 信号时，也同样存在荧光色团的串色问题。利用 MSI 来观察 FISH 切片能很好地解决这些问题。更进一步，多重免疫荧光（mIF）和 FISH 也可同时联合应用于同一切片上的标记，用多光谱扫描成像可以同时测量目标 DNA 或 RNA 和靶标蛋白质的表达。Costa Raiol LC 等使用 mIF 和 FISH 联合技术研究胃腺癌 *MYC* 基因异常和蛋白表达之间的相互关系；Khayat AS 等研究 *TP53* 基因缺失、蛋白表达和 17 号染色体新生的关系；Guimaraes AC 等研究胃腺癌患者染色体非整倍体、启动子高甲基化和 *CDKN2A* 基因蛋白表达之间的相互关系。

四 其他多重染色方法

除了主流的基于 TSA 的多重免疫荧光染色技术，近年来还发展了许多其他多重染色方法。这些方法大多是基于漂白技术发展起来的，即在完成上轮的染色成像后，进行漂白，再进行下一轮抗体的染色，如此重复至多轮染色。下面简单介绍 4 种方法。

（一）多表位配体染色法（multi-epitope-ligand cartography）

组织切片用一种或几种带不同荧光的抗体孵育，然后用荧光显微镜拍照（这一步与普通免疫荧光化学相似）。之后，样品用磷酸盐缓冲液漂白，消除激发波长，然后开始新的一轮染色拍照。直至多轮成像。

（二）顺序免疫过氧化物酶标记和擦除法（sequential immunoperoxidase labeling and erasing，SIMPLE）

这是一种循环顺序标记漂白技术。使用醇溶性过氧化物酶底物 AEC 标记抗原，结合使用快速非破坏性的抗体-抗原解离方法洗脱抗体和染料。在每轮标记中，成像分配一种伪彩颜色，然后消除上一轮的染色，保留了组织抗原性，进行下一轮标记，如此重复标记多轮，再将每轮染色的图像重叠起来即为多标记检测。

（三）多重 Omyx™ 染色或多重免疫荧光检测（multiOmyx™ staining or hyperplexed immunofluorescence assay）

它使用带不同荧光标记的 2～4 种一抗对组织切片不同的生物标志物进行染色。使组织自发荧光失活，完成第一个染色周期后，对组织成像，然后通过碱性氧化使荧光失活，以启动新的染色周期，重复进行多轮生物标志物染色。可以从单个 FFPE 切片进行多达 60 个标志物的染色。

（四）标记法或荧光免疫组织杂交法共检测（codetection by indexing or fluorescent immunohisto-hybridization，CODEX）

通过将抗体偶联到特异性 Barcode 核酸分子上进行互补荧光分子检测，CODEX 微流控自动化染色仪通过循环染色的方式进行超多靶点蛋白标记。每一轮次实现 3 种抗体及细胞核 DAPI 的 4 种荧光显色，通过显微成像系统循环染色及成像的检测方式，可以实现在切片样本上多达 40 个以上靶点蛋白的自动化染色、成像检测和空间分布数据分析。

除了上述光学检测方法外，还有基于质谱原理的多重标记检测方法，用质量（同位素中的原子质量）替代光（荧光）作为成像报告系统，有效地克服了光谱重叠问题，增加多重标记的数量。但由于质谱设备昂贵，限制了这种方法的使用。

五 多光谱荧光成像技术的展望

多光谱荧光成像技术是基于传统的免疫抗原-抗体结合标记的荧光染色技术发展而来的，也是现阶段在组织原位水平研究中经典方法与前沿技术结合的典范。多光谱荧光成像与传统的荧光成像相比，有许多突出的优点，光谱拆分技术使每一成像光谱波段拆分在很窄的波段范围内（一般是 20 nm），很好地消除邻近波段的重叠以及自发荧光的干扰，目前可多达 9 色共染，获得高质量的图像。多光谱荧光成像通过同时捕获与组织结构、多种细胞表型的空间分布以及信号和细胞周期标志物的多种共表达相关的多维数据，为精准医学提供更多的理论依据。但也存在一些不足，主要是多光谱图像比单一的二维图像包含更多的信息和数据，需要更长的时间来获取、处理和分析。另外，在酪酰胺信号放大（SAT）染色过程中，若前一轮染色过度，会部分阻碍后一轮与前一轮共定位的抗原的染色。总之，随着硬件水平的发展，例如荧光光源对更多激发光的开发，液晶可调谐滤波器对更广泛的光谱的拓展，以及显微成像技术向着更高水平的推进，计算机向着更快速、更高效的数据处理能力方向的迈进，未来多光谱成像技术可以支持的成像通道会越来越多，成像速度也更快，必将推动定量病理学的发展。

（章平肇）

第十四章　组织透明技术与 3D 成像技术

自从 2003 年报道 Focusclear 可以将蟑螂的脑组织透明后进行 3D 成像以来,大块组织的透明技术层出不穷,包括无机溶剂和有机溶剂组成的各类配方。但其原理大致分为两类:一类是将组织的脂类物质去除从而透明组织,类似于组织切片用的二甲苯;另一类则是通过改变组织的折光系数(refraction index)实现组织和溶剂的折光系数一致,从而实现深部组织成像。此类技术的出现突破了传统组织学和病理学的瓶颈,成像深度不再局限于 5 μm 的石蜡切片或 40～50 μm 的冷冻切片,而是可以将 1 cm 厚的组织进行透明,并利用光片显微镜完整成像,实现了神经科学领域从胞体到轴突末梢的示踪,即使是相隔数厘米。同时在其他学科领域,以及肿瘤学领域,将会获得广泛应用,尤其是对于肿瘤细胞的微浸润或转移。与传统肿瘤病理学诊断不同,该技术可实现肿瘤边缘组织的透明,利用肿瘤标志物染色,可以检测到单个标志物阳性的癌细胞,而传统 5 μm 切片很有可能会错过少数几个细胞。因此,此类技术将颠覆传统病理学诊断方法,提高病理学诊断的准确率,减少漏诊率,对患者的预后起到更好的指导作用。以下将目前应用比较广泛的几种技术进行简要介绍,其中的细节已在一些综述中进行了阐述。

一　疏水试剂组织透明方法

在有机溶剂的作用下,常常能很快使一个完整的标本完全透明。例如,由 Ertürk 和同事开发的溶剂透明器官 3D 成像,可以在 1～2 天内完全透明成年小鼠大脑。肉桂酸乙酯,也被用于疏水组织透明代替的有机溶剂。因为疏水组织透明方法简单,只需要将标本在不同的试剂中依次孵育即可,3DISCO 和它的延伸技术已经被广泛应用于神经回路的成像研究,用于炎症、干细胞、癌细胞及未切片的啮齿动物器官和人的活检标本。基于 3DISCO 的方法也与深层组织免疫标记方法相结合,研究啮齿类动物胚胎、人类胚胎、癌症活检标本、成年小鼠大脑及整只小鼠的身体。

基于 3DISCO 的方法包括初始脱水步骤,以除去组织中的散射光的水(水的 RI 为 1.33,而软组织的 RI 为 1.44～1.56)。有机溶剂浸泡步骤去除大部分脂质和增加 RI,以匹配平均生物组织 RI(有机溶剂和萎缩的脑组织是 1.56)。在大多数 DISCO 方法(除了启用免疫标记的 DISCO)中脱水导致标本明显收缩。潘等开发了 uDISCO 方法,小鼠身体缩小到原来的 1/3,这有助于在细胞水平对整个身体进行光片显微镜成像。通过使用 uDISCO,

研究人员可视化小鼠中枢神经系统中的神经元连接。有机溶剂的一个重要优点是透明后的组织硬化而使标本永久保存。并且允许对样品多次成像和长期再分析，尤其是用免疫标记法方法，永久保存稳定的内源性荧光信号。尽管可透明和成像越来越大的样本是有价值的，无偏倚分析组织，用特定抗体和染料完整标记整块组织仍然是一个挑战。为了实现这个目标，Tessier-Lavigne，Renier 及同事开发了 iDISCO，成功对成年小鼠大脑进行免疫标记，并在小鼠发育过程中，不断地发现不同程度激活的大脑区域。iDISCO 是用含 H_2O_2 的溶液对样品进行预处理，甲醇渗透小鼠大脑，但此过程也可能清除抗体结合的部分表位。发展完全保留表位新的深层组织的组织透明标记方法至关重要。

为了将免疫标记扩大到整个成年小鼠，Cai 等最近介绍了 vDISCO（"v"为重链抗体的可变域，也就是纳米抗体），采用高压输送纳米抗体以完成全身免疫标记，并用明亮的阿托染料实现在远红外光谱区域成像，克服蓝绿色光谱区域信号强度低和自发荧光的缺点。这个方法将荧光信号放大两个数量级，从而可以对组织深处完好的单细胞亚细胞细节进行成像，并定量检测。vDISCO 实现了全身分布的神经元成像，应用于神经退行性疾病和炎症的研究。

（一）亲水组织透明技术

亲水性组织透明方法使用水溶性的组织透明试剂。虽然其效率不如疏水组织透明方法，但有明显的优势，包括高度的生物相容性、生物安全性和保存蛋白质功能。亲水试剂通常与组织成分如蛋白形成氢键，可以保存组织的 3D 结构，对荧光蛋白的信号保留较好。此类技术在江安世教授报道了蟑螂的脑组织透明后得到了迅速发展，目前 FocusClear 仍被广泛应用，其中包括了 X 射线造影剂（如复水酸）和去污剂（如 Tween 20）。Miyawaki 和他的同事开发了 Scale 技术。尿素是透明组织的关键成分，并可将幼鼠大脑（出生后第 15 天）进行完整成像，并且更有效地保存荧光蛋白。后续研究发现将尿素与山梨醇结合可以应用于成年小鼠的大脑半球成像，并命名为 Scale S。其他研究人员建立了 See Deep Brain（SeeDB）的方法，使用果糖作为它的关键透明成分，并利用它来成像小鼠嗅球的神经回路。

Ueda 等系统性地筛选了亲水性组织透明和除色试剂，包括一系列氨基醇化合物，并命名为 clear，unobstructed brain or body imaging cocktails and computational analysis（CUBIC）技术。此技术不仅应用于全脑成像，还用于肿瘤转移、神经环路、骨髓造血干细胞、肺癌及乳腺的单细胞谱系追踪和心脏的发育研究。由于脂类物质去除后形成大的空隙，有利于抗体更快、更深入地渗透入组织，利于组织的免疫荧光成像。由于抗体的渗透是靠弥散作用实现的，染色效率较低。因此，研究人员发展出不同技术来实现快速染色，如 AbScale 在抗体染色过程中加入蛋白质变性剂尿素，可抑制抗原抗体反应，有利于抗体进一步渗透至深部组织。另一种方法是通过使用咪唑和安替比林膨胀组织，实现抗体快速渗透。

（二）基于水凝胶的组织透明技术

为了更有效地透明组织，并保持结构的稳定，Deisseroth 实验室发明了一种以水凝胶为基础的组织透明方法，称为 CLARITY。通过灌注由丙烯酰胺组成的水凝胶和固定剂，实现组织固定的同时被水凝胶形成的支架所支撑。利用 SDS-硼酸溶液将脂类物质去除后，实现组织的透明，并且蛋白和核酸可以保留在原位，有利于免疫荧光染色和原位杂交的开展。此透明过程可通过被动的摇晃实现透明,亦可以通过加用电场加速组织透明。但前者需要的时间明显长于后者。该技术不仅实现了小鼠全脑的透明,而且可通过全身灌注的方式(PACT技术)实现全身透明。但是此类苛刻的化学透明方式会引起组织损伤,如蛋白丢失10%～21%。为了解决这个问题,一种被称为SHIELD的方法应运而生,利用polyepoxy形成分子内和分子间的生物分子连接可保护组织的物理化学特性。为了达到组织的均匀固定,首先将polyepoxy分散在SWITCH‐off的溶液,以阻止组织被不均一地固定。一旦polyepoxy分散均匀,将液体换到SWITCH‐on液体中,实现组织快速均一的固定和交联。此步骤能很好地保存蛋白质和RNA。而且此交联的组织可以耐受苛刻的透明液体和洗脱液的反复作用。因此,有利于多轮染色和成像。该技术不仅实现了全脑成像,还可用于神经回路的研究,以及穿刺活检标本的分子表型分析。

(三) 小鼠脑的透明和3D成像

1. 小鼠脑的制备 用致死剂量戊巴比妥溶液(0.1 ml,200 mg/ml)麻醉小鼠,用胶带将小鼠的四肢固定在泡沫板上,待小鼠的四肢对捏挤无反应后,用剪刀将小鼠的皮肤从胸部切开,然后将骨头从胸部切开,露出心脏。将输液针插入左心室,在右心耳剪一个切口,然后开始用40 ml 0.9%生理盐水清洗,大约5 ml/min,随后用50 ml 4%多聚甲醛(PFA)磷酸盐缓冲液(PBS)进行固定。脑完整取出。

2. 小鼠脑的透明

(1) 配制CUBIC 1溶液:将3.85 g尿素溶于5.38 ml预热的蒸馏水中,待完全溶解后加入3.85 g N,N,N′,N′‐四(2‐羟丙基)乙二胺,待溶液温度降回室温后,加入2.31 g Triton X‐100。

(2) 将小鼠脑放入CUBIC 1液体,并置于37℃烘箱,持续在水平摇床上摇晃(60 r/min)。每3天更换一次溶液,直到小鼠脑变得透明。

(3) 用OCT包埋透明后的脑,置于−80℃冰箱过夜,第2天取出并用1×PBS清洗。

3. 免疫荧光染色

(1) 将脑置于一抗溶液中(如血清素抗体AB938,Merck Millipore,兔来源,用PBST 1∶100稀释),转移到37℃烘箱,置于水平摇床上,孵育72小时。

(2) 去除抗体溶液,加入4 ml PBST(0.1% Triton‐X 100),每天4次(每6小时更换一次),在37℃烘箱完成。

(3) 取出PBST溶液,加入二抗溶液(Alexa594标记的山羊抗兔IgG,用PBST 1∶100稀释)孵育72小时,将组织置于37℃烘箱中。

(4) 除去二抗溶液,加入4 ml PBST,每天清洗脑4次(每6小时一次)。

4. 小鼠脑的3D成像

(1) 配制CUBIC 2透明液,其中包含50%(w/v)蔗糖,25%(w/v)尿素,10%(w/v)2,2′,2″‐三乙醇胺,0.1%(v/v)Triton X‐100。

(2) 将脑组织放入CUBIC 2液体,在37℃孵育,直至组织完全透明。

(3) 在共聚焦显微镜成像前,将脑组织放置在60 mm的盖玻片上,周围滴400 μl CUBIC2液体,组织两侧各放一个用bluetek做的软棒,将另一张盖玻片和第一张盖玻片对齐,并按压与 bluetek 接触的地方,直到脑组织接触到第二张盖玻片。

（4）将装好脑组织的盖玻片放置在共聚焦显微镜的载物台上,并将组织移到光通道上。

（5）使用汞或卤素光源和标准荧光滤光片（如 DAPI/GFP/CY3/CY5）扫描样品识别感兴趣的荧光染色区域。使用 10 倍和 20 倍物镜（NA 0.75）和标准共聚焦荧光成像技术（如 DAPI）成像感兴趣区域,Alexa Fluor 594 标记的样品用 561 nm 激光照射,在 570～620 nm 之间采集荧光信号）。

（6）使用昂微镜 Z-stack 图像采集软件（如使用 NIS 元素成像）生成每个感兴趣区域的图像 Z-stack。当实时扫描时,聚焦到样本的顶部,并按下"顶部"按钮。聚焦到样品的底部,按下"底部"按钮。输入所需的步长（或按优化的步长按钮）。按"现在运行"按钮。将合成 Z-stack,保存为单独的 Tiff 图像 stack。

（7）使用 3D 分析软件（如所述使用 Imaris）将图像 Z-stack 重建,使用工具栏中的"快照"工具生成 3D 图像的屏幕截图,使用工具栏中的"动画"工具生成 3D 旋转的 video,在 3D 图像中寻找感兴趣区域并进行分析。

（8）使用光片显微镜成像,如 Zeiss Z1 显微镜,玻璃棒用火烧热后将其折弯压扁,将脑组织用强力胶粘在玻璃棒上。将成像的小室充满 CUBIC2 液体,并将脑组织浸入液体内。使用 20 倍透明物镜（数字孔径 - $NA = 1$）对脑组织进行成像。使用 561 nm 激光激发样品,使用 585 nm 长通滤波器采集荧光发射。在成像过程中,通过将样品移动到光路上创建图片 Z-stack。为了生成每个 z 平面图像,使用左右方向的光片依次激发样本,并使用 PCO Edge 5.5 摄像机进行成像,从而对样本进行荧光成像。使用 Zen light sheet 软件（Zeiss）合并序列图像（即左光片和右光片）,为每个 z 平面创建单个荧光图像。扫描脑组织,最终分辨率为 0.57 μm/pixel, z-step 大小为 1 μm。使用 Arivis Vision 4 维（4D）软件（Unterschleißheim,德国）完成三维重建,并在三维图像放大和缩小时进行截图（图 14-1）。

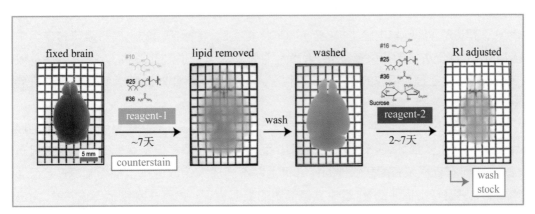

图 14-1　用 CUBIC 液体透明脑组织后,洗涤组织,进行免疫荧光标记,再次透明后即刻进行光片显微镜成像及 3D 重构

（梁华征）

第十五章　图像处理

　　图像分析即采用图像分析仪或分析系统,对图像中感兴趣的目标进行检测和度量,以获得它们的精确信息,建立对图像的客观描述。图像分析仪或分析系统一般由以下几个部分构成:图像源、图像采集、图像处理和分析、图像储存、图像通信及图像显示。图像分析测量技术涉及光学、电子学及计算机技术等多个学科,医学图像处理仅是其中的一个分支,而组织病理图像的定量分析又仅是这个分支中的一个方面。随着计算机视觉对数字图像处理效能的提升,尤其是人工智能的突飞猛进,图像分析技术已成为实现精准医疗和推动医学发展的核心技术。

一　数字病理图像的采集

(一) 基于 CCD 传感器的图像采集系统

　　电荷耦合器件(charge coupled device,CCD)是 20 世纪发展起来的新型半导电传感器,因其具有集成度高、功耗小、寿命长、成本低等显著的优点,广泛应用于图像采集领域。当显微镜配备了以光导纤维与电脑主机相连的 CCD 相机时,拍照所得的光信号就可转变为电信号传送到 CCD 上进行图像采集,然后再通过图像采集卡传送到计算机。这样,用户不仅可以在电脑显示屏上看到相应的数字病理图像,还可以根据需要对此数字病理图像进行后续处理。

　　近年来,飞速发展的数字切片技术在图像采集上也离不开 CCD 采集设备。传统的玻璃切片不仅容易褪色、损坏,还不易保存、检索。而基于 CCD 采集设备获取的数字切片具有以下优点:①可在任何装有配套软件的计算机上以不同放大倍数进行全视场浏览;②可即时在病变的关键区域上标注信息,避免文档形式的数据管理;③可在网络上传输共享,为进行远程会诊提供了便利。根据图像采集原理进行划分,CCD 采集设备分为面阵成像和线阵成像两大类。面阵 CCD 多用于自动显微镜,可直观地对显微镜视场中的图像进行观察,但也存在单视野只有通过拼接才能获得大视野切片的缺点,故而处理起来数据量大,速度慢,容易造成拼接错误。相比之下,线阵 CCD 因每行像元数要多于面阵 CCD,在配合高速平台移动的情况下,就能达到更快的扫描速度,而被大部分扫描仪系统所采用。但这些系统一般为全自动化的封闭系统,对机械和控制的要求都很高。同时,线阵成像还要求必须与平台运动配合,聚焦方法也不同于面阵 CCD,从而增加了相应数字切片扫描系统的开发难度。

(二) 基于 CMOS 传感器的图像采集系统

互补金属氧化物半导体(complementary metal oxide semiconductor,CMOS)传感器已是当今图像采集领域中的主流技术。CMOS 传感器之所以能取代原先 CCD 传感器的霸主地位,不仅仅是由于其优越的物理性能参数,即更高的灵敏度、更广的光谱覆盖范围、更好的分辨率及更大的动态范围,更多的是在于其符合标准的 CMOS 集成电路制造工艺,无须单独的制造工艺,就可使图像传感器的光电转换部分和其他的相关控制电路、模拟-数字转换电路及信号处理电路等多种功能电路集成在一张芯片上,从而大幅提升整个系统的集成度。且由于 CMOS 传感器和 CCD 传感器在结构原理上存在一定差异,导致两者的数据输出速率不同,进而影响数据输出帧频。总体而言,目前 CCD 传感器在成像性能上优于 CMOS 传感器,但这一优势正随着集成工艺、嵌入式系统、网络化数据传输及远程控制等硬件设计的不断进步而逐渐缩小。而 CMOS 在集成度和数据输出速率等方面的优势则不断扩大,代表了当前高性能图像采集系统的顶尖水平。

在众多 CMOS 图像采集应用领域中,医学成像领域,尤其是细胞检测方向的光流体显微镜(optofluidic microscope,OFM)———一种"芯片级"的显微镜备受关注。此技术的出现避开了普通光学显微镜的发展瓶颈,即昂贵的物镜、笨重的体积及复杂的操作,将微流体技术和近场扫描技术结合于无透镜的图像传感器对细胞进行分辨、计数、形态分析及结构检测,以采集表征人类健康状况和疾病治疗的细胞成像信息。OFM 基于的 CMOS 图像采集系统需具备以下特点:①低功耗。无透镜成像的 OFM 必须自带稳定且光强较强的照明,因而只有低功耗的 CMOS 才能确保更长的电池续航能力,以满足 OFM 便携式的要求;②低噪声。因 OFM 无微透镜层,CMOS 无法通过增加微透镜层来提高量子效率及降低噪声,因而就必须自身具备更低的噪声以提高成像质量。③更高集成度。OFM 最终以实现细胞检测的"芯片"化为目标,所以需要尽可能地将众多功能集成在 CMOS 内部。④更高帧频。OFM 需要采用超分辨率重构算法来合成虚拟的高分辨率细胞图像,还需要实时统计单位时间流经 CMOS 的细胞,这些都会受到帧频的制约。

(三) 基于 DICOM 的图像采集系统

自 20 世纪 70 年代以来,随着各种医疗设备的发明及仪器功能的日臻完善,医疗机构拥有的设备总数大幅增加。如何有效管理如此繁多的图像格式和通信方式互异的医疗设备,成为一个摆在各大医疗设备制造商和医疗机构面前的严峻问题。为此,1983 年,美国放射医学会(ACR)和美国国家电子设备制造联合会(NEMA)联合组建委员会,并于 1985 年发布了 ACR-NEMA 标准,即 DICOM(digital imaging and communications in medicine)的最初雏形。随后几经修订,至 1993 年正式更名为 DICOM。目前,该标准涵盖了医学数字图像采集、归档、通信、显示及查询等几乎所有信息交换的协议,内容十分复杂庞大。

对于遵循 DICOM 标准的设备,可直接通过 DICOM 网络获取数字图像。但对于很多老设备,即非数字成像的设备,需要通过一些图像数字化的方法对原数据进行格式转化,把非标准的图像转化为支持 DICOM 标准的图像。这种转化的图像在 DICOM 标准中被称为二次获取的图像。DICOM 文件一般由文件头和数据集合两部分组成。前者包含了表述数据集合的相关信息;后者则是由一系列数据元素按标签从小到大排列而成,可包含图像的行数、列数、帧数、模态信息、序列信息、位置信息、切片顺序及切片层间距等内容,是设计相应解析软件的重点所在。数据元素是 DICOM 数据的最小单位,每个数据元素又是由一个数据标签、VR 字段、值长度字段和值字段构成的。

二 数字病理图像的传输

(一) 基于 Web 的远程数字图像传输

基于 Web 的数字病理学图像传输系统主要包含数字图像传输和流媒体传输。前者主要是快速、低成本、高质量地传输数字化切片;后者则是在网络上实时、高效地传输流媒体信息。

传输的数字图像一般分为病灶区和非病灶区两个部分。病灶区是指包含重要病理学诊断价值的信息,一般只占图像的小部分。因此,病灶区又称感兴趣区(region of interest,ROI),采用无损或近似无损的高比特率压缩。而非病灶区只提供相应的空间位置信息,但占图像大部分信息。因此,非病灶区又称背景区域(background,BG),都是采用低比特率的有损压缩。在传输数字图像时,先传输图像的轮廓信息,接着边传输数据,边解码,以得到质量不断提高的图像。这样,既能保证不丢失重要信息,又可最大限度地提高图像的压缩比,实现数字图像 ROI 编码与渐进传输。同样,在创建数字化病理切片时,通常也是在给定的扫描区域范围内,进行较低放大倍数的初步扫描,获取切片的全景地图,以此较低分辨率的整体图像作为数字切片的背景图像。而后由诊断医生选定 ROI 进行高分辨率的图像采集。这样就避免了高倍镜下病理切片中的冗余信息占据储存空间,极大地节约了扫描/图像采集时间并提高了后续的传输效率。

实时在线病理会诊的流媒体传输,对传输质量有更高的要求,包括带宽、延迟抖动、丢失率及吞吐量等指标。为了解决流媒体流量控制的问题,通过研究 HRA 算法,调整发送比例,以争取达到最大化的可用带宽。针对网络时延抖动及时钟偏移等问题对视频交互流畅性的重要影响,可通过借鉴 TCP 协议"慢速启动"的思想,建立动态缓冲控制算法,有效减少起始状态的播放延迟和防止缓冲区上/下溢分别所致的播放跳跃/停顿。鉴于目前数字切片扫描系统的广泛应用,上传的数字切片可暂存于相应诊断服务平台的服务器即云端,再根据专家的专长进行网络分配。专家可不受时间和地点的限制登录诊断服务平台进行会诊。如此就极大地缓解了实时在线会诊所致的网络拥塞,并通过优化管理专家数据库提高了会诊的效率。

(二) 基于物联网的远程数字图像传输

物联网(internet of things,Iot),即万物联网,是利用各种无线射频和传感设备,如光线感应器、红外传感器、陀螺仪、射频识别(radio frequency identification,RFID)装置及全球定位系统(global postion system,GPS)和其他许多传感器设备,通过 WiFi、蓝牙、RFID、ZigBeeey 及数字移动通信系统等无线传输网络与现有的因特网相结合而成的一个大型网络。过去近 20 年物联网的高速发展离不开移动通信技术的不断演进。现有的 2G、3G、4G 通信标准协议已无法满足低成本、低功耗、广覆盖及大容量的要求,应运而生的第 5 代(5G) 移动通信网络正在为普及做最后的攻关准备。与传统的宽带移动网络对比,基于蜂窝网络的窄带物联网(narrow band internet of things,NB‐Iot)具有全覆盖、低延时、低功耗、低成本、连接数量超大及安全稳定性强等特点,与 5G 移动通信技术相结合后,接入的终端设备将越来越多,采集的数据量也会越来越大,再结合云计算、大数据及图像识别等技术,未来会推动无线远程医疗向更加高效便捷的方向发展。

物联网通信系统普遍采用物端‐网端‐云端的结构:物端主要是集成了各种传感器,采集所需的数据,并集成特定的通信模块,通过特定的网端发送至云端,在云端对数据实行统一处理。由于目前我国偏远地区的无线接入覆盖主要还是基于 2G 网络。因此,GPRS 仍是主要的数字图像传输方式。然而,因 GPRS 本身传输速率低,对于数字切片这样的大数据信息很难直接进行传输。应对这一过渡期难题的方法是寻求合理的图像压缩及展示方式。比如,可针对图像的特点找到图像边缘,将原始的数据映射成为图像边缘信息。远程终端接收到该边缘信息后,再依据预先设计的合并方案,以合并图像和三维重构等方法最大程度上复原图像。

三 数字病理学图像的分析

(一) 图像处理

数字图像处理,广义而言,是指利用计算机或者其他数字硬件设备对数字图像进行处理,包括图像的采集、获取、压缩、编码和传输;图像的合成、绘制和生成;图像的显示和输出;图像的变换、增强、复原和重建,图像的分割;图像中目标的检测、表达和描述;特征的提取和测量;多图像或图像序列的校正和配准;三维图像的重建和复原;图像数据库的建立、索引和抽取;图像的分类、表示和识别;图像模型的建立和匹配;图像的解释和理解;以及基于图像处理结果的判断决策和行为规划等。下面将分别介绍图像变换、图像分割、图像的增强与复原及边缘检测。

1. 图像变换 一般最基本的变换技术就是几何处理,实现图像的坐标变换,如移动、缩小、放大、旋转等。还可通过其他一系列变换技术,如离散余弦变换、沃尔什变换及傅立叶变换等,用变换域处理替换空间域处理。这样,对于列阵很大的图像处理而言,能够极大地提高计算效率,减少计算量。

2. 图像分割 即把图像分成具有不同特性的区域,并提取感兴趣目标的技术和过程。可基于亮度值的两个基本特征——不连续性和相似性,选择其中的一个特征来处理:基于亮度的不连续变化分割图像,如图像的边缘;基于亮度的相似性分割图像主要依据事先制订的规则将图像分割为相似的区域。

3. 图像的增强与复原 为了提高图像的质量,对图像的视觉效果进行改变。其重要性在于减少或呈现不重要的图像像素来表示图像信息,便于和利于后续计算机对其进行识别。通常,直方图增强法和伪颜色增强法都是很常用的图像增强法。图像的复原主要是利用退化现象的某种先验知识来重建或复原已退化的图像,即建立退化图像的数学模型,然后采用相反的过程进行处理,最终复原图像。

4. 边缘检测　对图像而言,最基本的特征就是边缘,即图像当中灰度发生急剧变化的区域边界,边缘检测分如下 4 步完成:①图像滤波。因图像主要运用图像导数对图像的边界进行检测,而噪声会极大地影响图像导数,故常需运用滤波技术来降噪。②边缘增强,即通过梯度幅值进行计算,将灰度变化较为明显的点展现出来。③边缘检测。因图像当中灰度变化幅度较大的点也不一定都是图像的边缘点,故借助一定的技术进行检测。④边缘定位。运用子像素分辨率来定位图像的边缘。

(二) 图像配准

在对图像进行处理的过程中,图像配准是图像拼接、图像融合的基础。由于图像之间存在较大的差异,传统的特征算法很难得到高精度的匹配结果。图像配准的目的就是作用于包含相同目标但来源于不同视点、传感器、时间和光照等的图像,寻找到这些图像之间满足的最优几何变换方式。图像配准算法的研究融合了多个学科的理论成果,如数学、物理学、计算机科学及生物学等,具有非常广泛的应用领域。根据图像配准技术自身的特点可分为以下 3 类方法。

1. 基于区域的图像配准　这类方法将图像直观、丰富的灰度值结合模板匹配来进行图像间的变换参数的求解。首先,选择合适的相似性度量函数作为固定大小窗口间的匹配估计量,再使用搜索法,找到使度量函数达到极值的最优变换参数,从而完成图像配准。基于区域的图像配准,虽然实现起来比较简单,但计算量很大,且无法有效解决重叠部分较少的两幅待配准图像间的配准问题,配准方法容易受到噪声和光照变化的影响。故此类方法通常只用于处理同一传感器系统中差异较小的图像间的配准。

2. 基于特征的图像配准　这类方法只利用图像上提取的显著特征,用对图像局部某种显著性特征的分析代替对整个图像的分析,使得运算量大幅减少,运算效率大幅提升。但基于特征的图像配准对特征的要求特别高,如果获取的特征信息不准确,就会导致配准的结果出现偏差。因此,特征点提取和特征点匹配是此类图像配准的两个关键部分。

3. 基于图模型的图像配准　由于通过图能很好地描述特征点之间的关联信息。因此,图常被用作一种结构特征信息的描述方法。其中,特征点作为图的定点,特征点之间的几何关系作为图的边,利用图模型进行结构表示和相似性约束建立起两个图定点间和边之间的正确对应关系是这类图像配准方法的应用前提。

(三) 三维重建

数字图像的三维重建即运用计算机图形学和图像处理技术,将通过医学数字成像设备获取的二维图像序列在计算机中重建成三维图像。因三维图像较二维图像而言,能携带更为直观、立体的空间结构信息,可以更加高效、准确地描述目标的整体特征。这样,医生就可从不同方位的立体视图来观察病灶的各种几何尺寸及位置,单独显示不同的组织或多种组织重叠显示,从而给出更为快速和准确的诊断。根据绘制原理的不同,可将三维重建的方法分为面绘制、体绘制和混合绘制。

1. 面绘制 也称表面绘制或间接绘制法，是从图像中提取感兴趣的等值面，并通过多边形拟合近似和逼近显示物体表面，最后通过图形学算法显示三维立体图像。这种方法忽略了物体内部信息，而只关注三维物体表面的拟合和光滑，因而可以提供较全面的物体轮廓信息，且计算量小，运行速度快，依靠专用硬件的支持，可实现实时显示。面绘制的方法主要包括移动立方体法、划分立方体法和基于切片的表面重建法。

2. 体绘制 又称直接体绘制。以体素，即数据场中每个元素为基本单元，直接由体数据集生成三维物体的图像，能够表示对象的体内部信息，成像清晰可靠，但计算量较大。体绘制主要分为按图像顺序体绘制和按对象顺序体绘制两种基本方法。按图像顺序体绘制是发出一条通过某一像素的光线进入场景，然后用某一特定的为计算像素值的函数计算沿光线所遇到的数据，以确定图像平面中的该像素值。按对象顺序体绘制则是对体数据集逐层、逐行、逐个地计算出每个数据点对图像平面中像素的贡献，而后加合成最后的图像。

3. 混合绘制 由于绘制原理不同，面绘制和体绘制在绘制效果、时间开销和交互性能等方面存在较大差异，各有利弊。从绘制效果看，体绘制的效果好，但从算法效率和交互性上看，基于现有的硬件平台，面绘制优于体绘制。因此，混合绘制结合面绘制及体绘制方式，既能充分显示物体表面的特征，还能反应物体的空间信息。

四 人工智能与病理诊断

(一) 基于大数据的 AI 病理数据库管理系统

在大数据时代，数据库技术的应用日益多样化，尤以与人工智能（artificial intelligence，AI）相结合的技术研究最为重要，备受关注。因为，数据库技术可高效地处理数据，但缺乏逻辑推理方面的能力。而 AI 技术，是一种研究计算机模拟人的大脑思维和模拟人的活动的科学，注重逻辑推理和判断，但缺乏高效处理数据的能力。两者正好可以优势互补，进行融合性的发展。目前，应用研究已在以下 3 个方面初见成效。

1. 专家知识数据库 将专家系统应用到传统的关系数据库中，从而建立起面向知识的问题求解系统。借助这一系统，数据库的信息可实现高度共享，并进一步提升数据挖掘技术水平，为更多应用人员提供更为便利、更加强大的数据库系统服务。

2. 人工智能求解 基于 AI 的推理能力，将智能算法融入数据库系统中，从而实现规则的随机激发，并对规则激活时的数据库装填及状态恢复、一致性维护等进行记录，优化分解查询搜索任务，并能为一些特殊应用提供启发式的搜索查询服务。借助专家系统对某个专科领域中的专业技术与专家经验进行分析总结，最终将其录入数据库，并形成一段智能程序，用以逻辑处理时，调取相应的专家知识进行诊断评估。

3. 优化管理与系统评价 利用数据挖掘技术，结合 AI 的优势，实现智能化数据信息的挖掘管理、分析评价，推动数据库的管理与评价向更加科学化和系统化的方向发展。首先，AI 的研究范围涵盖了专家系统、神经网络及模糊控制法等，其中 AI 的模糊化信息处理不仅可以极大提升数据库的运行速度，还可以加强对不确定因素与未知问题的有效管控。其次，AI 所具备的强大学习能力，可通过数据挖掘的方式对海量的数据进行学习、分析与推理。最后，AI能自我选择最优的计算任务，节省了大量的计算资源，从而使数据库的管理更加高效、完善。

（二）基于深度学习的AI病理辅助诊断系统

深度学习（deep learning，DL）是机器学习（machine learning，ML）的一种，是革新AI医学影像分析即计算机辅助诊断（computer-aided diagnosis，CAD）的关键技术。ML是AI的子集，能够凭借经验学习识别和预测新数据，分为有监督学习、无监督学习和强化学习3类。有监督学习用带标记的数据训练模型，适用于分类和回归问题，但所需训练数据多，人工添加标记的工作量大。无监督学习不必人工标记训练数据，训练期间无指导分类正误的反馈信号且不知道数据将被归为哪几类，更贴近人脑学习。强化学习则介于前两者之间，不直接反馈正误信号，而是通过给予奖惩措施，反复训练模型，动态调整参数，直至分类准确度最大化。DL的概念自2006年提出，到如今其应用已在序列预测、语音识别、图像识别等领域取得了显著的研究成果。病理学的DL研究包括有丝分裂检测和计数、个体细胞识别和分割、胶质瘤分级、上皮和基质分割、原发性乳腺癌检测、前列腺癌诊断等。

1. 基于DL构建CAD的优势　与传统的基于浅层ML如人工神经网络、支持向量机、贝叶斯分类、决策树等的CAD相比，基于DL构建CAD的优势如下。

（1）DL是从大数据中自动学习更具表征能力的特征，而非手工设计的特征，特别适用于变化多端的自然数据，具有非常优良的鲁棒性和优化能力。

（2）DL从像素级原始数据到抽象的语义概念逐层提取信息，依次获取低维、稀疏和更高层的特征，故而在提取图像的全局特征方面具有突出优势。

（3）DL的无监督学习算法不用事先知道样本的标签值，无需人工参与（标记）也能自动学习和提取良好的特征，是今后DL发展的热点方向。

2. 构建CAD常用的DL模型　DL的核心技术是有监督学习与无监督学习算法。如卷积神经网络（convolutional neural network，CNN）就是一种有监督学习的DL算法模型，而深度置信网络（deep belief nets，DBN）则是一种无监督学习的DL算法模型。还有一些介于上述两者之间的弱监督学习的DL算法模型，如多示例学习（multiple instance learning，MIL）。

（1）基于CNN的CAD在训练过程中会提取高级别和中等级别的数字病理图像特征，而后将其组合，对模型进行训练，从而更好地模拟病理医生的诊断过程。基于CNN的数字病理切片CAD有望在人工判读之前，正确排除阴性切片，从而减少病理医生的阅片数量，减轻病理医生的工作负荷。

（2）DBN是根据生物神经网络的研究及浅层神经网络发展而来的，由若干层受限玻尔兹曼机（restricted boltzmann machines，RBM）和一层反向传播组成的深层神经网络。基于DBN的CAD会先通过无监督学习预先训练RBM，然后根据反向传播算法来调整权重。其优点在于可利用所有提取特征，并从中择优选取突出特征。

（3）MIL是有监督学习算法的变体，将图像表示为多示例包，基于包成分标签进行分类，这样就可避免详细的数字病理图像注释，从而大大降低训练成本。"包"含有可变数量的示例，即使只有其中一个示例属于阳性，"包"也会被标记为阳性。只有当"包"中所有示例均为阴性时，才会被记为阴性。

3. 目前存在的问题与挑战　经过近些年的发展，DL 应用虽然已取得一些成效，但仍存在如下挑战性的问题有待解决。

（1）表达能力限制：鉴于 DL 是通过一定的训练方法训练样本数据得到多个层级网络结构的 ML 过程，DL 对数据的需求量就会随着模型的增大而增加。因此，如何获取大批高质量的数据，以避免过拟合问题，即因各类别数据训练不平衡所致的预测结果偏向样本量多的类别的情况，是改进基于 DL 的 AI 病理辅助诊断系统的一个重要问题。

（2）训练平台要求高：对于 DL 技术研发而言，首先要解决的是利用并行计算平台来实现海量数据训练的问题。DL 需要频繁迭代，目前的 AI 大数据平台尚无法适应。

（3）模型复杂度高：随着模型复杂度的提升，其参数个数及所需的数据量也会对应增加，且病理学表型组学还将与其他多学科的数据融合。比如，放射组学，基因组学。这就更加需要病理医生参与相应综合 CAD 的研发。只有这样，计算机专家才能开发设计出更贴合病理学专家要求的算法模型。

总体而言，AI 在病理学诊断中的研究及应用目前均处于初步阶段，至于全面推开或是开展更高级别的诊断应用，需要针对各种疾病诊断模型的建立收集更多的病例、辅以更精细的标注及采用更优异的算法模型。但可以肯定的是，在不远的将来，基于 DL 的 CAD 必能胜任病理科医生的部分工作，比如疾病的初筛，从而使病理科医生从简单重复的劳动中解放出来，得以从事更具创造性的医疗工作。

（李　慧）

第十六章 病理尸检方法与取材

第一节 病理尸检的意义及注意事项

尸体解剖（autopsy），简称尸检，是通过对尸体的体表观察，内部器官的肉眼和显微镜观察，以识别和确定其各种病变，并结合死者生前的临床表现、实验室检查及采取的诊治手段等，明确死者的疾病性质和死亡原因的一种检查方法。尸检包括法医尸检和病理尸检。前者主要解剖对象是涉及法律纠纷的尸体，由具备尸体检验资质的司法鉴定机构接受委托后进行。病理尸检的主要解剖对象是临床死亡患者，包括捐献遗体尸检和涉及医疗纠纷的尸检。病理尸检的目的是确定死者的疾病演变过程、疾病性质及死亡原因，以验证临床对其生前采取的各种诊治手段的合理性和正确性，便于临床总结经验或吸取教训，促进医学发展和进步。

除死者生前志愿捐献遗体，且办理好捐献手续外，其余解剖应由临床和患者家属提出要求，填写申请单，办好完备的手续后才能进行。这是因为在涉及医疗纠纷的病例尸检中，最终的尸检发现及其结论具有一定的法律效力。病理尸检是一项专业性极强的工作。病理尸检人员需对尸检方法、相关专业知识、器械设备及自我保护手段等做好充分的准备，以便在尸检过程中能及时、客观地获得有价值的病理学形态依据，以达到准确的尸检诊断。

一 专业知识准备

执行尸检的负责病理医生在获得由临床提供的病史资料后，要认真阅读并熟知死者生前的临床表现、各种检查结果，或者实施手术的相关情况、临床对其疾病诊断及死亡原因分析。根据需要，在短时间内选择性查阅相关专业知识，包括解剖学、外科学及病理学知识，尽快在尸检之前拟定初步的尸检方案。

二　常规尸检工具

包括如刀类、剪类、钳子、电锯、板锯、探针、穿刺针及各种量具(器皿、尺子、注射器及电子秤等)。

三　个人防护用品

衣服、帽子、口罩和手套等必备品。对于烈性或高危传染病的死者尸检,需要更严格地做好个人防护,包括使用隔离服、N95 口罩、手套及消毒液等。

四　记录设备

照相机或录像器材、尸体检验记录、笔、图表和纸等,用于即时详细记录解剖发现及形态学证据,特别要注意拍照留证。

第二节　病理尸检操作规范

尸体剖验前要进行编号。裸露死者遗体后,在醒目部位放置尸检编号,进行全身及重要病变部位拍照,同时准确、完整记录。对所有病变,均应测量其数值(mm/cm),避免使用参照物类比描述,如黄豆大、鸡蛋大等)。

一　体表检查

(一) 一般情况

记录死者的年龄、性别、身长、体重。发育及营养状况。全身皮肤的色泽,有无出血(瘀点或瘀斑)、水肿、黄疸、有无外伤及皮肤瘢痕等。

(二) 确定死后现象(尸体现象)

1. 尸冷　死亡后,尸体体温逐渐下降。有衣物覆盖的成人尸体,气温在 11~15℃的环境中,须经 28 小时尸温下降至与周围温度相同。如为冷藏尸体,则免去此项。

2. 尸僵　死后各部位肌肉渐成僵硬,称为尸僵。一般于死后 2 小时自下颌开始,渐延及颈部、躯干、上肢及下肢,持续 24 小时以上;以后逐渐消失,顺序同上。猝死或死前有痉挛者,尸僵出现较早,程度较强,持续时间较长;老弱久病者,尸僵程度较弱,持续时间较短。气温较高时尸僵出现较早,消失较快;寒冷时则相反。

3. 尸斑　死后血管内血液逐渐向尸体下垂部沉降,于皮肤显出不规则的紫红色斑纹或斑块,即为尸斑。一般在死后 2~4 小时出现,但也有死后很快发生者。开始时压之即褪色;12 小时后尸斑即成固定状态,压之不易褪色;24 小时后压之不褪。尸斑通常为暗紫红色,时间越长,颜色越深。多发生于背、臀部和大腿曲侧。死于一氧化碳中毒及氰化物中毒者,尸斑呈樱桃红色;苯胺中毒致死者尸斑呈灰蓝色。

4. 角膜混浊和尸体腐败　死亡后由于眼睑不能闭合和自溶,角膜逐渐干燥浑浊。死后尸体的组织蛋白质受细菌的作用而分解,称为尸体腐败,表现为腹壁皮肤变绿、变软、皮下组织发生气泡,甚至全身膨胀、舌眼突出、口唇及面部肿胀,呈所谓"巨人观"。尸体内脏器官变软,并因腐败气体的作用而形成大小不等的海绵样或蜂窝样气水泡,称为泡沫器官。尸体腐败由体内腐败菌引起,通常在死后 24 小时或数日才明显出现。出现的快慢与温度、相对湿度、空气是否流通等有关。

(三) 体表各部检查

从头部至四肢逐步检查。头皮及头发状况(如头皮有无外伤、血肿、肿块;头发颜色、长度、密度,有无脱发秃顶等);两侧瞳孔形状、直径(mm)、是否等大;眼结膜是否苍白,有无充血、出血;巩膜有无黄染,眼睑有无水肿;鼻腔及外耳道有无内容物流出;口腔有无液体流出,牙齿有无脱落,口唇黏膜是否变青紫色;腮腺、甲状腺及颈部淋巴结是否肿大;胸廓平坦或隆起,左右是否对称;腹壁是否膨隆,有无手术切口及切口瘢痕(测量其长度)、人工肛门等;背部及骶部有无压疮;外生殖器是否有发育畸形,女性阴道是否流血、有无分泌物及溃烂等;腹股沟淋巴结是否肿大;肛门有无痔及肛瘘;四肢有无畸形及损伤,关节是否有形状改变;体表有无畸形等。

二 体腔检查

胸、腹腔的切开方法常用的有"T"形及"I"字形切开法。"T"形切开法其横切线自左肩峰起,沿锁骨、胸骨柄达于右肩峰;直切线自胸骨柄起,沿正中线绕过脐左侧,止于耻骨联合处。"I"字形切开以下颌骨下方,大约相当于甲状软骨处为起点,沿前正中线切开,切线绕过脐左侧,止于耻骨联合处。

在切线完成后,将胸廓皮肤,连同皮下组织、胸大肌等自正中线向两侧剥离至腋前线。剥离时可用左手紧握皮肤和肌肉,手背面对皮肤用力向上外翻起,右手执刀,将胸廓外组织尽量切除,充分暴露肋骨。

(一) 腹腔检查

在切开腹部皮肤、皮下脂肪及肌肉后,在腹膜上方作一小切口,注意有无液体或气体排出。继以左手二指伸入切口,稍向上提,右手持剪沿二指间剪开腹膜,以避免伤及腹腔器官。切断连于胸壁下缘的肌肉,扩大暴露腹腔。观察腹壁皮下脂肪层的厚度,肌肉的色泽等;检查大网膜及腹腔各器官的位置是否正常,肝脏是否肿大、其前缘在锁骨中线处是否超过肋弓,记录肝脏下界即锁骨中线肋缘下和剑突下多少厘米;脾脏是否肿大,伸出肋弓下多少厘米;胃、肠有无胀气;各器官之间有无粘连;腹腔内有无过多的液体(腹水),记录其性状及量(如有出血,注意寻找器官或大血管破裂处;如有腹膜炎,检查有无器官穿孔);记录横膈高度,以锁骨中线为标准,正常时右侧达第 4 肋骨(或肋间),左侧达第 5 肋骨。原位剪开十二指肠降部前壁,暴露十二指肠乳头(Vater 壶腹开口处),挤压胆囊,检查胆道通畅情况,观察有无胆汁从十二指肠乳头处流出,若有,称为排胆试验阳性。

（二）胸腔检查

开胸时，注意胸腔内有无气体逸出。如疑有气胸，可于胸壁皮肤切开后，将皮肤提起呈袋形，注水少许，然后用尖刀在水面下穿刺胸廓，如有气胸，即见气泡从水底冒出。切开胸廓时，先用软骨刀自第 2 肋骨开始切断两侧肋软骨，切线距肋软骨与肋骨交界处 0.5～1 cm 为宜，注意不要用力过大而划破下面组织。接着用手术刀将胸锁关节切断（避免切破锁骨下动脉、静脉，防止血液流入胸腔），并用肋骨剪剪断两侧第 1 肋骨，然后将肋弓提起，紧贴胸骨及肋软骨后面，分离膈肌和纵隔，最后将胸骨（连同肋软骨）摘除，暴露胸腔。检查胸腔有无积液，记录其量及性状。用手深入胸腔探查左右肺有无粘连。检查胸腺是否萎缩脂肪化，如未萎缩，将胸腺剥离取出，记录其脂肪化程度及重量。

原位人字形剪开心包，记录心包腔内液体量和性状（正常 5～10 ml，淡黄色澄清的液体，超过 30 ml 为异常）。怀疑有败血症时，应在无菌操作下，抽取心腔内血液 5 ml，置入消毒的试管内，送细菌室培养；疑有空气栓塞者，应在原位向心包注入少量水，在水平面下刺穿心室，观察有无气泡逸出。检查心外膜有无出血点，有无心包的脏壁层粘连，纵隔内器官位置关系有无异常。在心脏原位做肺动脉栓塞探查，具体做法：先剪破上下腔静脉汇合处，分别做上、下腔静脉的短处探查；然后用剪刀沿右心缘剪开右心房和右心室，暴露三尖瓣；再用剪刀紧贴室间隔，向肺动脉方向剪开肺动脉壁，暴露半月形肺动脉瓣，对肺动脉及其主要分支进行探查，观察有无血栓性栓子。

三　内脏器官分离和肉眼观察

（一）肠道取出

当尸体的胸腔、腹腔被打开后，鉴于腹腔内的肠道常占据较大空间而有碍其他器官分离，可首先将腹腔内的肠道进行分离。具体做法：大网膜及横结肠往上提起，即可见到空肠与十二指肠交界处（相当于屈氏韧带处）。用肠钳夹紧交界处，然后切断空肠。继以左手提空肠，右手以长刃刀沿肠系膜附着处将小肠与肠系膜分离（越近小肠壁越佳），直至回肠末端（即回盲部）。再将大肠与腹壁后其他软组织分离至降结肠、乙状结肠、直至直肠末端。在结肠末段结扎，切断直肠，取出小肠和大肠。

（二）胸腹腔器官联合取出

胸腹腔器官一般采用联合取出法，以保持各器官及管道原来的关系，但也可将器官分别取出。联合取出具体做法：将置于项部的木枕向背部移动，使颈部垫高，以利操作。如用"T"形切开法，沿横切线从锁骨、胸骨柄起，向上将颈前半部的皮肤，连同皮下组织剥离；如用"I"字形切开法，则从颈部正中切线向两侧及上方将颈前部的皮肤及皮下组织剥离（其余同"T"形切开法）。刀口朝下，以免割穿皮肤；左手提起皮瓣相助。待颈前部皮肤及皮下组织与颈部器官和肌肉分离完毕，用长刀刺入下颌骨下缘正中，沿下颌骨内缘分别向两侧切断下颌骨与口腔底部的联系，拉出舌头，将软腭与硬腭交界处切开。拉住舌头，用刀将咽、食管后壁与颈椎分离，继之与胸椎分离直至膈肌上方，将气管连同心、肺一并拉出胸腔。切断与胸壁相连的膈肌，可将胸腔、腹腔、盆腔内器官一起拉至髂动脉、直肠、膀胱颈处和阴道（女性），并在其终端处分别切断,颈部、胸腹腔脏器及主动脉一并取出。此时,用板锯在第 2～3 腰椎椎体取出呈楔形的厚为 1～2 cm、长约 3 cm 的椎体骨组织一块,用于骨髓取材。

（三）主要器官的分离取出和观察

将所有器官置于解剖台分别做各器官分离。具体方法:将胸腹腔脏器全部取俯卧位,首先用剪刀从被切断的髂动脉开始,自下而上剪开髂动脉、腹主动脉和胸主动脉,观察主动脉内膜及其分支开口是否有粥样硬化、动脉瘤及主动脉夹层等病变,并用剪刀将主动脉外膜与周围组织分离,切断各分支,将其拉向心脏,然后用剪刀从食管上端向下剪开至胃贲门处,观察食管黏膜面有无溃疡及肿物,有无静脉曲张等。在起始端将其剪断,用剪刀将食管外膜与气管分离,并将其拉向贲门处。完成上述两个分离步骤后,切断膈肌相连的组织,使胸腹腔脏器完全分离。

1. 颈部器官　先分离并取下甲状腺,对其称重,做多个切面,观察甲状腺是否肿大,有无结节和肿块;切面有无囊肿、钙化及瘢痕灶等。用剪刀先后将咽、喉和气管分支剪开,呼吸道观察:扁桃体大小、喉头有无水肿、炎性渗出物、肿块或异物;气管及主支气管腔有无异物(如各种食物)、积血、肿块、管腔扩张、炎性渗出物等;并观察气管和支气管周围淋巴结的大小、质地和切面色泽。

2. 胸部脏器分离

（1）心脏:心脏的剖检一般在肺未被分离之前进行(将心肺平放在垫板上,左手提起心脏,然后进行剖切)。但如估计无主动脉病变及先天性心脏病等时,可将心脏与肺分离后进行剖检:即提起心脏,在紧贴肺门处剪断与肺门相连的血管,接着在心包壁层与脏层转折处剪断主动脉等,即可将心脏取出。

心脏的剪开:一般沿血流方向从下腔静脉将右心房剪开(如有心脏疾病需检查窦房结时,必须保留上腔静脉搏及其入口处 1 cm 内的心房组织),然后用肠剪沿右心室右缘(锐缘)剪至心尖部,再从心尖部,距心室中隔约 1 cm 将右心室前壁及肺动脉剪开(若已原位打开右心进行原位检查肺动脉栓塞,此步骤略),检查右心各部分。左心打开操作:从左右肺静脉口间剪开左心房,检查二尖瓣口有无狭窄(正常成人可容二指通过),再沿左心室左缘(钝缘)剪至心尖部,从心尖部沿心室中隔左缘向上剪开左心室前壁,及至靠近肺动脉根时,尽量避免剪断左冠状动脉前降支,切线宜稍向左偏,然后剪断左冠状动脉回旋支,在左冠状动脉主干左缘,即在肺动脉干与左心耳之间剪开主动脉。

检查并记录心脏的重量(正常成人约 270 g)、大小(约如尸体右拳),左、右心室肌壁的厚度(一般在两侧切缘的中点测量,肉柱及心外膜下脂肪组织均须除外,正常右心室肌壁厚 0.3～0.4 cm,左心室厚 0.9～1.0 cm)。疑有肺心病时,须在距肺动脉瓣游离缘下 2～2.5 cm 处测量右心室肌壁厚度。检查各瓣膜有无增厚或赘生物,有无缺损、粘连、缩短及钙化等。腱索有无变粗、缩短。测量各瓣口周长(正常成人三尖瓣口周径约 11 cm、肺动脉瓣口 8.5 cm、二尖瓣口 10 cm 及主动脉瓣口 7.5 cm)。检查心腔有无扩张,心肌有无色泽改变、变软、梗死或瘢痕等,有无先天性畸形(卵圆孔、动脉导管是否开放,房间隔、室间隔有无缺损等)。

检查左、右冠状动脉口有无狭窄或闭塞。冠状动脉检查一般在心脏固定以后进行,方法是沿左、右冠状动脉走向每 2～3 mm 作横切面（注意切面与动脉中轴垂直），左冠状动脉前降支在心室间隔上端开始做切面，回旋支在左心耳下方的冠状沟找到其断面，右冠状动脉可在右心切开的房、室交界处找到其断面。观察每一切面管腔大小、有无动脉粥样硬化斑块及血栓形成等。

（2）肺：先检查两肺表面胸膜有无增厚，有无炎性渗出物，触摸各肺叶有无实变病灶或肿块；剪开肺动脉各大支，观察腔内有无血栓质块；剪开各叶支气管，观察其管腔有无扩张，有无黏液阻塞或肿块。用脏器刀或长刀自肺外侧凸缘向肺门做水平多个书页状切面，并尽量不将其切断而保持连续性。观察肺切面的颜色，有无出血、灰白色实变病灶、结节或肿块，轻压之有无血液或含气泡的血水流出等；肺门淋巴结是否肿大。

3. 腹部脏器

（1）肾上腺：在剖检肝、肾之前，宜将两肾上腺先行分离取出。剪开左侧腰部腹膜，剥离左肾上极脂肪组织，即可将左肾上腺分离取出。右肾上腺因位于右肾上极与肝之间，将肝脏向左上方提起，然后剥离。两肾上腺正常合重 7.6～8.4 g（21～50 岁）。切面观察皮、髓质结构是否清楚（正常时皮质呈黄褐色，髓质灰红色），有无出血或肿瘤等。肾上腺自溶较快，表现为皮、髓质分离。测量皮质厚度。

（2）胆囊和胆管：无胆道病变者，可先后取出肝、胆囊、胆管和胰腺。用剪刀将胆囊从肝脏分离，剪开胆囊观察囊壁是否增厚，黏膜是否变粗（正常形成网状的纤细皱襞），内容物性状，腔内有无结石（记录其数量、形状、色泽及切面性状）等。对于有胆道病变者，应仔细分离肝门部软组织暴露胆总管及左、右肝管。先剪开胆囊底后，一直剪至胆囊颈部。沿探针方向剪开胆囊管，再分别剪开胆总管、肝管，甚至可达十二指肠和胰头部。观察胆管有无扩张，检查剪开的胆总管及肝管管壁是否增厚，管腔有无扩张或阻塞，腔内有无结石、蛔虫、华支睾吸虫或肿瘤。检查完毕，即可用剪将其与肝脏分离，并在肝门处将肝十二指肠韧带连同其中的胆总管、门静脉及肝动脉剪断。

（3）肝脏：剥离肝右叶后面的软组织，再将膈肌与肝相连部分剪去，肝横膈面的镰状韧带也剪去。测量肝脏大小（正常左右径 25～30 cm，前后径 19～21 cm，厚 6～9 cm）和重量（正常约 1 400 g）。观察肝表面是否光滑、色泽（正常呈红褐色）及质地。将肝脏放在垫板上（后下面朝上），分别剪开左、右肝管，观察有无扩张、结石或肿块；剪开门静脉各大支，检查有无血栓质块；然后将肝翻转过来，用脏器刀沿肝脏长径向肝门依次作多个切面，每个切面厚约 1 cm，检查切面色泽、小叶结构是否清楚，汇管区结缔组织是否增生，有无囊肿、结节及肿块等。

（4）胰：分离胰周组织，然后取出胰腺。对怀疑有急性出血性胰腺炎的病例，应在剖开腹腔后即刻检查胰周是否有出血和脂肪坏死，以避免剖取肠道时有血液渗入胰周组织而影响观察准确。从头至尾将胰腺切开，并 1～2 cm 横断切开，观察其小叶结构是否清楚，有无出血、坏死灶及肿块等。胰管的检查，可用解剖刀在胰体部做一横切面，找出胰管断面，然后向胰尾及胰头将胰管剪开，直至十二指肠乳头处，观察胰管与胆总管汇合处的情况，胰管有无扩张和结石。

（5）脾脏：提起脾脏，剪掉脾门血管，取出脾脏。测量大小（正常 13 cm×8.5 cm×3.5 cm）、重量（正常约 150 g）。观察包膜是否光滑（正常呈灰紫色），有无皱缩、增厚。沿长轴向脾门作切面，厚度 1～2 cm。记录其色泽、表面及切面性状，脾髓用刀背能否刮下，有无梗死灶等。有时可发现副脾 1～2 个。

（6）肾脏：剥离肾周脂肪组织，即可将肾提起。然后左手握肾，肾门向下，右手用长刃刀沿外侧缘正中向肾门作纵行切开肾脏。撕去肾包膜，暴露肾表面和肾实质。剪开肾盂、输尿管，检查其黏膜有无病变。测量肾的大小（正常约 11 cm×5 cm×3 cm）、重量（一侧约 140 g）。记录肾包膜是否易于剥离，观察肾表面色泽（暗红褐色），有无囊肿、有无撕裂、瘢痕或颗粒（记录其大小及分布）。切面测量皮质厚度（正常约 0.6 cm）。皮质及肾柱是否隆起，皮、髓质分界线及结构纹理是否清楚，肾实质有无囊肿、结石，肾盂或肾盏是否有扩张和肿块。

（7）胃和十二指肠：自十二指肠前壁，经幽门部沿胃大弯至贲门将胃剪开。观察胃内容物，胃、十二指肠黏膜有无出血、糜烂及溃疡，胃壁及十二指肠壁有无穿孔及肿块等。

（8）小肠和大肠：沿肠系膜附着线剪开小肠，大肠可沿游离结肠带剪开。检查肠腔内容、黏膜及肠壁，观察无出血、溃疡、穿孔及息肉，或肠腔积血、狭窄或扩张，肠壁变厚或肿块病变。必要时可用流水轻轻洗去肠内容物，以利观察。若疑为特殊病原体感染，应在剪开肠壁前，于无菌操作下抽取内容物，置消毒试管内送培养。观察肠系膜和大网膜有无出血、结节或肿块等，肠系膜淋巴结有无肿大。

4. 盆腔器官　先将膀胱顶部的腹膜剥离。接着用手伸入盆腔两侧及后壁，逐次分离膀胱及直肠周围软组织。然后以左手握住盆腔器官，右手用长刃刀沿耻骨联合切断前列腺与尿道膜部的交界处（女性的尿道和阴道）及直肠下端，将整个盆腔脏器取出。若肾实质、肾盂及输尿管均有病变，宜将肾脏及输尿管连同盆腔各器官一并取出。如果必须保留泌尿生殖系统的联系，在剖检中注意勿剪断精索及输尿管。

（1）膀胱：从前壁剪开膀胱，检查尿量及其性质，有无结石、积脓、息肉及肿块等。在男性中检查前列腺大小、质地，观察是否肥大，有无积脓、肿块等。

（2）直肠：沿直肠后壁正中线剪开直肠，检查其黏膜有无溃疡、痔核或肿瘤。

（3）女性生殖系统：将子宫与膀胱、直肠分离，以剪刀由子宫颈口插入子宫腔，自子宫颈至子宫底将前壁剪开，再从子宫底向两侧子宫角剪开，形成 Y 字形切口。检查子宫外形、大小，内膜有无增厚、有无妊娠现象、出血及肿瘤。子宫肌壁厚度及有无肌瘤等。若子宫特别肿大时，可用长刃刀从前壁正中线将子宫作一矢状切面，然后进行观察。检查两侧输卵管有无扩张、出血、囊肿或肿块等。检查卵巢大小、切面有无黄体、出血、囊肿及肿瘤（可在卵巢凸面向卵巢门作纵切面检查）。怀疑宫外孕者，应在剖开腹腔后，检查输卵管、卵巢及盆腔，如有病变，应记录并拍照。

（4）男性生殖系统：包括睾丸、附睾及输精管，检查阴囊有无外伤、瘀斑肿大。用刀先扩大腹股沟管内口，然后一手提拉精索，另一手由阴囊外将睾丸向上推送，睾丸拉出腹股沟管内口后，切断其下端与阴囊相连睾丸的引带，即可取出睾丸。剖开睾丸，用镊子夹扯曲精管，正常者呈弯曲的细丝状。检查睾丸和附睾有无坏死、结节或肿块。

（5）脑及脊髓的剖检。

1）脑的剖检：颅骨的锯开自一侧乳突上方约 1 cm 处经颅顶部至另一侧乳突同样部位做一切线。切皮时，可先切开一小切口，将解剖刀插入，并翻转刀刃，由内向外切开。这样，既可避免切断过多头发，亦可避免刀刃切在颅骨上。将头皮分向枕部及额部剥离，注意勿切破额部皮肤。检查有无血肿。充分暴露颅骨后，检查其完整性。锯颅前先用解剖刀作一水平锯线标记。锯线在额部眶上缘上方 1～2 cm，向两侧延长，经颞肌向后会合于枕骨粗隆处。然后沿锯线锯开颅骨，注意勿伤硬脑膜，沿锯线圆周锯开颅骨并分离之。观察硬脑膜有无硬脑外血肿。沿头骨锯线将硬脑膜剪开，并剪断大脑镰前端，即可将硬脑膜由前向后剥离。

2）脑的取出和表面观察：怀疑脑疝者，应在原位分别检查大脑镰下方（扣带回疝）、小脑幕孔（海马沟回疝）。以左手四指插入额叶与额骨之间，将额叶向上后方轻轻拨开，右手持剪，剪去嗅神经、视神经、颈内动脉、脑垂体蒂及两侧Ⅲ～Ⅳ对颅神经。接着向两侧剪开小脑幕，依次切断其余的颅神经，最后于力所能及的最下端将脊髓切断（亦可用弯剪将脊髓剪断），即可将脑取出。然后，用刀分离周围组织，由蝶鞍取出脑垂体。

测量脑的重量（正常约 1 400 g），观察软脑膜血管有无充血，蛛网膜下腔有无出血，脑脊液的性质有无脓性渗出。两侧大脑半球是否对称，脑回有无肿胀变宽或萎缩变窄，脑沟有无变浅或变宽。脑底动脉有无粥样硬化及动脉瘤形成。有无脑底异常血管网形成（Moya-Moya 病），也可在脑固定后将脑底部血管全部剥离下来，注意保留完整的基底动脉环，对血管做详细的观察。怀疑有动脉瘤破裂者，最好在固定前用水将积血冲掉，易于将动脉瘤完整暴露出来。

3）大脑固定和切面检查：脑表面观察完毕后，立即用 10% 福尔马林固定。为使脑组织固定良好，在放入固定液前，宜将大脑枕叶提起，用解剖刀在胼胝体后部做一切口，使固定液得以进入侧脑室；为防止脑标本的变形，可用线穿过基底动脉悬吊在固定液中。大脑固定 10～14 日后，先用剪刀在脑底部完整取出大脑动脉环，切断大脑脚，将小脑及脑干取下。然后将固定后的脑放在垫板上，根据观察需要，可采用冠状、矢状或水平切面，每个切面相隔 1 cm，观察各个切面有无出血或病变。冠状切是最常用的切脑方位，适用于各种炎症、脑弥散性疾病及脑出血等。冠状切首先将脑干从中脑上段水平切断，然后在乳头体后方 2～3 mm 处进行第一刀冠状切脑（此切面可以较好呈现下丘脑核团），将脑分为前后两份。然后继续将大脑的前后两部分均匀作冠状切片，每片厚度为 1 cm 左右，注意厚薄一致，两端均匀。观察各切面是否对称，有无出血、梗死及肿瘤等病变，脑中线是否移位，侧脑室是否扩张等。

4）小脑或第四脑室的检查：注意有无小脑扁桃体疝。然后经小脑蚓部做纵行切口露出第四脑室，再将左右小脑似书页式切开数片，露出齿状核。观察各切面有无出血或肿瘤，第四脑室有无扩张。

5）脑干的检查：脑干可沿中脑、脑桥、延脑作多个横切面，或者以脑干各部位解剖标志或神经根标志进行断面，每个切面相隔 0.5 cm，观察各个切面有无出血或其他异常。

6）脊髓的剖检：根据解剖需要，若怀疑脊髓病变，则进行以下操作：先将尸体俯卧，背部向上；自枕骨突起经脊椎棘突至骶骨上，剥离棘突上软组织及椎弓的骨膜和软组织等，再用单板锯在棘突两侧,向下锯,再用凿子分离,将棘突和椎板用骨钳钳去,便可露出脊髓硬膜;用剪刀剪断脊神经,最后将颈髓连着硬脑膜从椎管内分离出来,取出整个脊髓;沿前后正中线剪开,检查各层脑膜和脊髓的外表有无病变,切取颈、胸、腰各部脊髓作组织块。

第三节　尸检常规取材

尸检中提取病理检材时应详细检验、记录、拍照尸表及剖验组织器官的表面、切面等损伤和病变。病变及损伤的大小以长×宽×深或厚(cm)表示,测量器官的大小以长×宽×厚(cm)表示,重量以 g 表示。皮质厚度以 cm 表示,体液含量以 ml 表示。

从大体标本切取检材时,可根据检验需要选择取材方向,常规于标本断面平行取材。组织块应在充分包括肉眼病变的前提下,保留部分正常组织,形状尽量规则(比如,正方形、长方形),包埋面应平整。组织块大小(面积一般在 1 cm~1.5 cm×1 cm~1.5 cm 以内)以不超过常规包埋盒为宜;厚度常为 0.2~0.3 cm(不应大于 0.5 cm)。对每个组织块都要做好唯一性编号并做好记录。

一 常规取材

1. 心脏　左心乳头肌、左心室壁、左心室近心尖部取 1 块;右心室壁、左冠状动脉、右冠状动脉各取 1 块,注意心室壁取全层,包括心外膜、肌层及心内膜。必要时,窦房结、房室结各 1 块;疑有瓣膜病时,取相应瓣膜检验。

2. 主动脉　1 块,包括主动脉全层。

3. 肺　各叶 1 块,肺门(含肺门淋巴结)1 块。

4. 气管　1 块,包括气管全层。

5. 肝　右、左叶各 1 块(含包膜)。

6. 胆囊　胆囊壁 1 块(含全层)。

7. 胰腺　头、体、尾各 1 块。

8. 消化管　食管、胃窦部、十二指肠壶腹部、空肠(接近十二指肠悬韧带的远端)、回肠(距盲肠约 20 cm 处)、回盲部、阑尾、乙状结肠及直肠各 1 块。

9. 肾　每侧 1 块,应包括皮质、锥体及肾柱和肾小盏。

10. 肾上腺　每侧 1 块,包括包膜、皮质髓质。

11. 脾　1 块,包括包膜、白髓及红髓。

12. 膀胱　1 块,包括膀胱壁全层。

13. 甲状腺　左、右叶各 1 块。

14. 骨髓　椎骨或胸骨 1 块,脱钙处理。

15. 淋巴结　肿大的淋巴结酌取数块。

16. 生殖系统 男性取前列腺 1 块,睾丸视情况取材;女性卵巢、输卵管、子宫内膜及宫颈视情况取材。

17. 脑 额上回 1 块、中央前后回 1 块、基底节 2 块(包括尾状核和丘脑、内囊 1 块;豆状核、壳核、屏状核及脑岛叶 1 块),海马 1 块,枕叶(矩状裂处)1 块、中脑(平上或下丘)1 块、脑桥(平面神经丘)1 块、延脑(平闩部)1 块、颈髓 1 块,小脑 2 块(1 块为小脑蚓部,1 块含齿状核)。

18. 垂体 1 块。

二 病变器官取材参照活检取材原则

参见第一章第二节相关内容。

第四节 死胎、死产及新生儿尸检

解剖者先要了解以下专业术语:新生儿(neonate)指自母体娩出至生后满 28 天期间的婴儿;婴儿(infant)指出生后至生后 1 年内的儿童;死产(dead birth)指妊娠满 28 周及以上(或出生体重达 1 000 g 及以上)的胎儿在分娩过程中死亡;死胎(dead fetus)指妊娠满 28 周及以上(或出生体重达 1 000 g 及以上)的胎儿在宫内死亡。浸软儿(maceration)是胎儿在子宫内死亡,经过 2～3 日以上发生浸软现象。浸软儿的尸体征象常表现为表皮隆起,形成水泡;如表皮剥脱则露出淡褐红色的真皮;软组织失去弹性,肌肉柔软,弛缓;颅骨及全身各关节极易移动;内脏器官柔软,腹腔内有血样液体,脐带及全身组织被血色素浸润而红染,类似高度腐败样改变,实为自溶。

死胎、死产或新生儿的尸体解剖与成人大致相同。尸体检验之前,应先了解以下情况:分娩经过、新生儿病史、母亲产科病史、尸体检验要求解决的问题等,并应当同时提取留存的血样、病历、影像学检查资料及其他医学记录。如为早期新生儿死亡,应提取胎盘、脐带。由于死胎或新生儿死亡原因和成人有极大的不同,因此在解剖时要特别关注以下几点:①发育成熟度和发育畸形;②新生儿脐部、胎儿脐带和胎盘的异常;③新生儿产伤和感染。另外,取新生儿胸骨 1 块用于骨髓造血功能检查。

新生儿尸检特殊的检查如下。

一 尸表检验

(一) 性别确定

无外生殖器畸形者,根据尸体会阴部及外生殖器发育情况判定;尸表检验难以分辨时,根据内生殖器、DNA 或染色体检验结果确定性别。男性婴儿应检验睾丸是否降至阴囊内。

(二) 测量

测量全身长(颅顶至足跟的长度)和坐高(置坐姿状态,测量颅顶至臀部最低部位的长度);全身体重测量;测量头围(在额结节和枕外隆凸水平测量)、胸围(在两侧乳头水平测量)、腹围(在脐水平测量)及头部双顶径(双侧顶骨结节之间的直线距离测量;检查颅骨骨缝是否闭合,测量囟门大小;注意手、足和手指(趾)的位置、数目和形状。

(三) 尸体表面附着物检验

包括血液和胎脂,头部及全身毛发分布,是否有皮肤浸软。

(四) 产伤的检验

1. 产瘤　经阴道娩出的胎儿,头部先露部位可见产瘤。产瘤多位于颅顶部或顶枕部。如为胎头水肿,在胎儿娩出后开始逐渐缩小,1～3 日内逐渐消失。

2. 胎头血肿　经阴道娩出的胎儿,头部可见头皮下血肿、骨膜下血肿。血肿在刚娩出时可不明显,娩出后数小时至 2～3 日逐渐增大,至数周后逐渐消失。

3. 肢体骨折　需切开皮肤、肌肉等软组织检验。

二 头部剖验

沿冠状线从一侧耳后经顶部至对侧耳后切开头皮并将皮瓣分别向前、后翻开,检验头皮下有无出血、血肿、骨膜下血肿及骨折。

用尖头剪刀的一刃插入后囟门的外侧角处,沿人字缝水平向外剪开人字缝至颞骨、顶骨、枕骨交界处,再沿颞骨、顶骨交界处向前剪开并跨过冠状缝剪开额骨至距中线外侧 0.5 cm 处。用剪刀转向上、向后从距中线外侧 0.5 cm 处依次剪开额骨、顶骨至后囟门处。以同样的方法剪开对侧颅骨。将剪开的骨片分离形成骨窗,在左右两侧骨窗中央留一条 1 cm 宽的篮状骨桥,暴露两侧大脑。观察有无硬膜外出血及硬脑膜下出血,检验脑顶部软脑膜静脉的末端进入上矢状窦处有无出血,检验大脑镰有无血肿,剪开上矢状窦检验有无血栓形成。

剪断大脑镰前端附着处,将大脑额叶向上、向后抬起,切断第 2～6 对脑神经。检验小脑幕有无撕裂、血肿等。沿小脑幕与颞骨、枕骨交界处剪断小脑幕,切断第 7～12 对脑神经,再用手术刀尽可能深地切断上段颈髓。取出大脑、小脑、脑干及上段颈髓,分别进行检验。

三 心脏、大血管检验

剖开胸腔,分离胸腺(测量胸腺大小和重量),然后剪开心包。心脏大血管的检验应在联合取出的心肺标本上原位进行。按血循环方向依次剪开右心房、右心室及肺动脉并观察。按血循环方向依次剪开左心房、左心室及主动脉并观察。观察大血管开口及瓣膜。观察房间隔是否完整,卵圆孔闭合状况,室间隔有无缺损。沿剪开的肺动脉向上至肺动脉分叉附近寻找动脉导管,用探针试探能否通入主动脉。若两者相通,则为动脉导管未闭合。

四 肺浮扬试验(hydrostatic test of lungs)

将新生儿各肺叶的不同部位取数小块肺组织(约 2 cm×2 cm 大小),投入清水中观察,根据上浮或下沉判定新生儿是否活产。

五 胎儿附属物检查及取材

(一)脐带检验

检验脐带残端有无化脓等病变;检验脐带长度及直径,记录连接于胎盘的位置,连接部位与胎盘边缘的最短距离,脐带与胎膜融合(帆状胎盘);观察脐带有无水肿、扭转、真结、缠绕、狭窄及血肿等。将脐带和胎盘置于福尔马林中固定,固定后每隔 1 cm 左右作横切,观察脐带内血管数目(在脐带两端和中间处的横断面上检验:正常具有 2 条动脉和 1 条静脉)及有无血栓形成。距胎盘 3 cm 处离断脐带,在被离断脐带中段切取 1 块做常规组织病理学检验,另于脐带病变处取材。

注意,新生儿出生时脐带湿润柔软,带有光泽,呈灰白色,在脐带根部无明显分界线。出生后 6~12 小时,脐带根部组织开始出现炎症反应;24~36 小时脐带根部出现一圈明显的红色分界线;出生后 2~3 日脐带根部明显红肿,同时脐带结扎远端的血管内膜逐渐增厚闭塞至结扎处,并逐渐干燥皱缩呈黑色;出生后 5~8 日脐带结扎远端全部干燥、脱落;出生后 12~15 日逐渐形成脐窝;出生后约 3 周脐带根部全部瘢痕化。

(二)胎盘检验

测量胎盘最大直径,中央区厚度(正常厚度一般在 2.5 cm 左右),分离脐带后称量胎盘重量;观察胎盘胎儿面颜色、光泽,有无血栓形成、囊肿、血管瘤;观察胎盘母体面是否完整,有无撕裂、受压凹陷、梗死、出血、钙化、血管瘤及肿物,绒毛有无水肿、苍白及水泡样变;胎盘的母体面向上,纵行做多个平行切面(间隔 1 cm),观察有无梗死(部位、大小及数目)、出血、钙化及血栓形成、绒毛水肿;在胎盘的不同部位共切取 4 块(其中一块取自距胎盘边缘 2 cm 处,每块宽约 2 cm,包括胎儿面和母体面);另于胎盘病变处取材。

注意,正常胎盘重约 500 g,一般胎盘重量与胎儿体重的比例为 1∶6;若胎盘有病变,则比例有改变。

(三)胎膜检验

观察胎膜破裂口与胎盘边缘的最短距离(破裂口位于临近胎盘边缘时,属于边缘前置胎盘)、胎膜完整性、胎膜的透明度、颜色、胎粪着色及胎膜下出血等。由破裂口至胎盘边缘方向剪取胎膜一条(宽 2~3 cm),羊膜面向内卷曲后捆扎、固定,做组织病理学检验;另于胎膜异常改变处取材。

第五节 病理尸检诊断记录和诊断报告

规范化地书写尸检病理诊断记录和尸检报告也是病理尸检的一个重要步骤。病理医生不仅要熟悉规范化病理尸检报告的详细内容,还要注意认真客观地书写尸检报告,目的是临床验证死者生前所采取各种诊治方法的合理性,进而为总结经验、吸取教训和促进医学发展提供客观依据。

一 尸检诊断记录

除死者姓名、年龄、职业、死亡日期、尸检日期,剖验医生姓名等基本信息外,主要包括以下内容。

(一) 体表观察

如前述描写尸体体表某些异常表现,特别是直接与死者的尸检诊断或死亡原因密切相关的表现,如外伤、皮肤苍白、发绀、黄染、手术切口、淋巴结肿大及压疮等发生部位、范围、形态特点,需要做详细描述。

(二) 体腔检查

对胸腔、腹腔和颅腔检查描述包括是否有渗出及渗出液性质和量,是否有出血及积血量,是否有粘连及肿块等也应做详尽客观描述,体腔内脏器位置是否异常等也需描述。

(三) 个别脏器大体检查

对各器官的大小、重量、质地、表面和切面改变须作记录和描述,特别是出现各种病变如液化、出血、囊肿、肿块及钙化等需要做详细描述,包括颜色、大小、质地和周围组织毗邻关系等。

(四) 个别脏器镜下检查

对组织病理切片的光镜下观察,一般遵循自外到内即自器官外膜或浆膜至内膜和黏膜、由低倍视野转高倍视野、由面到点的顺序观察每一张切片。对组织学改变进行描述,对实质脏器(如心、脾、肾及脑等)常按由外而内的顺序,对空腔脏器(如支气管、消化道及泌尿道)常按由内而外的顺序。

(五) 小结与讨论

小结主要包括死者生前临床特点和尸检病理学形态改变两部分。前者包括死者性别、年龄、起病方式、主要临床表现(包括实验室检查结果)、治疗或手术经过和最终临床诊断。后者包括大体和光镜下主要检查结果,也是尸检诊断的依据。描述尽量简明扼要,一目了然。

讨论部分包括对涉及死亡病例的临床表现作合理解释,对解剖病例做出病理学诊断及鉴别诊断的病理学依据,对某些少见疾病或疑难病例的最新认识和进展,对案例死亡原因的具体分析等。最后根据需要,列出主要的参考书目或文献。

二 尸检诊断报告书

也是尸检病理学诊断,一份供临床医生或涉及医疗纠纷案相关人员参考所用的书面材料。包括病理解剖诊断和死亡原因两部分。

(一) 病理解剖诊断

诊断中疾病诊断力求使用国际医学规范术语,并按疾病的致死重要性和因果关系排序。尸检报告中的病理学诊断包括主要诊断、次要诊断及伴随诊断 3 个部分。

1. 主要诊断　为死者生前所患的主要疾病或与死亡密切相关的疾病。如冠状动脉粥样硬化性心脏病伴左心室前壁透壁性心肌梗死,或哮喘持续状态。

2. 次要诊断　指与死亡原因可能相关或不相关的疾病。如脑梗死病例伴发小叶性肺炎,或心肌梗死伴发主动脉粥样硬化。

3. 伴随诊断　与死亡原因不相关,或在死亡前或死亡后造成的继发性病变或后果。如急性心肌梗死心脏破裂死者同时发现中脑胶质瘤,或内脏器官淤血水肿、右下腹陈旧性手术瘢痕等。

(二)死亡原因分析

病理解剖常见的死亡原因包括休克(失血性、感染性等)、窒息(异物、会厌炎及哮喘持续状态等导致的气道阻塞)、弥散性血管内凝血、败血症、恶性肿瘤晚期恶病质、循环衰竭(心肌梗死、心肌炎及夹层破裂等)、呼吸衰竭(间质性肺炎、小叶性肺炎等)及中枢神经衰竭(包括脑炎、脑出血、脑梗死及脑疝等)等。分析死亡原因需要客观真实、简明扼要、通俗易懂。

(三)诊断报告书签发

诊断报告书必须由主检人员签名后发出,主检人员签名的字迹应能辨认。尸检病理学诊断报告书应一式两份(正本和副本),两份报告书具有同等效力。报告书的正本随同其他尸检资料一并归档,报告书的副本发给委托尸检方。尸检病理学诊断报告书通常在尸检后45个工作日内发出。由于病变复杂或其他原因不能按时发出尸检病理学诊断报告书时,可酌情延迟发出并应向委托尸检方说明迟发原因。

(刘国元)

R 参考文献
eferences

［1］曹跃华,杨敏,陈隆文,等.细胞病理学诊断图谱及实验技术［M］.北京:北京科学技术出版社,2009.

［2］陈杰.病理诊断免疫组化手册［M］.北京:中国协和医科大学出版社,2014.

［3］丁伟.简明病理学技术［M］.杭州:浙江科学技术出版社,2014.

［4］龚志锦,詹镕洲.病理组织制片和染色技术［M］.上海:上海科学技术出版社,1994.

［5］龚志锦.病理组织制片和染色技术［M］.上海:上海科学技术出版社,1994.

［6］郭慕依.实用尸检病理学［M］.上海:复旦大学出版社,2012,1-22.

［7］梁国婷.单细胞测序技术研究进展概述［J］.生物学教学,2019,44(08):5-7.

［8］凌启波.实用病理特殊染色和组化技术［M］.广州:广东高等教育出版社,1989.

［9］刘颖,朱虹光.现代组织化学技术及原理［M］.3版.上海:复旦大学出版社,2017.

［10］刘增辉.病理染色技术［M］.北京:人民卫生出版社,2000.

［11］路建平.非放射性杂交技术［M］.海口:南海出版公司,1996.

［12］倪灿荣.免疫组织化学实验新技术及应用［M］.北京:北京科学技术出版社,1993.

［13］全国卫生专业技术资格考试用书编写专家委员会.全国卫生专业技术资格考试指导病理学技术［M］.北京:人民卫生出版社,2019.

［14］芮菊生.组织切片技术［M］.北京:人民教育出版社,1980.

［15］上海第一医学院病理解剖教研组.病理检验技术［M］.上海:上海科学技术出版社,1978.

［16］苏慧慈.原位杂交［M］.北京:中国科学技术出版社,1994.

［17］王伯沄,李玉松,黄高昇,等.病理学技术［M］.北京:人民卫生出版社,2000.

［18］王德田.实用现代病理学技术［M］.北京:中国协和医科大学出版社,2012.

［19］王龙.数据库技术实现与人工智能融合的方法［J］.电子技术与软件工程,2014,14(5):10-12.

［20］张哲,陈辉.实用病理染色技术［M］.沈阳:辽宁科学技术出版社,1988.

［21］张哲.实用病理组织染色技术［M］.沈阳:辽宁科学技术出版社,1988.

［22］章毓晋.图像工程［M］.4版.北京:清华大学出版社,2018.

［23］赵江红.激光捕获显微切割技术的研究进展［J］.安徽农业科学,2011,39(01):32-34.

［24］中华医学会.临床技术操作规范·病理学分册［M］.北京:人民军医出版社,2004.

［25］Aliya U,Zaidi,Enomoto H,et al. Dual fluorescent in situ hybridization and immunohistochemical detection with tyramide signal amplification［J］. J Histochem Cytochem,2000,48（10）:1369-1375.

［26］Bancroft JD,Gamble M.组织学技术的理论与实践［M］.周小鸽,刘勇,译.北京:北京大学医学出版社,2010.

［27］Brown R. Histologic preparations［M］. Northfield,Ill:College of American Pathologists. 2009.

［28］Finkbeiner WE,et al.病理解剖:指南和图谱［M］.吴秉铨等,译.2版.北京:北京大学医学出版社,2011,27-37.

［29］Gerdes MJ,Sevinsky CJ,Sood A,et al. Highly multiplexed single-cell analysis of formalin-fixed, paraffin-embedded cancer tissue [J]. Proc Natl Acad Sci, 2013,110(29):11982 - 11987.

[30] Giesen C, Wang, HA, Schapiro D, et al. Highly multiplexed imaging of tumor tissues with subcellular resolution by mass cytometry [J]. Nat Methods, 2014,11(4):417 - 422.

[31] Gonzalez RC, Woods RE. Digital image processing [M]. Pearson, 2017.

[32] Herman B, Krishnan RV, Centonze VE. Microscopic analysis of fluorescence resonance energy transfer (FRET) [J]. Methods Mol Biol, 2004,261:351 - 370.

[33] Liu DY, Gan RC, Zhang WD, et al. Autopsy interrogation of emergency medicine dispute cases: how often are clinical diagnoses incorrect [J]. J Clin Pathol, 2018,71(1):67 - 71.

[34] Mansfield JR. Cellular context in epigenetics: quantitative multicolor imaging and automated per-cell analysis of miRNAs and their putative targets [J]. Methods, 2010,52(4):271 - 280.

[35] Mansfield JR. Multispectral imaging a review of its technical aspects and applications in anatomic pathology [J]. Vet Pathol, 2014,51(1):185 - 210.

[36] Niazi MKK, Parwani AV, Gurcan MN. Digital pathology and artificial intelligence [J]. Lancet Oncol, 2019,20(5):e253 - e261.

[37] Parra ER, Jiang M, Solis L, et al. Procedural requirements and recommendations for multiplex immunofluorescence tyramide signal amplification assays to support translational oncology studies [J]. Cancers (Basel), 2020,12(2):255.

[38] Rizzardi AE, Johnson AT, Vogel RI, et al. Quantitative comparison of immunohistochemical staining measured by digital image analysis versus pathologist visual scoring [J]. Diagn Patho, 2012, 7(1):42.

[39] Stack EC, Wang C, Roman KA, et al. Multiplexed immunohistochemistry, imaging, and quantitation: a review, with an assessment of Tyramide signal amplification, multispectral imaging and multiplex analysis [J]. Methods, 2014,70(1):46 - 58.

[40] Surace M, DaCosta K, Huntley A, et al. Automated multiplex immunofluorescence panel for immuno-oncology studies on formalin-fixed carcinoma tissue specimens [J]. J Vis Exp, 2019, 21 (143):e58390.

图书在版编目(CIP)数据

实用病理学技术及特殊染色方法/刘颖,刘秀萍主编.—上海:复旦大学出版社,2022.12
基础医学实验课程系列教材
ISBN 978-7-309-16237-0

Ⅰ.①实⋯　Ⅱ.①刘⋯②刘⋯　Ⅲ.①病理学-医学院校-教材　Ⅳ.①R36

中国版本图书馆 CIP 数据核字(2022)第 101462 号

实用病理学技术及特殊染色方法
刘　颖　刘秀萍　主编
责任编辑/江黎涵

复旦大学出版社有限公司出版发行
上海市国权路 579 号　邮编:200433
网址:fupnet@ fudanpress.com　http://www.fudanpress.com
门市零售:86-21-65102580　团体订购:86-21-65104505
出版部电话:86-21-65642845
上海丽佳制版印刷有限公司

开本 787×1092　1/16　印张 19.25　字数 432 千
2022 年 12 月第 1 版
2022 年 12 月第 1 版第 1 次印刷

ISBN 978-7-309-16237-0/R·1947
定价:98.00 元